# 分裂病と他者

木村 敏

筑摩書房

# 目次

# 分裂病と他者

# 序

私の分裂病論は、一九六五年の「精神分裂病症状の背後にあるもの」(弘文堂刊『分裂病の現象学』所収)にはじまった。この論文で「自己の個別化の原理の障害」という概念を出してから、私はしばらくの間、自己が自己であるとはどういうことかという問題を、もっぱら自己の個別性の確立という観点から考えていた。もっとも、その間にも他者の問題が念頭になかったわけではない。この最初の分裂病論でも「自と他の問題」について書いているし、特に一九七四年の「妄想的他者のトポロジイ」(同書所収)では、分裂病とパラノイアの妄想に現れる他者の様態を比較して、自己の自己性にとっての他者の位置づけをかなり明確に論じたつもりである。しかし何といっても、この当時の思索の中心はまだ自己それ自身であった。他者の他者性は、自己が自己でありうるための補完者という意味で扱われる傾向が強かった。

一九七六年に「分裂病の時間論」(弘文堂刊『自己・あいだ・時間』所収)を書いた頃から、

私の中では「自己」と「時間」のほとんど同義語と言ってもよいほどの共属性、この二つをつなぐ契機としての「存在論的差異」の概念が次第に大きな場所を占めるようになってきた。『自己・あいだ・時間』の「まえがき」にも書いたように、この当時私はドゥルーズやデリダなどの新しいフランス哲学から大きな刺激を受けて、《自己を「自己自身との内的差異」として捉え直すことによって、「存在の意味は時間である」というハイデッガーの命題を、私自身の自己論の枠組みの中へ吸収できると考え》ていた。分裂病者の自己の存在構造として「アンテ・フェストゥム」という概念を提唱したのもこの頃である。それまで「自己と他者とのあいだ」として構想されていたあいだの鍵概念が、「自己と自己とのあいだ」としていわば「内在化」されることになった。

他者に関していえば、このあいだの内在化は必然的に他者の（他者性の）内在化につながらざるをえない。もちろんこの「内在化」は、単純な「外」と「内」との二元論を超克したところで語られるべきものだとはいえ、自己がそれとのあいだを自己自身として生きる「何か」を、つまり自己内在的なあいだの相手方を、他者あるいは他者性として捉える以上、ここで問題となる「他者」も「自己内在的」な「他者」とならざるをえないのである。それでは一体、特に分裂病において自己の主体性を脅かすものとして大きくクローズアップされる他者の主体性はどうなるのか、自己の「内部」に取り込まれてしまった「他者」などは、もはや「他者」の名に値しないものではないのか、ところが一方、他者をあくまで外部の他人として考えていたのでは、パラノイア性の妄想ならともかく、分裂病における自己確立の障害に深く喰い込んでいる他性の契機は理解できないのではないか、自己にとって「外部的」な存在者ではないにもかかわらず、自己自身にとって「他」としか言いようのないような「他者」を、理解可能な言語的思索によって捉えるにはどうすればよいのか、そういった一連の難問が私にとって避けることのできないものとして浮かび上がってきた。時期からいうと、それはほぼ『自己・あいだ・時間』（一九八一）と中公新書の『時間と自己』（一九八二）を上梓し終えた頃からである。本書に収めた諸論文は、大体その頃から「分裂病と他者」の問題系を意識して書いてきたものである。

一章の「あいだと時間の病理としての分裂病」は、一九八一年の精神病理懇話会でのシンポジウム「私にとって分裂病とは」で行なった報告である。ここでは、分裂病者を育てた家族について従来から「分裂病原的」(schizophrenogenic) と呼ばれていた特徴を、分裂病という「結果」にとっての「原因」としてではなく、分裂病者を支配しているのと同じひとつの基本構造が（病気という形をとらずに）別の家族成員に現れたものと見る立場を表明している。この立場からすると、この基本構造は――したがって分裂病自体の基本病理も――ある個人の構造や病理ではなく、間主観的・前人称的な関係ないし「あいだ」に生じている事態だということになる。このあいだに関与する各個人は、それぞれこのあいだを自己の自己表現にとっての課題として「読み」あっている。分裂病を育てるようなあいだとは、その成員に自己の個別性についての自明性を与えにくい特徴をもつあいだであって、これが他者の未知性に敏感で、周囲との関係においてつねに先手で相手の出方を読もうとする「アンテ・フェストゥム」的な分裂病者の行動特徴を作り出したと考えられる。

二章の「他者の主体性の問題」(一九八三)では、このようなあいだに関与して、それを自己として実現し続けている主体的自己にとって、あいだのもう一方の担い手である他者の主体性はどのように考えられるかを論じたものである。間主観性・相互主体性の関係に立つ自己と他者は、互いに決して客体として捉えつくされることのない主体である。フッサールやサルトルの他者論がこの主体性を理解し損なったのは、前者は他者の絶対的な未知性を見落とし、後者は他者との「いま」の共有という契機を見落としたからである。自己は他者と出会ったとき、他者とのあいだ=いまを(ノエシス的に)共有する。ところが他者の事実的(ノエマ的)な内面は、他者の外面的・対象的な所与性を構成しているような現象=いまとしては絶対に与えられない。現実の主体的他者は、このあいだ=いまと現象=いまとの二重性において経験される。——論文の後半においては、このような観点から見て、パラノイア、分裂病、対人恐怖症などの精神疾患で主題的に経験される他者の様相が、それぞれどのように異なっているかが論じられている。

三章の「自己と他者」(一九八三)は、前二章を受けてあいだの場所における自己と他者の関係について論じたものである。自己が自己自身であるためには、自己は他者とのあいだを特権的に生きなくてはならないだけでなく、なによりもまず自己自身に対して(対自的に)自己でなくてはならない。しかもこの対自性は、同時に他者に対する(対他性としての)自己性を保証するものでなくてはならない。この論文では、ハイデッガーの「存在論的差異」の概念を継承したデリダの「差延」の概念、それにデリダの記号論における「二重の外出」の考えに依拠して構想された長井の「萌芽的所記」の概念に触発されて、私自身の従来からの自他論をやや立ち入った形で展開しておいた。

しかし、結論から言ってこの論文は失敗作である。この論文を書いていたころ、日本の(特に私がその当時勤務していた名古屋の)精神病理学界には、ラカンブームという新しい動きが始まっていた。私自身はラカンの図式的・公式的な理論に当初からなじめないものがあって、これには一定の距離を置いていたが、それでも結構ラカンの勉強はしたし、特にその記号論的な書き方には(私自身にそれが欠けていたこともあって)魅力すら感じていた。また、それまで何回書いても的確に理解されなかった「ノエマ的」、「ノエシス的」の用語に自分自身でもうんざりしていたところだったので、これを一度新鮮な(と当時の私には思えた)「能記(シニフィアン)的」、「所記(シニフィエ)的」の用語に換えてみたいという誘惑にかられた。意識に構成されたあらゆるノエマ的・主語的所与が、記号論的にいえば能記（シニフィアン）の性格をおびていることは間違いないだろう。ところが私が従来から「ノエシス的」と呼び慣わしてきた行為的・述語的な「働き」が、そのような能記の所記（シニフィエ）としてすんなりと収まってくれることを期待したのが間違いだったのである。

しかしこの失敗は、私に一つの重大なことを教えてくれた。それは、ソシュールに端を発して構造主義的パラダイムの合言葉となったシニフィエ・シニフィアンの対《つい》概念が、言語記号を認知する立場にとってしか有効ではないということである。これに対して私のいうノエシス・ノエマの対概念は、もともと自己自身を表現する立場から構想されている。言語的対象を前に立ててそれを認識しようとする「主知主義」的な立場と、自己表現の意志的行為それ自身の中に自己を見ていこうとする「主意主義」的な立場との違いと言ってもよいだろう。主知主義の立場で所記的な意味内容として認知されるものは、主意主義の立場からいうと自己が当の能記的な記号を通じて「言おうとする」（vouloir dire）ことになるから、その「表現意志」の動きはやはりノエシス的であることに間違いはない。ラカンの記号論における「シニフィアン優位」の考えかたも、精神分析家が患者の言葉や「言語的に構造化されている」無意識を、「対象」として分析しようとするすぐれて主知主義的な立場から出てきたものである。この立場では他者は認識対象以外のなにものでもない。他者を主体として扱いうる唯一の道は、他者の言語的あるいは類言語的表出を他者の主体的・行為的な自己表現と見る主意主義的な立場だけである。この場合にはじめて、言語は自己自身にとっての表出の手段、他者との交通の手段となる。柄谷行人氏が「聞く立場」から区別して「教える立場」と呼んでいるのは、まさにこの主意主義的な立場のことだろう。

四章の「家族否認症候群」（一九八五）は、厳密にいえば本書で扱っているような意味での「分裂病と他者」の問題系には属さない。この「家族否認症候群」というのは、1自らの家族的来歴、特に両親との親子関係の真実性を否認する「貰い子妄想」、2身近な他者が本当にその人であることを否認する「替え玉妄想」、3自分がある特定の人物から愛されているという「恋愛妄想」の三つを主症状とする症候群であって、一九六八年に私が命名し、最初の数症例を記載したものである。日本ではその後も多くの症例報告がなされているが、外国ではほとんど報告されていない。おそらくこれは日本人の精神構造と深く結びついた症候群なのだろう。この症候群のことは、前章をはじめとして私のいくつかの論文に触れられているし、精神科医の仲間うちでは周知のことなのだが、一般読者には馴染みが薄いだろうと思われるので、最近になって専門誌の症候群特集に寄稿した短い紹介論文を収載することにした。この症候群の詳細については、『自覚の精神病理』第二章（紀伊國屋書店、一九七〇）での症例記載を伴った考察を参照してほしい。

五章の「精神医学における現象学の意味」（一九八五）は、私が分裂病論で自己や他者を問題にするときに依拠する方法としての「精神医学的現象学」についての概説である。哲学においてもそうであるように、精神病理学で「現象学」という語が語られるときにもその意味はきわめて多種多様であって、一義的な理解を許さない。こと分裂病の現象学に関していうならば、これはビンスヴァンガーがハイデッガーの影響下に端緒を開いた「現存在分析」の方法論そのものであって、(ビンスヴァンガーが当初フッサール現象学から大きな影響を受けていたという事実はあるにしても)それ自体フッサールの現象学とはほとんど関係がない。ところがビンスヴァンガーのハイデッガー受容には理論的な「甘さ」があって、これがボスによる(分裂病の臨床からみると決して正当とはいえない)激しい批判を招くことになった。ビンスヴァンガーの現存在分析の正統の継承者といってよいブランケンブルクは、一方ではより厳密なハイデッガー理解に立ちながら、他方ではフッサール現象学の概念体系も用いるために、ある意味ではかえって方法論的な一貫性を欠くきらいなしとしない。哲学的現象学のフッサールからハイデッガーへの「深まり」を精神病理学の中で真に実り豊かなものとするためには、私自身が試みているように、ハイデッガー現象学のもっともすぐれた成果である存在論的差異の概念についての徹底した臨床的思索が必要であるように思われる。

六章の「直観的現象学と差異の問題」(一九八六)は、一九八四年の日本人間性心理学会でのシンポジウム「人間理解の方法としての現象学」における報告である。時期的にちょうど五章の執筆と重なっていたこともあって、この二つの論文は内容的にもいわば双生児的な関係にあり、重複する部分も多い。ただここでは前章よりも一層主題的に存在論的差異の問題が扱われており、この問題をなぜか明示的に取り上げていないブランケンブルクの分裂病論においても、《これらの患者において一次的に「狂って」(位置がずれて)いるのは、自然的自我ではなくて超越論的自我、ないしはこの二つの自我の間の関係である》という一見フッサール的な語り口の背後に、紛れもない存在論的差異の「事実」への着眼が見て取れることが述べられている。このことは、それを表明的に主題化するといなとにかかわらず、分裂病を現象学的に見ようとすれば、それが存在論的差異の問題としてしか見えてこないということを物語っている。

七章の「危機と主体」(一九八六)は、内容的には分裂病論と直接の関連をもたない点描である。これを収載した理由は、私の「主体」概念に非常に大きな影響を与えていながらこれまでの分裂病論では取り上げる機会があまりなかったV・フォン・ヴァイツゼッカーの危機=転機に関する思想が、この小論でかなり立ち入って扱われているからである。私の思想形成の足跡を振り返ってみるとき、西田幾多郎とハイデッガーの二人に加えて、ことによるとそれ以上に、ヴァイツゼッカーからの影響を無視することができない。若いときに濱中淑彦氏と一緒に訳出した『ゲシュタルトクライス』(みすず書房、一九七五)をはじめて読んだときの圧倒的な感銘は忘れられないものだった。『直接性の病理』(弘文堂、一九八六）では随所に顔を出しているヴァイツゼッカーの「危機」や「主体性」の概念は、私の分裂病論にとっても重要な伏線となっている。その意味でこの小論は、後の『あいだ』（弘文堂、一九八八）の先触れと見ることもできる。

八章の「離人症における他者」（一九八六）は、二章（「他者の主体性の問題」）の続編と言ってよい。提示した症例は離人症の患者であるが、全体はいわば側面からの分裂病論として構想したものである。ここに提示した症例の一人は、他人との「接点」をつかめないので、「紛れもない他人」というものが実感できないという。これは二章での言い方を用いれば、他人との「あいだ＝いま」が消去されて、「現象＝いま」としての他人しか知覚できないということになる。もう一人の患者（境界例）は、自分が他人から名前で呼ばれるような個人であることに恐怖感を抱く。彼女は「現象＝いま」の次元での限定を忌避して純粋な「あいだ＝いま」の世界に住みたがる。当時私は、レヴィナスの『時間と他者』を読んで、彼がハイデッガーの「存在論的差異」を「存在者なき存在」（il y a＝あるということ）が存在者によって引き受けられる――彼が「実体化」（hypostase）と名づけた――出来事として捉えているのに興味をもっていた。イポスターズとは要するに「こと」の「もの化」である。離人症の世界とはいわば「存在なき存在者」の世界であり、境界例の世界とは「存在者なき存在」の世界であると言えるだろうか。そうすると分裂病の世界は、やはり存在を存在者につなぐイポスターズの出来事が一人称性を失って他有化している世界だということになるだろう。

九章の「内省と自己の病理」は、一九八六年に名古屋の河合文化教育研究所が主催した日・独シンポジウム「自己——精神医学と哲学の観点から」で行なった報告である。このシンポジウムには、ドイツ側からブランケンブルクと、鬱病の役割理論で知られるアルフレート・クラウスの両氏、日本側から坂部恵氏と私の二名が参加した。この報告では長井のいう「同時的内省」の概念を敷衍して、自己の内部での二つの主体のあいだの差異という問題を提出し、これをヴァイツゼッカーが「生命の根拠それ自体との関係」として取り出した主体性の概念、西田が「自ら無にして自己の中に自己の影を映す」こととして述べた自覚の概念、さらにはラカンが欠如あるいは否定を必然的な構成契機とするものとして提示している欲望の概念と結びつけて考える可能性を探ってみた。時間的に極度に制約された報告の原稿そのままの再録であるため、単に問題を提示するだけに終わっているが、ここには今後ゆっくり考えてみなくてはならない重要な論点が含まれていると思う。

十章の「自己の病理と「絶対の他」」は、一九八七年に京大文学部で開かれた「西田・田辺記念会」での報告である。『分裂病の現象学』（弘文堂、一九七五）の「序論」にも書いたように、西田哲学は私独自の精神病理学と言いうるようなものが誕生するはるか以前から、私にとって最大の課題であった。私の処女論文となったドイツ語の「離人症の現象学について」(Nervenarzt Jg. 34, 1963) では、西田が「物来って我を照らす」と表現した

「自覚」の考えに大きな関心を示しているが、当時はまだこの概念を理解しているとは到底言えなかった。その後、他者の問題がクローズアップされてくるにつれ、西田の「絶対の他」という概念が重要なものに思えてきた。この概念はすでに以前に「精神分裂病の症状論」(『分裂病の現象学』所収)でも大きく取り上げられているけれども、やはり当時の理解は、まだ底の浅いものでしかなかった。それが一九八〇年前後から、デリダの「差延」の概念、ラカンの「主体」や「大文字の他者」の概念などをめぐっていろいろ考えているうちに、不思議なことに西田の「自覚」や「絶対の他」の概念も、これまでよりずっとよく見えるようになってきた。哲学の中村雄二郎氏が、私の精神病理学的な考えも取り入れながら、同氏自身の問題意識から西田哲学を「再発見」された一連の仕事も、「逆照射」の意味で私の西田理解を大きく促進してくれたと思う。それにもう一つつけ加えると、私が自分の考えを外国語で書いたり語ったりする場合、ドイツ語の“selbst”ならともかく、英語の“self”とか、ましてフランス語の“soi”でもって私の念頭にある「自己」を伝達することが全く不可能だったという経験を挙げておかなくてはならないだろう。なんとか自分の思想を外国語で語ろうとする悪戦苦闘が「自己」と「自我」ないし「私」との距離に気づかせてくれ、これがひいては西田の「自覚」概念の理解を深めてくれたという感じがしないでもない。

先にも書いたように、ハイデッガー哲学が精神医学に導入されたとき、世界内存在、世界投企、被投性、時間の脱自構造、死への先駆といった実存哲学的な諸概念のかげに隠れて、彼の思惟全体の土台石といえる存在論的差異の考えへの着目がほとんどなされてこなかったのは、分裂病論にとって不幸なことだった。私の見るところでは、ハイデッガーが分裂病理解にとって決定的なインパクトを与えてくれるとすれば、それはこの存在論的差異の思惟を通じてだろうからである。よく言われているように、ハイデッガーは「他者」を主題的に論じなかった。しかし、一見没他者的にみえるこの存在論的差異の概念の中には、独我論を脱して主体的な個別者としての自己と他者を論じるための、あらゆる前提が含まれている。ただ、ハイデッガー自身はその方向へ向けての展開を行わなかっただけのことなのである。

それと同じことが、西田の自覚概念についても言えるのではないか。「自己が自己において自己を映す」——この一見トートロジー的で自己完結的な言表の中には、独我論とは全く逆の方向への布石が、自己とは絶対的に別個の存在である他者への通路が、いわば「通路の途絶における通路」が——たとえば柄谷行人氏が「命がけの飛躍」と形容したような通路が——潜んでいる。「命がけの飛躍」が必要なのは自己と他者をへだてる懸隔のみではない。自己自身の根底に向かっての——禅が「大死一番」と表現するような——「命がけの飛躍」によってのみ、自己と他者がそれぞれ「単独者」でもありうるのではないか。私はこの飛躍——それは結局ハイデッガーの「存在論的差異」を行為的に捉えたものにほかならない——のみが、自己論や他者論に執拗につきまとう独我論を脱する唯一の道だと思っている。ハイデッガー同様、西田自身もこれを「他者論」の形で全面的に展開することをしなかったけれども、これはわれわれにとって、現象学的精神病理学の成否にかかわる大問題である。

十一章の「現象学的精神病理学と〝主体の死〟」（一九八八）は、雑誌『精神医学』の発刊三〇周年記念論文である。同じ雑誌の二〇周年記念論文（一九七九）では、「内因性精神病」の「内因性」の概念を「自己の自己性」や「自己と他者、自己と世界の関係ないしあいだ」の観点から解釈しておいたが、今回もそれを受けて「内部としての自己」あるいは「内在としての主体」という素朴な思い込みの脱構築を目指している。精神医学にも大きな影響を及ぼしている構造主義やシステム理論は、従来の現象学や実存哲学にとってゆるぐことのない座標の原点だった自己主体を没主体的な構造やシステムの中へ解消してしまおうとしている。構造やシステムのネットワークにおいては、特権点としての自己や主体などというものはどこにも存在しえない。「主体は死んだ」と言われる。しかし、ひるがえってわれわれの精神科治療の現場を見れば、そこでわれわれが日々接している多くの分裂病者たちは、自己の存在証明を模索し、主体の確立をもとめて絶望的に苦しんでいる。われわれは構造やシステムの軽やかな戯れに安住することができないのである。

構造主義の落し穴は、自己（主体）を無名の他者一般に対する非人称的な自己としてしか問題にしえない点にあるように思われる。構造主義の俯瞰的な眼は、すべてを平面的・二次元的にしか見ない。しかしこの「構造面」のコードシステムを構成する没特権的な記号であるそれぞれの個体が、各自の立場においてはそれぞれ自分自身の一回きりの「いのち」を生きている「生きもの」であるという、のっぴきならない事実はどうなるのか。固有名をもった自己の歴史性の源泉は、まさにこの「自己自身の生命の根拠」との各自的で垂直的な関係にあるのではないのか。そしてこの垂直的関係からこそ、人間にとって「時間」というような次元が発生してくるのではないか。——自己が他者に対して「私」としての一人称的主体でありうるのは、自己が自己自身の根拠にかかわる関係のうちでしかありえないという、私の年来の主張をあらためて論じ直したのがこの論文である。

十二章の「境界例における「直接性の病理」」(一九八八)は、境界例の病態を、この概念を生み出した精神分析的な「対象関係論」とは違った角度から論じてみようという目的で集まった人たちのワークショップでの報告である。このワークショップに参加したのは、すべて名古屋大学と名古屋市立大学の関係者で、これまであまり積極的に境界例論議に参加してこなかった人が大部分であった。私自身としても境界例についてのまとまった論文を書いたのはこれが最初である。私はこの論文で久しぶりに詳しい症例提示を行なった。それは、これが最初の境界例論文だという理由以外に、西田幾多郎が「行為的直観」と名づけた一種の実践感覚が「治療感覚」として境界例の解釈に関与していることを示したかったからという理由にも基づいている。

境界例の概念は、精神療法家の治療感覚が分裂病と神経症の境界領域に見出した純粋に治療的な概念である。その後この概念が精神医学の中で市民権を獲得してくるにつれて、治療感覚とは無関係な症状論的・疾患分類的な研究も行われるようになって、最近では境界例と躁鬱病との近縁関係も論じられるようになってきた。しかし治療感覚的に見れば、境界例は分裂病からと同じくらい躁鬱病(特に「単極型」メランコリー)からも遠い。私がこの論文で言いたかったのは、症状的には一見メランコリー(一部は分裂病)に類似した境界例が、長期間の治療感覚を積み重ねればいかにそれと違ったものに見えてくるかということである。「分裂病と他者」という本書の主要動機との関連で言えば、分裂病者も躁鬱病者もそれぞれ全く別のパラダイムに基づいて自己確保のために他者を必要としているのに対して、境界例患者もこの両者とはまた違ったパラダイム——直接性のパラダイム——に従ってではあるが、やはり同じようにその自己を確保するために他者の存在を——他者の直接的な現前を、と言ったほうがいいかもしれない——必要としている。「欲望とは他者の欲望である」という、ヘーゲルからラカンへと受け継がれた命題がもっとも説得力をもつのは(ラカン派は境界例概念を認めていないにもかかわらず)境界例患者についてであるように思われる。

十三章の「離人症と行為的直観」(一九八九)では、八章で提示した症例をさらに詳しく紹介して、離人症の基本的病理を西田哲学のいう行為的直観の障害として解釈する試みを示した。この行為的直観の概念は、私が以前から注目している共通感覚との関連において、西田哲学の諸概念の中でも特に関心をもっているものの一つである。したがってこの解釈は、離人症を共通感覚の欠落とみる私のこれまでの考えかたからすれば当然の帰結であって、特に目新しいことが述べられているわけではない。しかし、私が最近特にこの概念にこだわっているのは、実は、前章や次章にも述べているように、治療行為を通じての関与的観察の「目」として、言い換えれば客観的認識の対象とはなりえない「あいだ」を感じとる感覚としてなのである。そしてこの患者の特徴的な訴えは、八章でも問題にしたように「他者の他者性」が感じられないということだった。この症例のように、「紛れもない他人」という感覚の喪失を行為的直観の機能の停止として解釈できる実例が存在する事実は、この機能が通常の対人関係の中で「あいだ」の感覚として重要な役割を果たしていることを裏づけるものだろう。

十四章の「分裂病の治療に関して」は本稿執筆時にはまだ公表されていなかった書物（朝倉書店刊『精神分裂病』）に寄稿した論文で、前章で述べた行為的直観が分裂病治療に際しての「治療感覚」としてどのように機能しているかを考察したものである。私はこれまで、治療論といえるものを全くといってよいほど書いてこなかった。神経症者に対する定石通りの精神療法ならともかく、分裂病者に対してなんらかの一般化可能な「治療技法」

を構想するということは、分裂病を絶対的に個別的な自己と他者との「あいだ」の出来事として見てきた私自身の立場からは不可能ではないのかという気持ちが、私の中にあったからである。しかし、現象学的精神病理学が単なる机上の思索ではなく、臨床の現場を前提にし、また絶えず臨床の現場へのフィードバックによってのみ裏付けられうるような「臨床哲学」であることを折りに触れて書いてきた私としては、そのような現場の治療構造のことをいつまでも書かずにいるわけにはいかない、という気持ちをいつも持っていた。本書に収めたいくつかの論文で、特に十二章の境界例論では、治療への言及がかなり表面化している。「分裂病と他者」の問題系をめぐる論文を集めた本書を、(私にとっての他者である)分裂病者との治療関係の構造に関する考察で締めくくることができたのは幸いだった。

分裂病という出来事は、それがいったん発病して臨床症状が出てしまえば、そこで脳の疾患という側面が明確になってくる。精神医学は、そこで生じている脳の変化がどのようなものであるかを知るために、生物学的研究の成果を待たねばならなくなる。また、そのような脳疾患としての臨床的分裂病には、われわれのだれもが同じ確率で罹患するわけではない。だからそこになんらかの遺伝子が関与しているとみて、まず間違いないだろう。その方面の研究も、もちろん大いに進められている。しかし一方、同じ遺伝子を分けあっているはずの一卵性双生児で、その片方だけが臨床的な分裂病に罹患するという不一致例がかなり多いことも歴然とした事実である。このことは、遺伝がすべてを決定するわけではないことを物語っている。

だから、近い将来に分裂病の遺伝的な仕組みや脳の病変がすっかり解明されたとしても、分裂病の謎がそれによって解消することは決してないだろう。圧倒的に多くの分裂病者は思春期以後に発病する。彼らは発病までは分裂病ではない。しかし多数の患者とその身辺の人たちから得られる情報を総合すると、発病前の彼らの対人的行動様式は決して平均的なものではない。彼らの行動様式の最大の特徴は、他人との「間《ま》」をとることの不器用さ、はっきりした「自分」というものを確立することの困難さにあったと言うことができる。そしてこの特徴は臨床症状発現後も、一部は症状それ自体の内容として、一部は症状と無関係な「生きかた」として、われわれ精神科医自身の目によってはっきり確認することができる。

身体疾患の場合、その病理を研究するためには、病変に侵される前の健康な組織や機能の状態をはっきり知っておく必要がある。解剖学や生理学はそのための学問である。これに対して分裂病をはじめとする精神病では、患者の社会生活とか自己と他者の関係とかいった、目に見えない、形のない出来事が障害されている。社会生活や自他関係が通常どのようにいとなまれているかを調べるのは、解剖学や生理学の仕事ではないし、その病変を研究するのも普通の病理学の役目ではない。伝統的に、こういった形のない出来事についての研究は哲学が引き受けてきた。

しかし、研究を行うためには観察をする必要がある。分裂病者の人間関係が健康者の人間関係とどう違うかを調べるためには、人間関係という目に見えないものを「見」なくてはならない。哲学者は昔から自分自身をモデルにして、自己のありかたや他者の現れかた、自己と他者との関係のしかたなどを見続けてきた。そこには大きな蓄積がある。しかし分裂病者におけるその病態を見ることは、もはや哲学者の仕事ではありえない。それに必要な長期間の人間関係を――サリヴァンが「関与による観察」と呼んだ治療的人間関係を――患者とのあいだにもちうるのは治療者のみである。ここでどうしても「臨床哲学」とでもいうべきものの必要性が、つまり臨床の現場に携わる治療者自身が「哲学する」必要性が生じてくる。私がこれまで模索してきたこと、これからも模索し続けなくてはならないことは、そのような臨床哲学を一つの学問分野として確立しようとすることなのである。

最後に少々私事にわたることをお許しいただきたい。注意深い読者なら、本書に収めた論文のほとんどに、しかもその要所々々に長井真理の言説が引用されていることに気づかれるだろう。彼女は私が名古屋市立大学にいたころに教えた精神科医である。分裂病者の「つつぬけ体験」や「同時的内省」をはじめとして、分裂病の本質に触れるいくつかの問題について彼女は次々にすぐれた論文を発表していった。私自身の他者論も、彼女の論文に啓発されて構想された部分が少なくない。彼女はまた、私の論文についてのもっとも厳しい批判者でもあった。本書に収載したものの中には、原稿の段階での彼女との討論を踏まえた論文も少なくない。私にとって彼女は、自分の精神病理学の継承者であると同時に最大のライヴァルでもあった。その彼女が、今年（一九九〇年）の一月に三七歳の若さで世を去った。彼女がいなければ恐らくこのような形はとらなかったであろう本書を、いま痛惜の念をもって彼女の霊前に捧げたい。

# 一章　あいだと時間の病理としての分裂病

## 一　はじめに

分裂病とは何かという問いに対して、現象学的精神病理学の立場から自分なりの答えを出そうとする試みを、私は一九六五年に書いた最初の分裂病論[1]以来、今日まで一貫して追究し続けてきた。この最初の論文で、私は分裂病の基礎障害を「個別化の原理の危機」として捉えておいたが、それに続く一連の論文（一九七五年の『分裂病の現象学』[2]に収録）では、この観点を部分的に補足したり、表現を適切なものに変えたりしているだけで、基本的な見方はほとんど変わっていない。すなわち、分裂病は幼児期からの不幸な対人的出会いの歴史的帰結として、自己と他者の「あいだ」の場所において自己の自己性が成立困難になっている事態である、というのが私の一応到達した見解であった。

一方これと並行して、私は鬱病の基礎的事態を時間論的な観点から考察し[3][4]、これが「取り返しがつかない」という意味方向をおびた「未済のままの完了」という時間構造をもつことを述べたが、この時間論的観点は、やがて鬱病者のポスト・フェストゥム（手遅れ、あとの祭）的時間構造に対する分裂病者のアンテ・フェストゥム（先走り、前夜祭）的時間的構造という形で、分裂病論にも採り入れられることになった[5]。

しかし、ここで問題となる「時間」は、従来の精神病理学において「時間体験の異常」という形で論じられてきた「時間」とは全く次元を異にするもの、いわば人間にとって「時間体験」なるものをそもそも可能にする根源的時間ともいうべきものであって、それは一方で「自己」がまだ自己として形成される以前の根源的な姿、つまりキルケゴール[6]が「関係がそれ自身に関わる関係」と述べたような内的な関係もしくは内的な差異と同じ場所に属しているということが明らかになってきた[7]。自己はもはや「自己同一性」の相においてではなく、「自己自身との内的差異」の相において理解すべきものと思われた。

今回は、これまでの私自身の分裂病論の展開（その主要なものは『自己・あいだ・時間』[8]に収録しておいた）を踏まえながら、私が現在もっとも強い関心を向けている「あいだ」と時間との関係を軸として、分裂病の理解をもうすこし深めてみたい。

## 二　生活史からの事態としての分裂病

分裂病が生活史上における不幸な対人的出会いの延長線上に生じた事態であるという主張は、決して安易な心因論の意味に解されてはならない。疾患としての分裂病に遺伝的要因が関与していることも、その症状発現が中枢神経系の病的変化と深く結びついていることも、今日ではもはや疑いえない事実であるように思われる。また、分裂病の発症に先立って明確な心因を確認しえない場合がむしろ多いことや、家族因論の拠り所となっている家族内対人関係の歪みが必ずしも全例に確認されるものではないことも、同様に確かなこととみなしてよい。

それにもかかわらず、分裂病と生活史上における対人的出会いとを現象学的に結びつけて考えるのは、どのような根拠に基づいてのことであろうか。

考え方として、まず臨床的病態としての「分裂病」（これは当然いろいろな生物学的病変をも含む概念である）と、その基礎にある人間学的な「あり方」もしくは「存在体制」を厳密に区別する必要がある。病態としての分裂病は、臨床的あるいは医学的な観点からその始まりと終わりを画定しうるものである。これに対して患者の人間学的なあり方は、出生以来次第に形成され、ふつうは一生持ち続けられるものである。私がこれまで述べてきた見解によれば、分裂病性の存在体制の目立った特徴は「個別化の原理の稀薄さ」あるいは「自己の自己性の弱さ」という形でまとめられるが、場合によってはこの種の存在体制の持ち主が一生涯に遂に一度も分裂病を発症しなかったり、分裂病以外の臨床像（たとえば神経症症状、躁鬱症状、ある種の身体疾患など）を示したりすることもありうる。

通常は分裂病患者に見出されるこの種の存在体制の上に、それと密接な意味連関をもって分裂病像以外の病像が発現した場合、これをもはや分裂病とは呼ばないか、それとも「異症状性」（allosymptomatisch）の分裂病と呼ぶかは、結局のところ臨床診断の問題であって、現象学的には重大な意味をもたない。これに反して、臨床的には（広義の）分裂病像が出現しているのに、それが分裂病性の存在体制から発現したものとは認められない場合（たとえば退行期パラノイアや「三十歳台の妄想幻覚精神病」など）、これを分裂病とはみなさないというのが、厳密な意味での現象学的精神病理学の立場である。つまり、現象学が問題にするのは臨床病像ではなくて、その基礎にある存在体制だということになる。

このような分裂病性の存在体制に着目すると、患者が育ってきた家族内の対人関係にも、発症前にときとして認められる対人的葛藤状況にも、従来からの家族因論や心因論とは別の意味づけが可能になる。つまり、それらは分裂病の「原因」という意味を失って、むしろこの基本的な存在体制のそのつどの（病的ではない）発現と解されることになる。分裂病それ自体が実はこの基本的存在体制のひとつの（病的な）発現と考えられるのであるから、これらの生活史上の出来事は現象学的には分裂病それ自体と等価とみなすことができる。

分裂病像それ自体は患者の内部に生じた病的事態であって、それが多くの場合に対人的・社会的な意味をもつことがあっても、それはむしろ二次的な結果と考えてもよいのに対して、「個別化の原理」や「自己の自己性」に関わるあり方として取り出されたこの基本的存在体制は、決して患者個人の内部に自己完結的に想定しうるものではなく、全き意味において患者と彼に出会う他者たちとの、それ自体前人称的な「あいだ」のあり方である。ある家族から分裂病患者が出現した場合、分裂病は確かに患者個人の病態であるけれども、その根底にある基本的存在体制は、患者と家族との「あいだ」それ自体が蒙っている間主観的で前人称的な事態と考えなくてはならない。もしそこに schizophrenogenic（分裂病の成因をなす）と呼びうるような母親がいたとしても、彼女は患者における分裂病の原因をつくった人物であるよりも、むしろ患者について言いうるのと同一の「あいだ」のいまひとりの構成員なのであって、同じ基本的存在体制が患者においては分裂病として、彼女においてはその schizophrenogenic な特徴として発現したのだと見るべきである。このようにして、いわば患者自身を含めた家族ぐるみの schizophrenogenic な「あいだ」の持ち方の中で育った患者は、この特徴的な「あいだの持ち方」を、自分自身の他人との出会い方として身に着けることになる。

日常の臨床においてしばしば分裂病診断の決め手になる分裂病者特有の人間的印象というものは、患者が身に着けているこの基本的な「あいだの持ち方」、他人との出会い方を、われわれ精神科医が敏感にとらえた印象であることが多い。この印象は一般に「なじめない」、「異質な」印象として記載されているけれども、この異質感は、患者にとってはすでに自明のものとなっているこの特徴的な「あいだの持ち方」が、精神科医の内部に、それに巻きこまれることへの一種の恐怖感をよびさまし、それに対してとられた本能的な防御姿勢であるのかもしれない。あるいはまた精神科医と患者が共通の「あいだ」の場所に立ったとき、患者における個別化の弱さが不思議な空虚感として感じとられることもあるだろう。このとき、精神科医の側の自己性もある種の支えのなさを経験することになる。というのも、このいわば schizophrenogenic な「あいだの持ち方」は、分裂病者において特に尖鋭的に形成されてはいるものの、本来はすべての人が多かれ少なかれ身に着けているものであり、精神科医、ことに分裂病論を志す精神病理学者は人一倍この基本的なあり方に親和的であって、それだけいっそう患者の側の同種のあり方に対して敏感なのだ、と仮定しても差支えないように思われるからである。

このようにして、分裂病患者の生活史とは、要するに分裂病をそのひとつの発現形式として持っているような、その意味では分裂病の成因となりうるような「あいだの持ち方」それ自身の歴史のことだといってよい。だから、生活史と分裂病との関係は、一般に原因と結果のあいだに考えられるような時間的先後関係ではなくて、存在論的な先後関係（ア・プリオリとア・ポステリオリの関係）として理解する必要がある。患者は、現に分裂病像を呈しているかいないかにかかわらず、ア・プリオリに分裂病性の、あるいは分裂病原的《スキゾフレノジェニック》な存在体制のうちに生きており、この存在体制は場合によっては出現しうる分裂病像の存在論的な可能性の条件だということになる。

## 三　「あいだ」における自己形成

しかし、このような存在体制が「生活史」として歴史の形をとりうるということ、つまりこの存在体制が同時に時間体制でもあるということは、それほど自明のことではない。本論の窮極の目的は、分裂病が時間の病態であること、したがって分裂病は生活史全体の中のひとつの歴史的事態と考えられうること、またそれによって、一見矛盾するように思われる現象学的研究と成因論的研究とが、ある深い次元でひとつに結びついているはずだということを明らかにしようという点にある。しかしそのためには、「あいだ」における自己形成が一般にどのような様相を呈しているのかについて、すこし詳しく見ておく必要がある。

いうまでもなく、「自己」は既成の実体としてあらかじめ与えられているものではない。われわれは自分自身の自己のイメージとして、幼児期以来一貫して同一の自己であり続けてきた一本の軌跡のようなもの、あるいは私自身の身体とともにつねに移動する一個の標識のようなもの、あるいはその内容は刻々変化しながらもそれを通じてつねに変わることのないイデアのようなものを表象しているけれども、どのように表象するにせよ、もしその表象の作用が実際に営まれなかったなら、この世界のどこにも自己なるものは存在しない。自己なるものとしての自己、同一性としての自己は、そのつどの自覚が絶えずそこに立ち戻る反復運動の収斂点としてのみ、しかもこの反復運動が有効に遂行される限りにおいてのみ、それ自身を保持することができるものである。

つまり自己の自己性や同一性は、この反復運動の目標点として、目的因（causa finalis）として保持されるのであって、決してこの反復運動の起始点もしくは作用因（causa efficiens）ではありえない。言い換えれば、自己性や同一性を実現する自己表象あるいは自覚の作用は、なにものにも触発されることなく自己の純粋な内部から自然発生的に生じてくるものではない。自己はあくまでも自己ならざる他者*に対しての自己である。自己が自己として表象されるためには、自己は外部の抵抗からの触発に遭遇しなければならない。

＊「自己ならざるもの」としては、他者以外にもちろん事物がある。自然の風景や芸術作品、宗教体験などは、そのなかでも特にすぐれて自己の自覚を促進する働きをもっている。これを平板に擬人化して他者と同列に論じることはもちろんできない。しかし本論では多くの場合、「自己ならざるもの」を便宜上人間的他者によって代表させておきたい。

自己がまだ他者を抵抗として意識していないときには、世界は等質で透明な持続の底に沈んだままである。この状態では自己はまだ自己自身の存在にも気づいていない。この透明な持続は、直接には決して意識することができないけれども、われわれが無我夢中でなにかに没頭している最中にふとわれに返ったときなどに、時間の流れのひとつの中断として明確に想起することができる。この持続の状態はふつう長くは続かず、反省的意識の出現によって再三再四中断される。そのたびごとにわれわれは、自分の前にある対象を不透明な抵抗として意識する。もちろん、自己をその主題的内容とする反省的自己意識のようなものは、通常はごく稀にしか生じないけれども、通常生じる反省的対象意識によって対象が自己ならざるもの、あるいは抵抗として意識されたその瞬間に、自己自身の存在も潜在的に気づかれると考えてよい。自己は自己ならざるものを抵抗として立てることによって自己自身に立ち戻る。自己が自己ならざるものとしての他者や事物に出会うということは、自己が抵抗にぶつかって自己自身に立ち戻るということである。

　自己がそのつどそこへ立ち戻る収斂点としての自己（私自身の用語でいえば「ノエマ的自己」）は、この反復的な復帰運動（つまり「ノエシス的自己」）によってのみ確保され、その同一性と自己性を維持しうるものではあるけれども、しかしまた、この収斂点がある意味でそのつどすでに与えられているのでなかったならば、この復帰運動は目標を見失って宙に迷うことになるだろう。その場合には確実な反復の歴史は形成されず、自己の同一性や自己性も維持できないことになるだろう。収斂点としての自己同一性とそこへの復帰運動とのあいだにはある種の弁証法的関係があって、両者のいずれの一方も、みずからの存立をみずからが可能にしているもう一方の側の成立に負うている。われわれがふつう自己と呼んでいるものは、このきわめて動的な弁証法的関係の全体を指してのことなのであって、キルケゴール[6]が「自己とは関係が関係自身に関わっているという関係のこと」だと言っているのもその意味においてであるに違いない。

　さて、この動的な関係の全体が成立する場所は、さきにも述べたように自己自身の内部ではない。それはむしろ自己自身の外部、自己と自己ならざるものとのあいだにおいて成立する。さきに「抵抗」として述べた他者は、自己をそのつど自己同一性への復帰運動へと向かって触発し、自己にその自己性を確保するという仕事を負わせる課題という性格をもってくる。しかしここでも、自己はこの課題を単に外から与えられた既成の問題として受けとるのではない。自己はそのつどの他者との「あいだ」を、そこから自己自身への復帰がもっとも有効に遂行されるような仕方で、自己自身に対する課題として読むのである。自己実現の成否は、「あいだ」を課題として読みとる作業の成否にかかっている。

しかし、そのつどの他者との「あいだ」を自己実現にとっての課題として読みとっているのは、自己の側だけではない。「あいだ」の相手方である他者もまた、同じ「あいだ」を彼自身にとっての課題として読んでいる。自己と他者の出会いは、こうして「あいだ」の読みをめぐっての主導権争いという様相を呈してくる。それぞれの読みはそのつど言語的・非言語的な手段で相手方に向かって伝達されるから、一方の読みが他方にとっての「あいだ」の課題性格を根本的に変えるということもありうる。これはちょうど、碁や将棋での相手の手と自分の手、それによる盤面の石や駒の布置の変化の読みあいのようなものだと考えてよい。自分が主導権を保持しようと思えば、相手方の読みによって、あるいはその伝達によって刻々変化する「あいだ」の課題性格に微妙に対応しながら、これを自分自身の課題として読みとっていかなければならない。* この時々刻々の課題の読みということと、抵抗に出会った自己がそのつど自己自身に立ち戻る運動として上に述べたものとは、実際上同じひとつの現象としか考えようがない。課題が与えられること（つまり「あいだ」が開かれること）と、それを読むことと、自己が自己自身に立ち戻ることとは、継起的な三つの運動ではなくて、ひとつの自己実現の動きの諸局面だと見るべきだろう。

＊　長井は、分裂病者の「つつぬけ体験」について、記号論的な観点から示唆に富む考察を行っている。この体験において他人に「つつぬけ」になるもの、つまり他人に読まれるものは、長井もいうように単なる思考内容ではなくて、そのつどの自己の動きである。患者の中には、「相手に先を読まれる」という言い方で自己の他有化を訴えるものもある。(9)

課題に出会う、これを読む、自己自身に立ち戻るという諸局面をもったこのひとつの動き——つまり自他未分の「あいだ」の場所から自己がそのつど自己自身を復帰する動き——と、それがそのつどそこへ立ち戻る収斂点としての自己のイメージとは、互いに全く異質な存在論的差異の両項でありながら、しかも相互に他方を可能にするという弁証法的関係を形成している。自己の同一性と主体性は、この差異の両項間の相互止揚という弁証法的構造によってのみ維持されうるものである。

## 四　時間の病理としての分裂病

自己が自己自身のたどってきた軌跡にそのつど立ち戻り、この軌跡をさらに延長し続けることによって同一性を保存するということ、しかもこの営みが絶えず新たな課題としての「あいだ」をそのつど読みとるという形でのみ遂行されうるものであること、私はこれが一般に「時間」として理解されているものの原形式でもあると考えている。「いま」の瞬間における他者や事物との出会いにおいて、「つぎ」の動きを読むことによって「これまで」の自己の同一性を維持するという営みの中でのみ、時間が生まれ、歴史が成立する。真の時間は、太陽の運行や時計の針の移動の中にあるのでも、生体のサーカディアン・リズムの中にあるのでもない。「あいだ」における自己実現の動きがなかったならば、われわれは「つぎに」と「これまで」、「以後」と「以前」の観念を持ちえないだろうし、外界や内界の変化を時間的現象として理解することもないだろう。「あいだ」における自己の誕生と時間の誕生とは厳密に同時的である。自己の同一性を可能ならしめている内的差異と、時間の連続性を可能ならしめている「つぎに」と「これまで」との重なりとは、同じひとつの根源的・源泉的な差異構造に属している。時間とは、自己の別名にほかならない。

私にとって分裂病とは、自己がそのつど自己自身となる個別化の営みの失敗である。ということはとりもなおさず、分裂病が時間の病態だということを意味している。私が以前の論文で述べておいた分裂病者特有のアンテ・フェストゥム的な時間の生き方は、分裂病的な「あいだ」の持ち方のひとつの際立った姿を現している。というよりも、分裂病を生むような schizophrenogenic な「あいだ」は、その当事者に、つまりそこから育ってくる子どもに、必然的にアンテ・フェストゥム的な時間の生き方を強要するような構造をもっているということなのである。だから、分裂病性の基本的存在体制の持ち主は、実際に分裂病を発病するといなとにはかかわらず、ふだんからアンテ・フェストゥム的な時間の生き方を身につけている。

アンテ・フェストゥム的ということは、つねに先を読もうとしているということ、「いま」の瞬間をつねに「つぎに」の相のもとに経験していて、「これまで」の契機が相対的に弱まっているということ、「これまで」の経験の蓄積が「つぎに」来るべき未知の課題をどう読むかの指針としてほとんど役に立たないということ、自己は現在の窮地から過去へ向かってではなく未来へ向かって脱出しようとするということである。思春期に発症した純粋な分裂病者は、例外なくこの型の時間構造をもっている。

この特徴的な時間体制は、そのいわば対極をなすメランコリー者のポスト・フェストゥム的な時間の生き方と比較してみるとよく理解できる。典型的なメランコリー型の人は、テレンバッハがレマネンツあるいは「自己自身の背後にとり残されること」と名づけた保守的で状況の変化を好まない時間体制のうちに生きている。彼らは「いま」の状況をつねに「これまで」の相のもとに経験し、「これまで」の確実な基盤から充分に見通せるような「つぎ」の段階しか信用しない。彼らの人生における「つぎに」は、すべて順次「これまで」の中に編入されていくべきものであり、「これまで」のあり方をますます固めていくための素材でなくてはならない。彼らが未来を心配する場合、それは分裂病者が未知の世界を読みかねて恐怖を抱くのとは違って、それがとり返しのつかぬ失策という形で過去に編入されることを気づかうからである。解決困難な課題に直面した場合、彼らは現在の窮地から未来に向かってではなく、過去に向かって逃れようとする。「これまで」のありかたのみが彼らにとっての安全地帯となる。

メランコリー者のポスト・フェストゥム的な時間の生きかたは、クラウスが指摘している「過剰な役割同一性との同一化傾向」と表裏一体をなすものである。彼らにとって自己の同一性は、共同体内部において与えられた役割を遂行する人物という同一性の中に完全に吸収されてしまっている。役割同一性の遂行にとっては、経験の積み重ねが何よりも重要である。彼らはそのつどの他者との「あいだ」を、自らの役割同一性を最もよく実現しうるような方向で課題として読みとる。この課題設定の方向は、共同体内部での「だれもが」そうするような「世間一般」(das Man)の規範にきわめて忠実であることによって大きなプラスの評価を受けるため、いったん形成されれば、それは一般にきわめて安定したものでありうる。

これに対して、分裂病親和的な人のアンテ・フェストゥム的な課題の読み方は、安心してそれに依りかかることのできるような「これまで」の経験の積み重ねをもたず、そのつど乗るかそるかの勝負にすべてを賭けなくてはならないような読み方である。原因はともあれ、分裂病者は幼児期から他者との特徴的な出会い方、「あいだ」の持ち方を身につけている。あるいはむしろ、「あいだ」の「持てなさ」を身につけている、というほうがよいかもしれない。彼らの自己同一性が稀薄であることと、彼らがそのつどの「あいだ」における出会いから自己自身へと立ち戻る動きの弱さとは、さきに述べた弁証法的相補関係の中で互いにその弱点を深めあう。未知の他者との出会いにおいて「あいだ」を自己自身の自己実現にとっての課題として読みとる作業は、ますます困難なものとなる。この困難な課題状況の中にあって、彼らは元来脆弱な自己実現の動きを補強し、自己同一性をかろうじて維持するために、相手との「あいだ」——一般には世界との「あいだ」——を読もうという懸命の努力に全力を傾注する。中井の言葉を借りれば、《人はますますすべての可能性の分枝の分枝までをもきわめつくそうとし、またホワイト・ノイズとまぎらわしいもっとも杳《かす》かな兆候を捉えようと思考の枝を延ばす。そしてかすかな兆候から一つの、ときには非現実的な全体を憶測する》[10]。しかし、この「先を読もう」とする必死の努力も、多くの場合、逆に相手に先を読まれるという絶望的な敗北感のうちに挫折する。

彼らにとっての最大の不幸は、彼らが「これまで」どうやって自己を維持してきたか、あるいは世間の人たちの「だれもが」どうやってうまく生きているかという確実な規範に頼れない点にある。これは確かに、分裂病者の多くがまだ年端もゆかぬ思春期に発病してしまうという現実とも関係があるだろう。しかし、なかには例外的に無事に思春期を乗り切って、人生後半に至ってからはじめて重大な危機を迎える分裂病親和型の人も、少数ではあるが絶無ではない。そしてわれわれは、ふつうは人生経験豊かであるべきはずのこのような晩発分裂病の人についてさえも、若い分裂病者と全く同型の自己の自己性のよるべなさと、経験を補うためのアンテ・フェストゥム的な先走りとを認めて驚かされることが少なくない。一般に、ポスト・フェストゥム的なメランコリー親和型の人は、たとえ年齢的には若い人であっても、どこかに経験の年輪のようなものを感じさせる一種の重さと堅固さをただよわせているものであるのに対して、分裂病親和型の人の全体的な印象は、年輪のはっきりしない若木のような軽さと脆さの印象である。横への充実感と高さへの上昇感の対比にたとえてもよいだろう。この対比はいうまでもなく、ビンスヴァンガーの「人間学的均衡」(anthropologische Proportion)の考えと一脈通じている。

さきにも述べたように、分裂病患者の生活史とは、そのひとつの際立った発現形式としてそこから分裂病性の精神病が発症してくることもありうるような、特徴的な「あいだの持ち方」あるいは自己実現の仕方の歴史である。彼らがその人生においてそのつどの他者とのあいだに開く出会いの状況は、上に述べたような弁証法的な時間構造をもつことによって、この歴史全体の有機的構成分であるにふさわしいだけの歴史性をそなえている。この意味から、分裂病性精神病はこの歴史全体の中で、この歴史そのものの発現としての全き意味での歴史的事態であるといってよい。そしてこの点にこそ、現象学的観点から見出された「あいだ」の基礎的事態と、成因論的観点からの生活史の探究とが、あるいはさらにつけ加えれば、それ自体歴史性をおびた出来事としての医者と患者との治療的実践の関係が、すべてその根源においてひとつに結びつく場所が開けている。ビンスヴァンガーによる「内的生活史」の観点の提唱と、ハイデッガーの存在論の導入によってその端緒を開かれた現象学的・人間学的な精神病理学は、その後の展開において時間性の問題にあまりにもわずかの関心しか向けてこなかった。われわれはいま一度ビンスヴァンガーの端緒に立ち戻って、分裂病という事態の歴史性と、その生活史上での位置づけの問題について深く考えてみなくてはならないのではなかろうか。

### 文献


(1) 木村敏「精神分裂病症状の背後にあるもの」哲学研究43、二五五頁、一九六五年、『木村敏著作集1』弘文堂、二〇〇一年。
(2) 木村敏『分裂病の現象学』弘文堂、一九七五年。
(3) 木村敏「うつ病と罪責体験」精神医学10、三九頁、一九六八年、『木村敏著作集3』弘文堂、二〇〇一年。
(4) 木村敏「いわゆる〈鬱病性自閉〉をめぐって」笠原嘉編『躁うつ病の精神病理1』弘文堂、一九七六年(木村敏『自己・あいだ・時間』弘文堂、一九八一年、ちくま学芸文庫、二〇〇六年に収録)、『木村敏著作集3』弘文堂、二〇〇一年。
(5) 木村敏「分裂病の時間論——非分裂病性妄想病との対比において」笠原嘉編『分裂病の精神病理5』東京大学出版会、一九七六年、『木村敏著作集2』弘文堂、二〇〇一年。

（6） Kierkegaard, S.: Die Krankheit zum Tode und anderes. Jakob Hegner, Köln und Ölten. S. 31 (1956).

（7） 木村敏「時間と自己・差異と同一性——分裂病論の基礎づけのために」中井久夫編『分裂病の精神病理8』東京大学出版会、一九七九年（木村敏『自己・あいだ・時間』弘文堂、一九八一年、ちくま学芸文庫、二〇〇六年に収録）、『木村敏著作集2』弘文堂、二〇〇一年。

（8） 木村敏『自己・あいだ・時間』弘文堂、一九八一年、ちくま学芸文庫、二〇〇六年。

（9） 長井真理「〈つつぬけ体験〉について」臨床精神病理2（2）、一五七頁、一九八一年。

（10） 中井久夫「分裂病の発病過程とその転導」木村敏編『分裂病の精神病理3』四四頁、東京大学出版会、一九七四年。

『臨床精神病理』3、一七―二四頁、一九八二年。

# 二章　他者の主体性の問題

## 一　問題の所在

精神病理学は、厳密な意味において対人関係の学であり、自己と他者のあいだの学でなければならない。しかしこのあいだや関係それ自体は、いかなる形でも眼に見えるものではない。観察可能なのは、あいだをあいだたらしめている関係の両項としての自己と他者、それとこの両項間に二次的に成立する（言語的・非言語的な）伝達行為だけである。

だから、精神病理学があいだや関係それ自体に純粋に着目しようとするならば、独立的現象としての自己や他者、あるいはその間の伝達行為への着目を止揚し、それに判断停止《エポケー》を加えて「作用の外に」置かなくてはならぬ。自己や他者、そして両者間の伝達行為を、それぞれそれ自体として見るのではなく、自己の背後にも他者の背後にも伝達行為の背後にも、つねにあいだや関係の動きを見てとることが必要である。ここにおいて、自己も他者も伝達行為も、すべてあいだとしての関係が現象的に自らを示している表現という意味をもってくる。

従来の精神病理学は（私自身のそれも含めて）どちらかというと自己論に厚く他者論に薄かった。現象学にしても現存在分析にしても、その主眼は患者自身の生活世界や世界内存在、経験的自己と超越論的自己などの解明に向けられていた。だからあいだや関係が主題的に問われるときにも、それはもっぱら自己自身の根底に、その構成契機として、つまり自己がそこから自己自身になる場所として、「自己の根拠としての超越」（ハイデッガー）として問われるという傾向が強かった。他者が問題にされるとしても、それは自己があいだとしてあるための相手方として、その意味で自己存在の不可欠の補完者としてであるか、自己が不断に自己実現を行う場としての間主観的共同性の、必須の構成要員としてであるかのいずれかであった。いずれにしても、それは自己を視座の中心に据えたときに見えてくる他者の姿なのであって、他者そのものに焦点を合わせた問題設定ではなかったといってよい。

しかし、あいだがあいだである限り、それは自己の姿で現出していると同時に他者の姿でも現出しているはずである。自己存在があいだを根拠としているだけでなく、他者の存在も同じあいだを根拠としているに違いない。そして、同じあいだであっても、これを自己の根底に見るのと他者の根底に見るのとでは、見えかたが異なるかもしれない。あいだの学としての精神病理学は、自己論のみにとどまっているわけにはいかないのである。自己論に厚く他者論に薄いというこの片手落ちは、精神病理学だけの欠陥ではない。哲学の領域においても、他者の問題は昔からかなりの難問であったらしい。

伝統的な西洋哲学は、これまで他者をつねに「他我」（alter ego）として論じてきた。それは、自我ならざる別のエゴという意味である。しかし真の他者とは、自我とは別の場所にいるもう一つの我という観念でもってその本質を捉えうるようなものなのだろうか。そのような見方で、他者の主体性が十分に見てとれるだろうか。

自己の根底にあいだを見るということは、自己をもの的な――つまりそれ自身の存在根拠をそれ自身の内部にしかもたないような――即自態から引き離し、自己の存在の根拠を自己の外に置くことによって、自己を超越として理解するということである。超越としての自己のみが主体的な自己でありうる。それは、超越においてのみ人間は自由であり、自由な存在のみが主体的でありうるからである。あいだを内に含まないもの的即自態には、自由も主体性もありえない。

それと同じように、他者もやはりその根底にあいだを見てとることによってのみ、自由な超越的主体として、絶対的に独立の存在として見ることができる。真に主体的な他者とは、自己とは絶対的に異なった原理に立つ存在、比較を絶した唯一無二の存在でなくてはならぬ。それは自己と同一の「我《エゴ》」の構造や機能を備えた「他我《アルター・エゴ》」のごときものではありえない。絶対的に異なったものは、また絶対的に未知のもの、不可知のものでもある。他者を「他我」と見て、「他我認知学説」によって他者を可知的なものにしようとする試みは、要するに他者からその唯一性と主体性を抹消し、他者を非他者化しようとする試みであったということができる。

そのような没主体的他者論の一例を、われわれはフッサールのそれに見ることができる。周知のように、フッサールの他者論は彼の『デカルト的省察録』[1]にもっともまとまった形で述べられているが、そこに展開されている彼の他者論の特徴をトイニッセン[2]はほぼ次の五点に要約している(§二〇)。(1)自我を「ここ《ヒア》」とし、他者を「そこ《ドルト》」として捉える空間的な見方。フッサールにとって、他者への「思い入れ」(「感情移入《アインフュールング》」)とは自我がここからそこへ居場所を移すことである。(2)他者の身体的現前を通じて他我を「間接呈示《アプレゼンティーレン》」するという理論。(3)視覚的な他者知覚のみが論じられていて、聴覚その他の感覚による他者認知は問題にされていない。(4)主体自我がまず客体他者を認知し、その上ではじめて主体他者が構成されるという構図。(5)他者は単数でも複数でもよく、要するに自我に対して現れる多くの他者の中の交換可能な誰かとして扱われている。

これに対して、精神病理学で問題にしなくてはならない他者は、決してここ、そこといった客観的空間内に定位可能な、またまずもって身体的・視覚的に与えられるような客体的他者ではない。多くの場合に日常的時空間の枠組を超えた超越的他者性の非身体的な現前の方がより大きな問題となってくるし、そのような他者はなによりもまず、視覚領域よりも声や匂いや味や触覚を通じて立ち現れてくる。また、当面の他者が単数の個別的他者であるのか、複数の集合的他者であるのか、それとも数や個別性が問題になりえない他者一般であるのかの区別が、後に立ち入って論じるように、精神病理学的他者論の一つの主要な論点となりうるのである。

他者の主体性の問題に関しては、これを正面から論じているサルトルの他者論(3)を無視できないだろう。サルトルにとって、主体他者とはなによりもまず、私の空間性ならざる一つの空間性(八二頁)であり、私の世界がそこから絶えず流出するように思われる穴(八四頁)である。このような主体他者と私との根本的な関係は、私が他者によって見られるという可能性に帰着する(八六頁)。他者から眼差しを向けられることによって、私は私自身の自由な対自存在を失って「対他存在」に変質し、私の超越は他者の諸可能性によって超越される(一〇一頁)。しかし、私が自由な対自を回復し、私の自由な諸可能性の一つとしての私自身という意識をもつかぎり、一人の他者をそこに存在せしめるのはこの私である。そうなると、他者の超越は私を超越する超越ではなく、私によって超越される超越となり、他者は対象化される(一五五~一五六頁および二六八頁)。

こうしてサルトルにあっては、主体性あるいは自由(それと共に主体性の根拠としての超越）は、自己の側のみにあるか、さもなくば他者の側のみにあるかのどちらかであって、だから対他存在の根源的な意味は「相剋《コンフリ》」である（三一六頁）。そこでは、主体自己と主体他者のあいだの互いに自由な相互主体的・間主観的な関係は、もともと不可能になっている。

実際、自己と他者との現実の関係は、ブーバーらの対話哲学がいうような「我と汝」の美わしい調和だけではおさまらない。愛しあう二人のあいだでも、互いの自由と主体性をめぐっての激しい相剋が展開されるだろう。しかし、もしサルトルのいうように、自己が他者から眼差された瞬間に、主体的・対自的な存在から客体的・対他的な存在に変質してしまうのだとするならば、それ以後の主体性をめぐっての相剋はどのようにして生じうるのだろうか。現実の対人関係というものは、核戦争でどちらが一瞬早くボタンを押すかというような一回きりの勝負ではない。終りのない持続的な相剋が自他の間に繰り展げられ、これが精神病や神経症の舞台にもなり内容にもなるということは、自己が他者の眼差しの一回の不意打ちで主体性を放棄してしまうわけではないことを物語っている。

現実の対人関係においては、サルトルのいうのとは違って、自己は主体他者に対してのみ、主体他者と眼差しをかわすことによってのみ、真に主体自己でありうる。そしてこのような相互主体性は、自己と他者が共にあいだをその根拠として共有しながら、それぞれ絶対的に別個の対自存在を生きることによってのみ可能となる。自己と他者が相互に独立の個別主体であるということは、両者の物理的・身体的な分離によって保障されてはいない。各自が相手との共通の根拠であるあいだを対自的に生きる、その生きかたにこそ主体性と個別性の源泉がある。だから精神病理学的他者論の根本問題は、他者の根底にまで拡がっているあいだと、そこに展開される他者の個別性との関係をめぐって展開されることになる(4)。

## 二 「あいだ」と主体性

旅先で、小さな駅に停まった列車の窓からなにげなく一軒の家に眼をとめる。ごく普通の民家で、庭先には洗濯物が干してあり、窓際に机が見えてその上に何冊か本が置いてある。別の窓にはガラスの裏側から、なにかのポスターかもしれない大きな紙が張りつけてある。玄関先にスクーターが一台。そして前の道ではこどもが遊んでいる……。

ふと、ここには生活がある、今日一日の暮しがいとなまれている、という思いが心に浮かぶ。その見も知らぬ家に住む見も識らぬ人たちの生活についての、すこしばかりの空想がひろがる。その途端、私にとってそれまで外界の単なる客体にすぎなかったその家が、私の内面で、急にある種の奥行きと実体感を獲得する。単調な車窓の風景の中で、その場所だけが妙になつかしい、親近感をもった場所となり、主観的な意味《レリヴァンス》をおびた場所となる。私自身の持続の一部がそこへ流れ込んだような、あるいはその場所が私の持続のひとこまとして入り込んできたような感じがする。その家が、周囲の客体世界の中で、俄かに主体的に浮かび上ってくる。

一体、なにが起ったのだろう。私はそのとき、一体なにをしたのだろう。フッサールなら、私は車内のここから民家のあるそこに空想的に身を移し、民家の知覚に「間接呈示」を加えることによって「感情移入」を行ったのだというだろう。確かに、私がそこで感じとる一種の親近感、ある意味での自己世界帰属感は、それによって説明できるかもしれない。しかし私がそこで受ける印象は、そのような親近感だけではない。これと奇妙に重なり合って、私はそこに絶対的な未知性を、つまり私がその家の歴史や生活の具体的内容をなにひとつ知ってはいないのだという、圧倒的なネガティヴな実感をも感じとっている。しかもこの未知性には、私がそのような思い入れをしなかった周囲の家々が私に示す未知性とどこか違ったところがある。それは、単に初めて見たということとは根本的に別種の、主体的な意味としての未知性である。量的な未知性ではなく、質的な未知性だといってもよい。それはいわば、本来既知であるべきはずの私の世界が、一つの重要な部分においてその既知性を奪われているといった感じである。サルトルならばこれを「私の世界の流出孔」というだろう。しかしこの流出孔は、サルトルが描こうとした無気味な欠如ではなく、いわば親密な欠如としての親近感をもった未知性である。

私は一体なにをしたのか。私はその家になにかを投げ入れたようである。この「なにか」は、とりあえずいまの時間と呼んでおいてよいだろう。その家の人たちはいまなにをしているのか、いままでなにをしていて、いまからなにをすることになるのかといった、動きのある暮し、あるいはそこで送られているであろう生活の歴史のひとこまについての想像を、私はそこへ投げ入れた。私自身の存在の場所であるいまの時間を、私はその家の場所で生きたのだといってよい。

もちろん、私はその家の周囲の家々も、その他一切の内的あるいは外的な対象も、すべていまの時間において経験している。私の各瞬間のいまは、例外なく私にとっての対象物によって構成されているといってよい。しかしそういったいまは、刻一刻うつろい行くいまであり、数え上げることのできる量的ないまである。私が視線を移動するにつれて、私はそういったいまを無数になぞることになる。あの家もあの樹も、あの雲もあの鳥も、私のいまである。

しかしそういった個々の現象《もの》に分散したいまとは別に、私の存在の実感の中にはもうひとつ違った種類のいまがあるように思われる。それは、個々のいまをいまとして成立させている場所《メディウム》としてのいま、個々のいまにいまからいまへの流れを与える動的な持続としての質的ないまである。それは、私の意識の中心点であることと、個々のいまを成立させている対象のそことのあいだに張り渡されている、世界の拡がりとしてのいまである。世界内存在としての私の自己が私の自己でありうるための存在の根拠は、他ならぬこのあいだ＝いまにある。* このあいだ＝いまが個々の現象＝いまと不断に結合し続けることによって、私は歴史をもった存在として世界に住みつくことができる。

* もちろん、この表現は正確ではない。あいだ＝いまが意識における個々の現象的所与と結合し、それによって賦活されることによって、個々の所与は現象＝いまとして成立することになる。しかしすぐ後で述べるように、あいだ＝いまの方も、その「いま性」を現象＝いまの成立に負うている。この複雑な構造の立ち入った考察は本論では断念せざるをえない。

実をいうと、このあいだが「いま」と呼ばれうるのは、それと結合する個々の現象＝いまに即してのことでしかない。つまりこのあいだは、反省によって現象＝いまから分離してしまえば、もはや「いま」という限定を失ってしまって、なにものでもない空無の拡がりでしかなくなる。それは一切の現象的時間規定を欠いた超越的時間性として、ほとんど「神話的時間」と呼んでよいものとなる。しかしこの神話的・超越的な無時間の拡がりは、私が意識の時間構造に加えた反省の抽象産物でしかなく、現実の存在をもちえない。現実の意識構造においては、この空無の無時間は、次々に現象＝いまと結合し続けることによって、それと現象＝いまとの「差異」としての——現象＝いまの側から見れば、その奥行きとしての、あるいはいまからいまへのふくらみとしての——あいだ＝いまという姿をとっている。つまり、あいだは、これを現象＝いまから切り離して抽象的に見るならば空無の神話的無時間となり、現実の現象＝いまに即して見れば、それと空無との差異としてのあいだ＝いまとなる。だからこのあいだは、それ自体が差異を生み出す場所でありながら、この場所から差別されるもの（現象＝いま）との間の差異（あいだ＝いま）でもあるような、つまり、それ自身との間で、それ自身との差異を無限に産出し続けるような、そういった能産的差異である。

汽車の窓から一軒の家を見る、という設定に戻ろう。私がそこへ投げ入れたものは、他ならぬこの能産的差異としてのあいだ＝いまであった。その他の知覚対象に関しては、私はそれらを個々の現象＝いまとして意識しているにすぎない。それとは違って、この一軒の家については、私は差異の成立の場所であるあいだそのものを投げ入れた。あいだは本来、自己そのものの存在の根拠に他ならないのだから、そこには当然、一種の自己帰属感と親近感が生じることになる。

ところがこの自己帰属感には、通常ならば——すなわちこのあいだが私自身の存在の根拠である場合には——当然それに伴うはずの既知性が欠如している。つまり、本来ならこのあいだがそれとの間の能産的差異を、すなわちあいだ＝いまを生むはずの、個々の具体的な現象＝いまが実際には与えられないために、つまりその家が私の歴史に一度も属したことのない見知らぬ家であるために、自己の存在が根拠づけられるはずの場所でかえって一種の非存在が根拠づけられてしまう。そこから生まれるのが、さきに述べた主体的な未知性としての親密な欠如なのだろう。

人間的他者についても、これと同じことがいえるのではないか。他者の主体性とは、他者が私にとって親密な未知性として現れるということである。* フッサールの感情移入は、自我のコピーとしての他我の親密さを構成しうるだけだった。サルトルの主体他者は、私の世界の出血孔としての無気味な未知性でしかなかった。この二人の他者論に共通して欠けているのは、私と他者とのあいだから生まれる共通の時間構造としてのあいだ＝いまへの着目ではなかったかと思われる。

* もちろん、この「親密さ」は普通の意味の「親しさ」だけには限らない。憎しみの関係にある敵とのあいだにも成立しているような、一種の前述語的な近さの意味である。

フッサールから大きな影響をうけた現象学的社会学者のアルフレート・シュッツ[5]は、彼の他者論の中にベルグソン的な「持続《デュレー》」の概念と、彼独自の「同時性《グライヒツァイティヒカイト》」の概念を導入している。この同時性とは、他者の持続と私の持続との両者を包括する統一的な作用のことである。《汝は事物とは違った仕方で持続する。それは汝が汝自身で「時を経ること」(Altern=老いること)を経験していて、一切の汝の体験がこの事実から構成されているからである。……汝の持続は私の持続と同様、純粋のデュレー、つまり自己自身を体験する連続的で多様で不可逆のデュレーである。……私には汝の、汝には私の持続《デュレー》が、絶対的現実として与えられている。他ならぬこのこと、つまり「共に時を経る」(Zusammen-altern=共に老いる)というこの現象を、二つの持続の同時性と呼ぼう》(一四二頁)。

シュッツのいう同時性とは、われわれが「あいだ=いまの投げ入れ」と呼んだのと全く同じ事態を指していると考えてよい。ただ、ここでは人間的他者が問題になっている以上、この「投げ入れ」も相互的なものとなる。私と汝とは、互いに投げ入れあった同一のあいだ=いまを、「共に老いる」という仕方で経験する。私が相手の中に投げ入れた場所的なあいだから、相手の中であいだ=いまの持続が生成してくるのを、私が相手の持続を共に老いるという仕方で経験するということである。言い換えれば、私にとっての他者の存在を、現象《もの》的他者の現前にではなく、他者の場所に見てとられたあいだに根拠づけるということだ。私がこうしてあいだにおけるいまの同時性を共に老いている相手は、私の前に身体的に現前する多くの他者たちの中で、際立った特性を帯びた他者となるだろう。つまりその相手だけが主体他者として、私の主体自己と出会ってくることになるだろう。

シュッツが他者論の中へ時間の契機を導入したことは、現象学的他者論にとって大きな貢献であった。しかしシュッツの理論にも一つの大きな欠陥がある。それは彼が他者の未知性という契機を全く無視していることである。彼にとって主体他者とは、親密な汝以外のなにものでもなかった。

私が私自身の持続を自ら「老いる」ときには、それに伴って個々の現象＝いまが内在的所与として意識に与えられ、そこで私は既知の歴史を生きることになる。他方、私が他者の中であいだ＝いまの持続を「共に老いる」場合には、私にはそのような内在的な現象＝いまは一切与えられず、したがってそこに歴史は構成されない。私は空虚な能産的差異としての未知性を生きるほかはない。

この未知性は、他者というものはそもそも正体不明のものだ、というような一般論として言われうるような「客観的」な未知性ではなく、多くの他者の中から私の相手として浮かび上った一人の主体他者（私にとって親密な汝）についてのみ言われうる「主観的意味」としての未知性である。

私に対して客観的・身体的に現前している他者一般については、私は主観的にはむしろ未知感よりも一種の既知感を抱いている。その既知性には、例えば、顔見識りである、老人である、インテリ風である、といったものから、日本人である、人間である、といった任意のものまで、いろいろな段階があるだろう。いずれにしても、私は自分の眼の前に現れた任意の他者に対しては、彼を客観的対象とみている限り、その未知性にたじろぐようなことはなく、すばやく手持ちのなんらかのカテゴリーに収めて類型化してしまう。

私が他者の未知性に脅威を感じたり、逆に引力を感じたりしうるのは、私が彼を客体としてではなく主体として、主観的に感じているときに限られる。当面の他者が私にとってそれだけ(正負いずれの意味においても)親密な人物となればなるほど、彼は私にとってそれだけ未知のものとなるだろう。言い換えれば、私が相手の中にあいだを投げ入れて、このあいだを「共に老いる」場合にのみ、相手の場所で生まれたあいだ＝いまの能産的差異が現象＝いまの不在と結びついて、そこに空虚な差異のみが宙に浮いている実感としての未知性が構成されることになる。

以上の考察から、私の前に現れる他者には二つの層あるいは面が区別できるだろう。第一の層は、私にとって客観的に与えられている他者であり、外界のその他の事物と同様に私自身の持続の流れにとってのそのつどの現象＝いまとして構成されている他者である。これに対して第二の層は、私が共通の場所としてのあいだを投げ入れることによってはじめて感じとることになる他者の内面、すなわち他者の場所において私自身の存在の根拠と分かち難い仕方で同時的に成立する、内的能産的差異としてのあいだ＝いまである。私が他者を主体的他者として見ているときには、私はつねにこのあいだ＝いまの内的差異を、私自身の内的差異との同時性において共に生きている。他者のこの二つの層を方法論的に区別しておくことは以下の考察にとって極めて重要であって、以後われわれはこの第一の層を「ノエマ的他者」もしくは「他者のノエマ面」、第二の層を「ノエシス的他者」もしくは「他者のノエシス面」と呼ぼうと思う。

## 三　精神疾患における他者の諸相

以上の理論的考察は、臨床精神病理学にとってどのような意義をもちうるのであろうか。種々の精神疾患に際して、患者にとっての他者の出現様式にはどのような違いがあるだろうか。またそういった他者の出現様式から、種々の精神疾患の本態やその分類上の問題について、なんらかの示唆がえられないものだろうか。

残された紙数の関係で、本論では議論の焦点を対人恐怖症にしぼることにして、それとの関連でパラノイア、敏感関係妄想、分裂病などについても触れる程度に止めたい。周知の通り、わが国では村上靖彦らの名古屋大学グループが、対人恐怖症（彼らのいう「思春期妄想症」）をパラノイアに近づけて考えることによって分裂病から区別しようとしているし、内沼幸雄は、同じく対人恐怖症をパラノイア（ないし敏感関係妄想）の文脈で理解することを通じて、これを分裂病と躁鬱病という二大内因精神病の交叉点上に位置させている。しかも、彼らはいずれも独自の立場から、これらの疾患における自己と他者の関係についても論じている。その意味で、これらの関連疾患における他者の出現様式についての考察は、私自身の他者論の射程距離を見定める上でも不可避のことであろうと思われる。

## 1　パラノイアにおける他者

話の順序として、まずパラノイアから始めよう。私が最も典型的で最も特異なパラノイアと考えている「恋愛妄想《デリール・エロトマニアック》」、「嫉妬妄想《デリール・ド・ジャルジー》」、「復権妄想《デリール・ド・ルヴアンディカシオン》」――つまりクレランボーが「熱情妄想病《デリール・パッシオネル》」として一括し、（彼にとっての典型的パラノイアである）迫害妄想を主徴とする「解釈妄想病《デリール・ダンテルプレタシオン》」から区別した病型――において、その妄想体系の中心人物として名指される他者はどのような特徴を帯びているであろうか。

まず、妄想の中心人物は原則として一名で、しかも患者の現実の日常生活においてなんらかの重要な役割を果している具体的人物だという特徴があげられる。* それは妄想の中で患者を愛したり、裏切ったり、患者の権利を侵害したりする人物という意味を付与されるが、その人の個別的・ノエマ的な同一性は（カプグラ症状のような替玉妄想を伴わないかぎり）正常に維持されている。この中心人物と患者との妄想的関係をめぐって、複数の他者が種々の妄想的意味（恋愛の妨害者、姦通の相手など）を帯びて登場してくるのが普通だが、これらの脇役的な他者もすべて以前からのノエマ的同一性をそのまま保持した個別的他者である。

* ただしこの点で注意を要するのは、この中心的な妄想的他者の「単数性」だけでは、熱情パラノイ

アにおける他者の性格を十分に規定しえない点である。というのは、すでに村上仁[6]らが記載しているように、分裂病においてもときとして形式的にはこれと類似した「単数妄想」の発現を見るからである。その相違は次の第二の特徴に求めなくてはならない。

第二に、パラノイアにおける妄想的他者の、特にその中心人物のノエシス面、つまり患者にとってのその人物の妄想的意味が、完了態的に確定した既知性を帯びているという点が重要である。患者にとってその人物は、自分を愛してしまった人であり、現在も、これからも自分を愛してくれるに違いない人である。あるいはその人は、自分に不義や不正を働いた人物であり、今後もそのような人物として自分に出会いつづけるだろう人である。その他者のいままでの行動（ときには発症のはるか以前にさかのぼって！）もいまからの行動も、すべてこの既知的な意味によって規定しつくされている。通常は他者の主体性の根拠となっているはずの他者のノエシス面の未知性や、それに根ざす他者の内的自由は、妄想からは徹底的に排除されている。

＊　これに対して分裂病性の単数妄想においては、村上仁らの諸症例を見てもわかるように、たとえその妄想的他者が患者の肉親や熟知の人物である場合ですら、背後的な特別の意志の具現者や、なにかを隠している秘密の所持者とみなされる。要するに他者は「なにをするかわからない」無気味な未知性を帯びた正体不明の人物なのである。パラノイア性単数妄想における他者のノエシス面が完了態的

に確定しているのに対して、分裂病性単数妄想におけるそれは未知の未来に向かって開かれている。この相違は、分裂病者のアンテ・フェストゥム的時間構造とパラノイア患者のポスト・フェストゥム的時間構造との対比に、正確に対応していると考えてよい。

パラノイアがそのポスト・フェストゥム構造を通じて鬱《メランコリー》病と同一系列に属する病態であるという主張は、ここではその説明に立ち入ることなく、テーゼとして立てておくにとどめる。鬱《メランコリー》病患者が自己のノエシス面を役割同一性でもって完了態的に確定し、彼の出会う日常的他者をも彼自身の役割同一性の補完者としか見ようとしないことについてはすでに以前論じておいた(7)。同じことは、必要な変更を加えればパラノイア患者にもそのままあてはまる。患者が他者のノエシス面に自分への愛や自分に対する裏切りを妄想的に確信するのは、実は患者自身のノエシス面の正確な鏡像的反映としてにほかならない。患者自身が相手に愛情を抱き、あるいは配偶者に負い目を感じて、しかもこの感情の自己帰属性を自ら禁ずる場合、患者は自己から追放したノエシス面を他者のノエシス面に妄想的に読みとることになる。他者のノエシス面がこのように「自己化」されているからこそ、それは豊かにノエマ的な現象=いまとのつながりを産出し続けて、一貫した歴史性をもつストーリーを構成しうるのである。

## 2　分裂病における他者

分裂病者の病的体験に他者が出現する場合には、パラノイアの場合のように患者の日常的生活世界に属している現実の他者がそれ自身の具体的個別性において妄想的意味をおびるのではなく、現実の個別的他者と妄想的他者との間には、次のようないろいろな形でのずれがあって、これが分裂病特有の「二重見当識」を生み出すもととなる。

（1）現実のノエマ的他者の背後にその日常的なノエシス面とは別に妄想的なノエシス面が読みとられ、現実他者はその日常的な「だれ性」を保持したままで、正体不明の妄想的他者組織の手先とみなされる場合。この場合、真の妄想的他者はノエマ的には姿を現わさない（小出[8]のいう「妄想型」）。

（2）患者自身の自己のノエシス面、つまり自己の根拠としての内的差異がそのまま他者性をおびて体験され、このノエシス的自己の他者性が、現実の、あるいは想像上のノエマ的他者に仮託される場合。この場合には現実的他者が患者の自己の簒奪者、あるいはその意志の操作者とみなされることがある（小出のいう「幻覚型」）。

（3）自己と他者それぞれのノエシス面とノエマ面が解離して、まとまったノエマ・ノエシス複合を形成せず、それぞれのノエマ面から遊離したノエシス面が自他未分の状態で非自己化されている場合。この場合にはノエマ的自己とノエマ的他者はそれなりに日常世界内の位置を保っていて、「妄想的他者」といえるようなものは出現してこないが、それぞれノエシス面との結合が弛緩しているために離人症的な疎隔化を蒙っている（「破瓜型」および「単純型」）。

（4）自己の内面におけるノエシス面とノエマ面の解離が一見他者との関係なしに生じて、自己自身の身体的所与の違和感として意識される場合。この場合、他者は一応病的事態の局外に置かれるが、そのノエシス面は破瓜型と同様の疎隔化を蒙っている（「セネストパティー型」）。

いずれの場合にも、問題になるのは分裂病特有の「個別化原理の障害」である。この障害のことを私はかつて、「ノエシス的自発性（＝自他分離以前の純粋な自発性）がノエシス的自己へと限定されるために必要な、ノエマ的自己による触発が十分に機能していない」事態として、換言すれば自己の内的差異と同一性との間の弁証法的関係の障害として叙述しておいた。[9] 本論の文脈に置き直して言い換えれば、自己と他者の共通の根拠である場所的なあいだ（つまり本来的には空無である場所）が個々のノエマ的・現象的ないまによって十分に触発されず、そのために自己の場所におけるノエシス的なあいだ＝いまが十分にノエシス的自己として限定されないような事態といってよい。ノエシス的自己としての限定を十分に蒙らなかったあいだ＝いまは、自己帰属性を失って非自己化され、自他未分の状態で浮遊したり、一種の他者性をおびて他者の場所で経験されたり、あるいは自己違和的な身体自己としてノエマ化されたりすることになる。

分裂病性の事態においては、このようにして自己自身の存在の根拠である内的能産的差異としてのあいだ＝いまが、自己にとっての親密さを失っている。分裂病者がその病的体験の中で他者を構成する場合、この他者は根源的な親密さを欠いたこのあいだ＝いまの上に成立する以外ない。通常の他者経験において出会う主体的他者の基本的性格が「親密な未知性」であったとすれば、分裂病性事態の中で問題となる他者のそれは、いわば親密さの欠如した、無気味で異様な未知性だといってよい。

さきにも述べたように、分裂病においては、その病的体験を通じて見られた他者と、患者がそれ以外の日常性において出会う他者とが――それが同一の個別的他者として問題になる場合にすら――必ずしも合致せず、他者の妄想的ノエシス面と日常的ノエシス面との間のこのずれから、周知の「二重見当識」が発生してくる。病的体験が圧倒的な強さで日常性を押し流してしまう急性の一時期を別とすれば、ほとんどの分裂病者は、日常的他者そのもののノエシス面をパラノイア患者のような形で妄想的に読み変えるということをしない。病的な意味をおびた他者は、現実の他者と不即不離の関係で重ね合わされている。患者の熟知する人物が、その人物自体として認知されると同時に、正体不明の人物として経験されてもいる。患者はいわば互いに異質な二つのあいだ＝いまを、つまり二重のノエシス的他者との間の同時性を、いわば同時に「共に老いている」のであって、この「異質な二つの同時性の間の同時性」という奇妙な解体は、やはり分裂病性の個別化障害の反映であろう。

## 3　対人恐怖症における他者

以上のようなパラノイアや分裂病の病的体験における他者の出現様式と比較した場合、対人恐怖症（思春期妄想症）の患者にとって他者はどのような現れかたを示すのだろうか。

周知のように内沼[10]は、対人恐怖症をパラノイアの「原型」とみなした上で、パラノイアは分裂病および躁鬱病という二大精神病の「かなめの位置」にあり、その両方の特徴を兼ね備えているという独自の学説を展開しているし、村上靖彦らの名大グループは、彼らのいう思春期妄想症と分裂病が《ともに「分裂病圏」に属する精神疾患であるとはいえ、この両者は互いに異なった疾病構造をなしている》[11]と考える一方で、思春期妄想症における妄想確信の持ち方には分裂病よりもむしろパラノイアとの共通点が見られるとしている[12]。パラノイア、分裂病、対人恐怖症（ないし思春期妄想症）といった疾病概念がこの両者の間、および彼らと私との間で微妙に違っている点は措くとして、対人恐怖症がパラノイアと分裂病という代表的な狂気を考えていく上で無視できない病態であることは、このことからも明らかである。特に、対人恐怖症がほかならぬ他者との出会いそのものに関わる病態である以上、精神病理学的他者論もこれを避けて通ることはできないだろう。

対人恐怖症が、自己の相貌的な「欠陥」を他人の前に曝すことを恐れて人前に出たがらないという症状であるからには、患者を観察し評価する現実的他者の直接の現前が症状成立の必須の条件となることはいうまでもない。パラノイアの場合には、妄想的意味をおびた他者は患者の前から姿を消しているときにも常に不変の妄想的ノエシス面を与えられているし、分裂病の病的体験を構成する他者は、むしろ具体的人物としてノエマ的に出現しない点にこそ特徴がある。これに対して、対人恐怖症患者が姿の見えない他者に向かって症状を発現させるというようなことは、稀な例外でしかないだろう。

このことからわかるように、対人恐怖症状においては、他者のノエシス面（他者の内面）それ自体が、パラノイアの場合のように、アプリオリな完了態的確定性において妄想的に改変されているわけでもなく、一方分裂病の場合のように、他者化された自己自身のノエシス面と「二重写し」にされることによって「ゴースト」のようなずれを生じているわけでもない。当の他者が自分を軽蔑したり忌避したりしているというその「妄想的」なノエシス面は、他者の実際の姿が現実にノエマ的に与えられることによってはじめて、そのつど新たに自己を不安に陥れることになる。その「妄想」的な思い込みの当否はともかくとして、形式的には他者との出会い方は全く正常なのであって、この点に病的な歪みを見出すことはできない。（だからこそ対人恐怖症は、それがしばしば社会的行動の甚大な制約を伴うにもかかわらず「精神病」に含められないのだろうし、「対人恐怖傾向」をもつ多くの健康者と最重症の患者との間に切れ目のない移行を考えることができるのだろう。）

この点と関係があると思われるのは、対人恐怖の対象とされる他者が、多くの場合、「気のおけない」身内の人でも「見ず識らず」のあかの他人でもなく、その中間の——いわば「顔なじみ」程度の知己関係にある——一定範囲の他者に限定されているという周知の事実である。

家族どうしのように身近な間柄では、他者のノエシス的内面は表情や言語などのノエマ的能記を媒介とする必要なしに、もっぱら「以心伝心」的な直接の触れ合いによって伝達される。そこに当然伴うノエマ的・能記的な表出は、むしろすでに伝達ずみのノエシス的所記面の追認として受け取られることが多い。したがってここでは、他者のノエマ面もノエシス面も、ことさらに外来のものとして意識されにくい。一方、公共の場における不特定多数の人たちのあいだでは、自己と他者の間の伝達はおおむね能記《ノエマ》的媒体のみによって、それも自己の個人的ノエシス面をまきこまない慣習的な指標的能記のみによっていとなまれ、その所記面はいわば能記面の自明な（慣習化された）付属物のように受け取られて、やはりことさら意識されることは少ない。一方では能記面《ノエマ》が所記面《ノエシス》に、他方では所記面が能記面にほぼ完全に吸収されていて、ノエマ的他者とノエシス的他者との二重構造が、あるいは他者の内的差異としてのあいだ＝いまが、自己のそれとの間に不協和を生じて、緊張と不安を生み出すような事態にはなりにくい。

これに対して、両者の中間領域にある中途半端な近さの対人関係においては、自己も他者もつねにノエマ面とノエシス面との二重構造において相手を確認しあわなくてはならない。私は自分のノエシス的内面をそのつど言語的・非言語的手段でノエマ的外面に表出することによってしか相手に意思を確認させることができないし、私は相手のそのつどのノエマ的表現の背後に、私に対して向けられているノエシス的な意味を読み取っている。これはツット[13]が「感性的・相貌的な体験領域」と名づけた局面での対人関係にほかならない。

対人恐怖症において特に問題となるのは、患者を評価する他者のノエシス面である。患者を評価するためには、他者は患者を観察しうる位置にいなくてはならない。患者から見れば、自分の目の前に（あるいは症状の種類によっては側方ないし後方に）現前している他者だけが不安の対象となる。患者に対する（ネガティヴな）評価は、ときとしてその他者の顔付きや仕草、あるいは聞えよがしの言葉によってノエマ的に表出される（と思い込まれる）ことはあるが、それ以外では他者のノエマ面は特に大きな意味をもたない。ことに、他者の個別的同一性は（パラノイアの場合とは違って）全く問題にならないといってよい。つまり、「中間領域」という特定の範囲内にある他者であれば、それがだれであろうと同じことなのであって、その意味ではつねに交換可能なのである。

自己に関していえば、他者から観察されるのはもちろんそのノエマ面（赤面、顔のこわばり、嫌な眼つきなど）であるが、評価の対象となるのは、そのようなノエマ面に表出されるノエシス面（けしからぬ考え、良くない性格など）である。このノエシス面は患者自身が本来そうありたいと思っているのとは正反対のノエシス的自己である。患者自身が「あるべからざるノエシス的自己」として自己自身から追放したがっているノエシス面が、不本意なノエマ面を通じて他者の評価にさらさわることになる。あるいはこれを、患者自身がそうありたいと願っている理想的なノエシス的自己と、他者の観察にさらされている（病的に意味づけられた）ノエマ的自己との解離だと言ってもよいだろう。いずれにしても問題はこの自己の側の解離にある。自己が自己自身に対して異形のものとして現れているのであって、他者は単にこの異形性を確認する第三者的証人であるにすぎない。

自己自身に対する異形性という点で、対人恐怖症は分裂病性のセネストパティー（体感異常）と構造的近縁性を示す。事実、比較的重症の対人恐怖症は多かれ少なかれセネストパティー的な体感異常を伴っている。両者の相違はただ、セネストパティーの患者が自己の内部のノエシス面と身体的ノエマ面との解離に自分自身で直面しているのに対して、対人恐怖症の患者はそこへ他者を目撃者証人として係わり合わせる点にあるだけだろう。だからこの他者は、本来なら目撃者の資格さえ備えていればだれであってもよいはずである。ところが、さきにも述べたようにこの「だれでも構わない」他者の範囲には一定の範囲がある。つまりそれは、内沼が強調しているように患者が羞恥を感じなくてはならない他者に限られる。そこで問題は、ノエシス・ノエマの解離と羞恥とはどう関係しているのか、という点にかかってくる。

内沼は、対人恐怖症の発生しやすい対人状況の基本的な特徴として、「間《ま》」のわるさ、「間《ま》」の意識の尖鋭化という点をあげている(『羞恥の構造』四九頁以下)。《「赤面恐怖」段階の症状は赤面やそのほかの対人緊張となって現れるけれども、患者によく聞いてみると、それ以外にも対話の「間」、挨拶の「間」、そのほかさまざまな対人関係の「間」にどうしたらいいかわからずに困惑しているのを容易に知ることができる》(五一頁)。「間」が中間状況で意識されやすいのは、《自他合体的志向と自他分離的志向の相矛盾した二方向の態度が同時にはたらき、両方向へと引き裂かれ、両者のあいだを振りまわされて困惑することになるからである》(五二頁)。内沼はさらに、シェーラーの羞恥論を引用して[14]、対人関係において互いに相手を一般者として見ようとする意図と個人として見ようとする意図とのくい違いから羞恥が発生するというシェーラーの説に注目している。

「間《ま》のわるさ」を対人恐怖の基礎的事態として取り出した内沼の洞察は極めて卓抜なものと言わねばならないし、この事態を「自他合体的志向」と「自他分離的志向」との解離と考えるのも正しい。ただ私は、内沼が前者を直ちに「同調性」すなわち「循環気質」に、後者を「非同調性」すなわち「分裂気質」に結びつけ、この「二大気質の共存」ということから、対人恐怖は躁鬱病と分裂病の「二つの顔をもっている」という結論を引き出しているのには、もちろん賛成できない。

この「間《ま》のわるさ」ということをわれわれの文脈で考えてみると、それは自己の場所におけるノエシス面とノエマ面との解離が自他の関係の場面で意識されたものだと言ってよいだろう。自他未分の根源的なノエシス的自発性（これは内沼が和辻哲郎を引用して「無」あるいは「空」と呼んでいるもの〔二八四・一九一頁〕のことである）が自己の身体的所与に触発されて自分の場所に能産的・内的差異としての（つまりあいだ＝いまとしての）ノエシス的自己を成立させる。このノエシス的自己はもちろん根源的自発性と別のものではありえない。根源的自発性自身がそのまま能産的・内的差異として、それ自身をノエシス的自己として生み出し、同時に触発者の側にノエマ的自己を生み出すのである。対人関係の場においては、この同じ根源的自発性が客体他者によって触発されるから、ノエシス的他者という形での能産的差異として働くことになる。だからノエシス的他者は、他者のノエシス面であると同時に自己と他者のあいだ（あるいは間《ま》）でもある。それは自己と他者の共通の場所としてのあいだ＝いまのことなのである。

したがって、「間がわるい」ということは、根源的には自己が自他共通の場としてのあいだ＝いまに親しめない、安住できないということであり、それはさらに、内的・能産的差異としてのノエシス的自己が自然な成立を妨げられているということでもある。さきにノエシス面とノエマ面の解離と言ったのは、これを比喩的に表現したものにすぎないし、また患者は実際に自己のノエマ面をノエシス的自己にとってふさわしくないと体験している。ノエシス的自己の成立が不自然である場合には、そこから生み出されるノエマ的自己も当然親しめないものとなるだろう。ノエマ的自己がもともと感覚的所与としての自己身体に仮託して構成されるものである以上、対人恐怖症において自己の身体的・相貌的欠陥が訴えられるのは必然的なことである。

このように見ると、《感知される他人の志向が個体化的意図と一般化的意図とのあいだで動揺》し、《自分の志向と〔自分によって〕体験された相手の志向とがこの相違に関して同一方向ではなく反対方向をとる場合》に「自己へのかえりみ」(Rückwendung auf ein Selbst) が生じて羞恥が始まるとするシェーラーの見解(三一〜三二頁)も理解しやすいものとなる。「個体化的意図」とはいうまでもなく相手を主体としての個人と見る意図であり、この場合には相手との共通のあいだの場所でノエシス的あいだ=いまの同時性が生きられることになる。一方、「一般化的意図」では相手は単にノエマ的客体として(没個人的・一般慣習的なノエシス面を伴って)とらえられるにすぎない。親しい身内どうしのあいだでは「個体化的意図」が交されるから裸でいるのを見られても羞恥は生じないし、医者と患者、画家とモデルなどの関係では「一般化的意図」のみがはたらくので、やはり裸を見られても羞恥は生じない。ところがモデルが画家から個人的な眼を向けられたときとか、前述の「中間領域」の中途半端な知人の場合などには、この両意図の間は混線を来しやすく、そのようなときに羞恥が生じることになるだろう。

さて、対人恐怖症の患者においては、そういった状況の側の条件以前に、すでに患者自身の場所においてノエマ面とノエシス面の解離が生じ、両者が互いにくい違っているのであるから、患者は現実の対人関係以前においてすでにつねに「羞恥準備状態」にあるということができるだろう。健康者でも羞恥を感じやすい状況に患者が直面したとき、そこから容易に症状が発現してくるであろうことは理解しやすいことである。

このように考えると、対人恐怖症はノエシス的自己の自然な成立が妨げられているという形での一種の個別化の病態なのであって、やはり分裂病に最も近いと考えざるをえないだろう。分裂病者もしばしば他者とのあいだの「間《ま》」のとりかたに苦しむ。これに対して、パラノイア患者や躁鬱病患者が「間《ま》」を問題にすることはまずないと言ってよい。

内沼は、対人恐怖症と敏感関係妄想との構造的類似性から、対人恐怖症をパラノイアとみなす立場に立っている。私の考えでは、対人恐怖症と敏感関係妄想の間には見逃せない差異があると思われるが、ここではその問題に立ち入る余裕がない。いずれにしても、私にとってパラノイアのプロトタイプは、内沼の依拠している敏感関係妄想やガウプの症例ヴァーグナーのような闘争的迫害妄想患者であるよりも、むしろ恋愛妄想や嫉妬妄想などの「熱情妄想患者」である。ドイツ学派のいう「パラノイア」はすくなくとも二種類の異なった病態を含む不純な概念なのであって、その現象学的な純化は今後のわれわれの課題であろう。本論の帰結として言えることはただ、対人恐怖症と熱情パラノイアとのあいだには、現象学的にはなんの関係もないということだけである。

## 註

(1) Husserl, E.: Cartesianische Meditationen. Husserliana I, Nijhoff, Haag (1963)〔船橋弘訳『デカルト的省察』世界の名著51、中央公論社、一九七〇年、とくにその第五省察〕。

(2) Theunissen, M.: Der Andere. 2. Aufl., Gruyter, Berlin/New York (1981).

(3) Sartre, J.-P.: L'être et le nêant. Gallimard, Paris (1943)〔松浪信三郎訳『存在と無II』人文書院、一九五八年〕。文中の頁数はこの邦訳第三分冊の頁数であるが、訳語は一部変更した。

(4) この点に関しては、木村敏「自己と他者」岩波講座『精神の科学1――精神の科学とは』岩波書店、一九八三年、二〇五―二一〇頁を参照〔本書三章に収録〕。

(5) Schütz, A.: Der sinnhafte Aufbau der sozialen Welt. Suhrkamp Taschenbuch Wissenschaft. Frankfurt a. M. (1974)〔佐藤嘉一訳『社会的世界の意味構成』木鐸社、一九八二年。文中の頁数は邦訳の頁数であるが、大幅に改訳した〕。

(6) 村上仁・笠原嘉・前田正典・西山昭夫「精神分裂病における単数妄想について」土居健郎編『分裂病の精神病理1』東京大学出版会、一九七二年。

(7) 木村敏「いわゆる〈鬱病性自閉〉をめぐって」笠原嘉編『躁うつ病の精神病理1』弘文堂、一九七六年〔木村敏『自己・あいだ・時間』弘文堂、一九八一年、ちくま学芸文庫、二〇〇六年に収録〕、『木村敏著作集3』弘文堂、二〇〇一年。

（8）小出浩之「分裂病からみた思春期」中井久夫・山中康裕編『思春期の精神病理と治療』岩崎学術出版社、一九七八年。
（9）木村敏「時間と自己・差異と同一性——分裂病論の基礎づけのために」中井久夫編『分裂病の精神病理8』東京大学出版会、一九七九年（木村敏『自己・あいだ・時間』、弘文堂、一九八一年、ちくま学芸文庫、二〇〇六年に収録）、『木村敏著作集2』弘文堂、二〇〇一年。
（10）内沼幸雄『対人恐怖の人間学』弘文堂、一九七七年および『羞恥の構造』紀伊國屋書店、一九八三年。
（11）村上靖彦「自己と他者の病理学——思春期妄想症と分裂病」湯浅修一編『分裂病の精神病理7』東京大学出版会、一九七八年。
（12）村上靖彦「思春期妄想症と分裂病——妄想確信のあり方をめぐって」臨床精神病理2、三七—四六頁、一九八一年。
（13）Zutt, J.: Der ästhetische Erlebnisbereich und seine krankhaften Abwandlungen. Nervenarzt 23; 163 (1952). In: Auf dem Wege zu einer anthropologischen Psychiatrie. Springer, Berlin/Göttingen/Heidelberg (1963).
（14）Scheler, M.: Über Scham und Schamgefühl. Schriften aus dem Nachlaß, Bd. 1 (1933)〔浜田義文訳「羞恥と羞恥心」『シェーラー著作集15』白水社、一九七八年〕。
村上靖彦編『分裂病の精神病理12』二一三—二三七頁、東京大学出版会、一九八三年。

# 三章　自己と他者

「精神医学とは、二人以上の人間を包含し人と人との間において進行する過程を研究する学問である。精神医学の対象範囲は対人関係の世界である」

（H・S・サリヴァン[1]）

## 一　はじめに

精神医学と、他の多くの医学分野との本質的な差異の一つとして、精神医学における「疾患」あるいは病的事態は、患者個人の内部に生じた病変のみを見ようとする立場からでは十分に把握しつくせない、という点をあげることができるだろう。

まず第一に、精神症状とみなされる現象はすべて、身近な他人の存在を前提としてはじめて病的あるいは異常という意味をおびてくる。幻覚・妄想症状や興奮・錯乱・昏迷などの症状が、対人関係の規範一般から切り離してもはたして心的異常として成立しうるかどうかを考えてみるだけでよいだろう。躁・鬱の気分障害でも、それが精神症状として問題になるのは、社会的あるいは対人的な関係構造のうちにおいてのみである。一見もっとも対人関係から遠いように思われる痴呆症状でも、これを対人関係の枠組の内部における社会的認知や社会的行動の障害としてとらえることによって、はじめて精神医学的症状としての意味が生じてくる。

しかし、精神医学が対人関係的な視点を要求されるのは、こういった個別症状の社会的意味という次元においてのみではない。なによりもまず、それらの症状を発生させている原因的障害（trouble générateur）そのものの成立が、対人関係を抜きにしては考えられないだろう。現実に体験されている複雑で困難な対人関係が、種々の精神医学的症状の状況因になりうることはいうまでもないし、多くの精神疾患の――すくなくとも部分的な――原因として、幼児期以来の家族内対人関係が重要な役割を果している事実を疑うことは、今日ではほとんど不可能だろう。われわれの眼から見ると、フロイトが精神医学に対して果した最大の貢献は、無意識というものを幼児期の対人関係から後の時代の対人関係への伝達路として取り出したことにある。フロイト的無意識とは、自己と他者の関係の場以外のなにものでもない。ラカンの、「無意識は他者の言表である」とか「無意識は言語のように構造化されている」とかの命題は、このことを明確に言い表している。

原発的に患者個人の身体内部に病変が発生して、そのために二次的に意識や行動に異常が出現するような、器質性あるいは症候性の精神病は一応別として（もっとも、この場合にも「原発的」とみなされる身体病変について、個人の偶然的個別存在を超えた或る種の超経験的・超個人的布置を考えることは可能だし、例えばソンディのいう「運命選択」の理論はそれをめざしている）、従来から「内因性」および「心因性」という（それ自体あまり適当とはいえない）用語で規定されてきた精神病や神経症については、これを患者自身の内部における個人的病変として考えているかぎり、問題の本質には遂に到達することができないだろう。

問題の本質は、患者個人およびその対人的存在様態を一つの部分現象として――ただし精神疾患という事態の出現によって局地的に極度に前景化した一つの部分現象として――含むような、それ自体としては個々の個人の次元を超えた、いわば超越論的な次元におけるる自己と他者とのあいだの領域、あるいは間主観性の領域にある。*

＊ 後の記号論的な考察を先取りしていうならば、これは患者個人を能記面に、超越論的間主観性の領域を所記面に持つような、一種の記号構造として考えることもできる。患者は、超越論的なあいだの出来事を経験的な精神症状として語り出しているのである。

精神医学が対人関係の学であるという主張から出てくるいまひとつの、実践的にもっとも重要な帰結は、精神医学的治療が徹底的に対人関係の場においていとなまれるということである。精神医学的治療の窮極的な目標は、患者個人における病変や症状の除去にではなく、患者と彼を取り巻く他者たちとの関係の正常化に向けられる。

もちろん、このような考えかたに立ったからといって、そこで「患者個人」が視野から消えてしまうわけではない。経験的事実として、患者個人に心理学的・生物学的な変化が生じていることを無視することはできないだろう。しかし、これらの個人的病変が、その背後にひろがる超越論的次元における関係の障害の指標にすぎない以上、この指標そのものに対する治療的処置は、精神疾患の本質に対してはたかだか間接的な影響しか及ぼしえないものであることを知っておかなくてはならない。

われわれが精神疾患の超越論的次元における基礎的事態として仮定している自他の関係の障害は、けっしてそれ自体としては経験的次元において知覚されうるものではない。それがわれわれにとって経験可能なものになりうるためには、それは必ず経験的次元におけるなんらかの指標を必要とする。この指標としては、例えば患者における具体的な対人関係の乱れとか、妄想や幻覚の形での心理的症状とか、対人葛藤が心身症的に身体化した器官症状とかのさまざまのものが考えられる。これらの症状は基礎的な関係障害から生み出されたものではあるけれども、多くの場合、さらにこの関係障害を深刻なものにする悪循環を作り出す。個別症状に対する経験的次元での治療が、ときとして無自覚のうちに基礎的障害に対しても間接的に有効でありうるのはそのためであって、向精神薬による薬物療法や、病像のみに着目する公式的精神療法でも、ときには十分な治療効果を示すことができるのは、ひとえにこの間接的作用によるものと考えられる。

しかし、これらの経験的次元での間接的な治療の範囲内にも、先験的あるいは超越論的次元に向かっての直接的作用を示す要因がひとつ含まれていることを見落してはならない。それは、治療者と患者とのあいだに開かれる人間的な出会いの契機である。両者の関係は、単に経験的（言語的および非言語的）な伝達《コミュニケイション》の関係に尽きるものではない。またそれは、医者と患者の役割交換の関係に尽きるものでもない。治療者と患者のあいだには、そのつど一回的な歴史的生起としての自他の出会いが生じている。この出会いは、ときにはただ一度だけで患者の存在を深く動かし、彼の精神疾患の基礎障害に根本的な変更をもたらすこともありうるだろうけれども、たいていは両者の長い交わりを通じて徐々にその作用を実現させるものである。

薬物療法、精神療法、絵画療法その他いかなる治療手段が選ばれようとも、結局のところ患者の精神疾患に、その基礎的事態である超越論的自他関係の障害にまでさかのぼって直接に有効な影響を及ぼしうるような精神科治療は、治療者と患者のあいだの、たいていは長期間の人間的な交わり以外にはありえない。

これらのさまざまな局面において、精神医学のもっとも根本的な問題領域を形成している対人関係、ことに超越論的次元における自己と他者との関係とは、どのような構造をもっているのであろうか。

## 二　自己の特権性

経験的次元においてであれ、超越論的次元においてであれ、自他の関係あるいは自他のあいだが問題となりうるためには、他者がなんらかの形で——自己ならざるものとして——出現してこなくてはならない。他者が自己ならざるものとして出現してこないかぎり、自己はそれ自身を「自己」として限定することができない。しかし一方、この他者も、自己が自己として限定されないかぎり、自己にとって「他なるもの」として限定されることはありえない。自己が自己として限定されるのと、他者が他者として限定されるのとは、同じ一つの限定作用の両面に同時的に出現する事態である。そして、この限定が実現する以前には、自己たるべきものと他者たるべきものとが、まだ互いに分離しない融合状態にあるものと考えざるをえない。

この融合状態から、自己が自己として、他者が他者としてそれぞれ限定されることによって、はじめて自己意識なり他者意識なりの体験が生じる。しかし、最初の限定の段階を純論理的に見るかぎり、それは全く自他対称的な事態であるように思われるのに、体験的所与としての自己意識と他者意識の間には、もはやそのような対称性は認められない。むしろそこには、圧倒的に自己の側に傾いた非対称的な比重の配分が認められ、自己は中心的なもの、主体的なものとして体験され、他者は周辺的なもの、客体的なものとして体験される。

この事実を、安永浩[2]はウォーコップ[3]を援用して次のように説明する。体験の直接所与としての「自・他」、「質・量」、「全体・部分」、「統一・差別」などのカテゴリー対《つい》においては、それぞれ前の項（自、質、全体、統一）をA、後の項（他、量、部分、差別）をBとすれば、《体験にAという面の存在すること、それを理解しうることの根拠は、もはや他に求めることはできない……（この意味で公理的・明証的である）》。そして《Bは「Aでない方の面」といえば……必ず体験に現れてくる[4]》し、《その逆は成立しない。すなわちBを公理として出発することはできないし、また「Bでない方」といったのでは、Aの本質を理解するわけにはいかない[5]》。

たとえば自・他の関係についてみると、《「他」とは「自」でない、という以外の何ものでもなく、この順序によってわれわれは「自」「他」を共に了解できる。ところがこの順序を逆にすると不都合が起る。……「自」とはわれわれの体験にとって単に「他でない、という以上の何ものか」を意味しているのである[6]》。

この安永の叙述は、われわれの体験構造における自己意識と他者意識との関係を明瞭に言い表している。われわれの体験に即して考えるかぎり、自と他の関係を「自我と非・自我」の関係といいかえることはできても、「非・他と他」の関係といいかえることには大きな抵抗感が伴うだろう。

この「自己意識の特権性」とでもいえる非対称性についてもうすこし考えてみよう。話を簡単にするために、自と他のカテゴリー対を、ここ とそこという二つの空間的規定のカテゴリー対に置きかえてもよいだろう。自己というものは通常自分の身体についてまわると考えてよいけれども、自分の身体がいま占めている場所のことを、われわれはそのつど「ここ」と呼んでいるのだし、これに対して他者の身体、あるいは自己にとって他であるような物がいま占めている場所のことを「そこ」と呼んでいるのだからである。

こことそこについても、安永の叙述はそのままあてはまる。そこは「ここではない」という形で体験されうるのに対して、ここを「そこではない」ような場所として体験することは困難である(ここでは便宜上、あそこやかなたなどの遠距離の規定もそこに含めておく)。

ここから出発してそこを規定することはできても、そこから出発してここを規定することはできない、という非対称性については、一つの円を思い浮かべて、ここをその円の中心に置き、そこを中心以外の箇所に置いてみるとすぐ理解できる。円の中心は、それのまわりに円が形成されるところの、つまりそれがなければ円が円として可能にはならないところの、しかも一つの円についてはたった一つしかありえないところの、きわめて特権的な源泉点である。これに対して中心以外の点はすべて、それが「中心でない」ということに関しては平等であり、非特権的であり、その意味では交換可能である。つまり、円の中心として表象されたここの特権性は、もっぱらその源泉点としての唯一性・交換不能性にある。この唯一性・交換不能性はここのポジティヴな本質規定として絶対に欠かすことのできないものであって（これが欠けると、ここは多くのそこの一つになってしまう）、もしここを「そこでない」という仕方で規定しようとすると、このポジティヴな本質規定が欠落してしまう。これに対して、そこはむしろこのポジティヴな規定を欠いていることをもってその本質としているのだから、「ここでない」という形で十全に規定されうるのである。

自己と他者についても、これと全く同じことがいえるのではないだろうか。体験構造において自己が他者に対して絶対的な優先性を有しているのは、自己がそのつどここととして、源泉点として、自己以外のすべてと交換不可能な唯一性を保有しているからではないのだろうか。

安永は、《われわれは生きている限り、「自己」というものがどんなことを意味するかを必ずしも常に「意識的に」ではないが、体験的に知っている、ということができる。（つまり「自」とは直接わかると感じられるし、またそうしてわかる以外にはない。）》(7)（傍点引用者）と書いているが、実はこの一見冗語的に思える「われわれは生きている限り」という限定が、この場合大きな意味を持ってくるように思われる。つまりこの限定は、「死者にとっては自己などということは無意味である」というような、あるいは「死者は体験できないから自己を知ることもできない」というような含意のもとに語られているのではなくて、自己の体験と――あるいはその他者体験に対する優先性と――「われわれが生きている」こととのあいだに、もっとポジティヴな一つの関係があるという意味がこめられているのではないのか。言い換えれば、われわれにとって「自」が直接にわかるものであるのは、われわれが生物学的な意味での生死の区別とは違った意味で、われわれ自身の生を生きていることと切り離せないことではないのだろうか。

われわれが自分の生を生きるということにとって、生物学的な意味での生命は当然必要条件ではあろうけれども、けっして十分条件ではない。出生直後の幼児や痴呆患者などでは、生物学的生命が「自己の生を生きる」ということを可能ならしめているとはいえないかもしれないからである。私が自分自身の生を自覚的に生きている場合にかぎって、私は円の中心としてのここの場所に立つことができる。

私がみずから生きることのできる生は、私自身の生だけである。私の意識、私の体験の中に現れ出るすべてのものは、それが私の意識や体験に現れ出ているという意味において、私自身の生によって与えられたものである。生は、私の世界に含まれるすべてのものを私に現出させている唯一の源泉である。そして、私が私自身の生を直接に生きている場所、つまり私の身体のありかをここというのである以上、ここは他の多くのそこに対して絶対的な差異をもっていることになる。ここの——そして自己の——この「生命的源泉性」こそ、さきに述べた「ポジティヴな本質規定」の実態にほかならない。

## 三　自己性の根拠としての内的差異

しかしながら、私が私の生を直接に生きているということは、私が自己であるということと同じことではない。それは、自己が自己以外のすべてのものに対して、意識構造の中で中心的な特権性をおびることの理由ではあっても、それによって自己が自己として成立する事情の全部を説明することはできない。自己は他者に対して自己であるだけではない。自己が自己であるといいうるためには、自己はなによりもまず自己自身に対して自己でなくてはならない。

自己が自己以外の他者のすべてに対して特権的な優先性をもった存在としての自己であるということを、われわれはここのそこに対する特権性という、いわば空間的な規定を用いて説明した。しかし自己は、ここという空間的な規定だけではなく、いまという時間的な規定をもおびている。「ここにいま」(hic et nunc) ということが昔から自己の個別性の標識とみなされてきたのである。

ここが、そこと対置されることによって、他者に対する自己の自己性の標識となりうるとするならば、いまは、いままでおよびいまからの諸時点との関係において、自己の自己自身との関係における自己性の標識となりうる。自己が自己であるためには、自己はいまの瞬間においてのみ自己であるというわけにはいかない。いまの自己が、いままでの自己と同じ自己であり、いまからもその同じ自己であり続けるだろうという自己の同一性が、自己のいまひとつの本質的な規定となる。

いまの現前（présence＝現在性）が、非・いまの再現前（représentation＝表象）に対して保有している形而上学的特権性に対して、鋭い疑義を提出しているのは、ジャック・デリダ[8]である。彼は、「源泉点」としてのいまの純粋無垢な自己同一性を出発点にとるフッサール現象学を批判してこういう。《知覚された現在の現在性がそのようなものとして現れうるのは、それが或る非‐現在性および非‐知覚、つまり第一次記憶および第一次予期（過去把持および未来把持）と連続的に妥協する〔compose continûment avec une non-présence et une non-perception（＝或る非‐現在および非‐知覚とともに連続的に構成する）〕かぎりにおいてにほかならない[9]》。そして、《今と非‐今との、知覚と非‐知覚との、こうした連続性をひとたび認めるならば、ひとは Augenblick〔瞬間〕の自己同一性のなかに他のものを迎え入れることになる。すなわち、瞬間のまばたきのなかに非‐現前と非明証とを受け入れることになるわけである。まばたきには或る持続があって、その持続が眼を閉じさせるわけである。このような他性こそは、現前において生じうるであろうあらゆる分裂に先立って、現前の、現前作用の、したがってVorstellung〔表象〕一般の、条件でさえある[10]》。《こうしてわれわれは――フッサールの明白な意図に反して――Vorstellung〔表象〕そのものを――そしてそのものとしてのかぎりで――反復の可能性に依存させ、そして最も端的なVorstellung〔表象〕、つまり現前〔présentation〕(Gegenwärtigung〔現在化〕)を再-現前〔re-présentation〕(Vergegenwärtigung〔再現前〕)の可能性に依存させるにいたる。われわれは「現在の現前」を反復から派生させるのであって、その逆ではない[11]》。

こうして、自己の根源的形式であるいまの中に「超《ユルトラ》-超越論的概念[12]」としての「痕跡」とその「反復」が導き入れられ、自己は「自己」と「非自己」との差異であり遅延であるところの「差延」(différance)によって、根源的に構成されることになる[13]。《純粋な孤独という概念――および現象学的な意味におけるモナドの概念――は、それ自身の根源によって、それの「自己への現前」の条件そのものによって、すなわち、自己触発〔auto-affection〕における差延から出発して考え直された「時間」、im selben Augenblick〔同じ瞬間に〕という「同じもの」における、同一性と非-同一性との同一性から出発して考え直された「時間」によって、打撃を受けないであろうか[14]》。

自己は、自己自身に対して自己でありうるためには、つまり自己と同一の自己でありうるためには、ある種の「自己ならざるもの」に、つまりいまの瞬間の中にこっそりとしのびこんだ非・いまの痕跡に頼らねばならぬ。自己の自己性は、このある種の非自己とのあいだの差異を条件としてのみ成立しうる。自己の自己性ということを、なんらの差異をも含まぬような完全な同一性と解するかぎり、われわれは自己を一個の物として、つまりサルトルが「即自」の概念でとらえたような意識なき諸事物の一つとして考えることになる。自己とは、サルトルにならっていえば、「それがあるものであらず、それがあらぬものである」ところの、つまり「自己自身との一致ではない」ところの「対自」なのである。

自己がその自己性の中へ非・いまの痕跡としての非自己を迎え入れ、非自己との差異・差延によって構成されるものとなるかぎり、自己は「対自」としての自己意識でありうる。ところでこの「対自」(pour-soi, für sich)の「対」(pour, für)は「代理」あるいは「表現」の意味をも含んでいる。「自己に対して」ということは、同時に「自己の代りに」でもあるし「自己を表すための」でもある。つまり、対自としての自己意識は、自己を自己自身に対して代表するための記号とみなすことができる。*

* ここで問題にするのは、「自己」という語あるいは概念が能記と所記を備えた記号だという点ではない。つまり言語の枠組における「自己」が問題になるのではない。私が自分自身のことを「自己」という語で言うのに先立って、その所記として表象されるような「自己」の意味、それがそれ自身、私の自己意識として、私自身に対して一種の記号のような構造をもっているということなのである。

自己意識を一種の記号とみるということは、そこに言語的記号と同じように能記《シニフィアン》の面と所記《シニフィエ》の面を区別することができるということである。私が私自身を意識して、そこになんらかの自己の表象《イメージ》をもつとき、私はそれによって、自己という以外の概念ではとらえがたいなにかしら無定形のひろがり、もしくは意味方向のようなものを、私自身に対して要約的に表明しているのだから、この自己の表象を自己意識という記号の能記面にあるものと考えてよいだろう。自己についての「いまここに」という規定、自己の唯一・交換不能性、自己の同一性などの規定、つまり、自己以外の一切のものから区別されている限りでの自己についての諸規定は、すべてこの能記面について言われるものである。これは、私が従来から「ノエマ的自己」と呼んできたものにほぼ相当する。

　これに対して、自己意識という記号構造の所記面、あるいはその意味内容にあたるものはなにかというと、それは最終的に自己といわれることになるような「なにか」を根源的に構成している事態である。それは、自己意識の能記面を通じて表象されることによってはじめて「自己」としてのまとまりを与えられ、それによってはじめて自己意識の所記面を占めることになるけれども、それ自体の源泉は、自己意識の成立とは無関係に、つねに意識にとって直接に現前している。ベルグソンのいう「純粋持続」や「エラン・ヴィタール」が、あるいは私が以前「個別化以前・自己以前の根源的で無限定な自発性[15]」と述べたものが自己意識にとりこまれることによってその所記面として限定されるのだ、と考えるべきだろう。《本来無限定なノエシス的自発性は、有限なノエマ的自己を……みずからの相関者として析出することによって、またこの析出によってのみ、ノエシス的自己として自己自身を限定する》[16]——この「ノエシス的自己」に至る自己限定のプロセスが、ここでいう自己意識の所記面に相当すると考えてよい。

自己意識の所記面は、元来無限定の純粋持続のようなものが、そのつどの自己現前の「いま」に限定されることにおいて成立するものであるから、本質的に時間性の性格を帯びている。つまり自己意識の所記面において、デリダのいう現在の現前におけるいまと非・いまの痕跡とのあいだの差延《ずれ》が発生し、自己の内的差異としての時間が成立する。[17]内的差異を所記的な意味として宿すことによって、自己ははじめて歴史的な存在となる。各々のいまが無限定の純粋持続から限定され、そのつどのいまと非・いまとのあいだに内的差異が成立し、すべてのいまがいままでおよびいまからという両方の次元への内的な開けとしての歴史的瞬間になることによってのみ、自己はその自己意識においてみずからの歴史の全体を生きることができる。

自己意識の所記面が自己の時間性の契機であるとするならば、その能記面に考えられる自己表象は、時間性にとっては外部的な、自己の空間性の契機とみることができる。それは、前に述べた円の中心としてのここの特権的な唯一性に対応するものであるし、また、自己の能記的表象が身体存在から切り離しては成立しがたいこととも深く関わっている。*

* 能記的自己表象は、通常はつねに身体に伴うものであるけれども、或る種の精神症状においてはしばしば両者間の乖離がみられる。例えば或る若い女性患者は、某市の都市部に住んでいながら、本当の自分はそこから一〇〇キロ以上も離れた山奥の炭焼小屋の中で食べるものもなく寒さに震えていて、放っておくと死んでしまうから、すぐに助けに行かなくてはならないと言う。彼女にとって、診察室にいる彼女自身は偽の自分なのである。また或る男性患者は、自分の影が他人の身体にはいり込むとその人はもう一人の自分になる、そうやってできた別々の自分がいまのところ十人ぐらいいて、毎年大晦日の夜に一ヵ所に集まる決りになっていると言う。

このようにして、内的差異としての所記的自己と、自己表象としての能記的自己との関係は、自己との差異《ずれ》であるところの自己と、自己との同一であるところの自己との関係、あるいは時間としての自己と空間としての自己との関係に還元することができる。

ところが、この関係の一方の項である所記面の内的差異は、さきに述べておいたように、それ自体無限定・無差異の根源的自発性が能記面の自己表象に触発されることによって所記的自己として限定され、そこに生じた自己と非自己との、あるいはいまと非・いまとの差異であった。だから、このような所記的自己と、これを限定している能記的自己とのあいだの関係は、その構造上、所記面における内的差異の両項のあいだの関係と同じだということになる。つまり、自己自身との差異としての所記的自己と、自己自身との同一としての能記的自己とのあいだの、いわば「より高次の」差異は、それ自体が所記的自己の内部構造に属している。言い換えれば、この差異構造の全体が、外から見ると差異の一方の項にすぎないようにみえる所記的自己の側のみによって受け持たれていて、能記的自己の側は、それ自身から積極的にこの差異化の動きに参加することなく、ただこの動きによって差別されることを通じてそのつど析出する静止的な項を形成するにすぎない[18]。

しかし一方、この能記的自己は所記的自己の差異化の動きから受動的に析出されるだけではなく、無限定・無差異の根源的自発性が所記的自己へと限定される際の触媒の役目を果している。記号一般について言えることだが、能記と所記のあいだには、互いに一方が他方を可能にすることによってのみそれ自身が可能にされている、という一種の弁証法的関係がある。例えばある語音は、それがなんらかの所記的な意味を表現する機能を果すのでない限り、能記とはなりえない。その限りでは能記の成立の根拠は所記にある。しかし他方では、所記としての意味は、みずからにとっては外部的な実在である能記によって表現されることによって以外、それ自身の存在を確保することができない。その限りでは所記の成立の根拠は能記にある。記号としての自己についてもこれと同じように、能記としての自己表象は、そのつど所記としての内的差異から析出することによってしか成立しえないが、この内的差異の差異化の構造は、それ自体、能記としての自己表象によってそのつど触発されるのでないかぎり開始されない。

自己とは、このようにして、そのつどそれ自身によって触発される内部的な差異化の動きの中で、非・差異としての能記的自己を産出し、この能記的自己とのあいだに差異における同一性を形成しつづけているすぐれて弁証法的な対自の構造である。だからこそ、自己は《関係の内容であると共にまた関係することと自身でもある》(ヘーゲル)[19]のだし、《関係が関係それ自身に関係するという関係》(キルケゴール)[20]でありうるのである。記号全体としての自己意識は、能記的自己表象が、みずからの触発作用によって活性化された所記的自己の内的差異によってたえず豊かな動きと奥行きを与えられるといった、いまの充実した現前において立ち現れる。

## 四　他者の記号的構造

それでは、対人関係のもう一方の担い手である他者の側はどうなっているのか。他者は自己に対していかなるものとして出現してくるのか。対人関係が自己と他者との相互限定としてのみ成立しうるものであるならば、他者は自己をどのように限定し、また自己によってどのように限定されるのか。

従来から、他者論は自己論にくらべると軽く扱われてきた傾向がある。精神病理学においても、本格的な他者論といえるものはまだ提出されていない。ビンスヴァンガーはその『心理学総論序説』[21]の第四章を他我論にあてているが、これも主として諸家による「他我認知論」の綜説であって、自己が他者の主観をいかにして認知しうるかについての諸説の紹介に終始している。哲学の分野では最近（一九六五年）トイニッセンが『他者』[22]と題する大著を公刊して注目を集めたが、これもフッサール、ハイデッガー、サルトル、ブーバー、マルセルその他の哲学から他者に関する思索を拾い集めて、対比的・体系的に綜観したものであって、力作ではあるが独自の思想といったものは見られない。

最初にも述べたように、精神医学の中心的問題である対人関係は、現実の具体的な他者とのあいだの経験的次元における関係に尽きるものではない。そのような経験的対人関係に意味と方向を与えている超越論的次元での自他の関係、すなわち現象学的な意味での間主観的なあいだの構造と、その必須の構成契機である超越論的他者性とが、われわれにとってのもっとも重要な問題となる。

さきほどわれわれは自己意識を一つの記号とみなして、その能記面と所記面との弁証法的な関係について考えた。同じ発想から、自己に意識されるかぎりでの他者も、やはり一つの記号と見ることはできないであろうか。これは自己にとっての他者の意味を問うというわれわれの問題設定にとって好都合であるだけではなく、一つの差異構造としての自己と、いま一つの（或は複数の）差異構造である他者とのあいだの（高次の）差異構造を問うという問題の立てかたにとってもふさわしいものと思われる。*

＊「記号」の概念を、われわれはソシュールの言語学に負うているが、彼によると《言語学においては、……すべての現象は関係の間の関係である。……すべては、対立として用いられた差異に過ぎず、対立が価値を生み出す。差異の中には、現象と呼ぶことが出来る差異があるのである[23]》（傍点引用者）。

他者を一つの記号として見る場合、その能記面に来るのは、自己に対してそのつど経験的に与えられているかぎりでの他者である。それは、眼の前にいる、あるいは心の中で思い浮べられたこの他者として、その他の多くの他者から区別されて特定の同一性と唯一性を備えた彼ないし彼女として、かくかくの名前をもち、かくかくの身体的特徴を備え、かくかくの個性的な行動様式を示し、自己にとってかくかくの役割的関係（父と子、夫と妻、上司と部下など）において出現してくる。この能記的他者は、能記的自己からの一定の空間的あるいは心理空間的距離において与えられる。能記的自己にここという空間的規定が対応するとするならば、能記的他者に対応する空間的規定はそこだといってよい。能記的自己と能記的他者は、互いに実際の、あるいは想像上の言語・表情・身振りなどの能記を介して言表を交換することによって、経験的次元での対人関係を結んでいる。

これに対して、記号として考えられた他者の所記面、つまり所記的他者は、自己にとっての他者性の意味内容である。そこには本来、他者自身の自己意識にとっての対自構造が、つまり他者自身にとっての自己と非自己との内的差異があるはずであるけれども、それは（われわれの）自己にとっては経験的には接近不可能である。つまり、経験的次元においては、所記的他者それ自体が何であるかは自己にとって不可知である。それにもかかわらず、われわれは現実の対人関係において、この所記的他者の存在を前提としているだけでなく、それがそのつど何であるのかを知りうるものとして振舞っている。われわれは現実に他者とのあいだに伝達行為を営みながら、他者がわれわれに向かって送る言語的・非言語的なメッセージを単にその能記面だけにおいて受け取っているのではない。能記が運んでくる所記的な意味を、われわれの側で勝手に構成したものとはみなさないで、他者がすでにその所記面において構成したものとして受け取っている。われわれが他者に向かって発信するメッセージの所記的意味も、他者の側で間違いなく所記的に受け取られるものという期待を抱いている。ということはつまり、われわれは他者の所記面を予想しているだけではなく、それがある意味では確実に可知的なものだという前提に立って振舞っているということである。

ここから、他者の内面はどのようにして経験可能となるのかという問題をめぐっての周知の多様な「他我認知学説」が展開されてくるわけであるけれども、ここではこの問題には触れないでおこう。この点に関しては、前述のビンスヴァンガー[21]とトイニッセン[22]の綜説のほかに、精神医学においては特にツットの「感性的体験領域」(ästhetischer Erlebnisbereich)に関する考察[24]を参照してもらえば十分だろうと思われるからである。

所記的他者というものについて考える手懸りとして、まず現実の対人場面において、自己と他者とがまだ相互に独立の主体として十分に分離して経験されてはいないような、いわゆる自他未分の状態のことを考えてみよう。このような自他の融合状態は、生後数カ月間の幼児と母親とのあいだには恒常的に認められるだけではなく、一般の対人関係においても、自他の親密さの程度に応じてその安定度と持続の長さはさまざまではあるが、必ず認められるものである。例えば恋人同士の愛情交換の場面、白熱した議論、音楽の合唱や合奏などを思い浮べてみるとよいだろう。そこでは自分の「内面」と相手の「内面」とのあいだに明確な境界は一切ひかれていない。相手の心の動きがそのまま自分の心の動きとして感じられるだけでなく、自分と相手との両方からなる「共同主観性」(廣松渉[25])とでもいうべきものの動きが、共通の「内面性」としてそれぞれの「外面的」行動を動かしている。より正確にいうならば、ここでは自他の区別がないだけではなくて、内面と外面、所記面と能記面の区別もいっさい経験されていない。一切が無差異的直接性において生きられている。

自己と他者とが、この直接的・無差異的な原初的共同主観性を事実的に共有するということは、分裂病者にきわめてしばしば出現する「つつぬけ体験」や「させられ体験」の現象学的な説明の根拠となる。「つつぬけ体験」（従来から「思考伝播」、「思考察知」、「思考奪取」、「思考吹入」[26]などと呼ばれていた病的体験の総称）については、長井真理のすぐれた記号論的考察がある。

長井によると、分裂病者が他人から「入れられ」たり「取られ」たりする「思考」は《言葉が言葉として成立する以前のもの、つまり記号（signe）として具現する以前の萌芽的所記（signifié naissant）ともいうべきもの[27]》であり、これはある患者がそれを「小さい音」と呼んでいることからみて《当然 signifiant 的側面をも同時に合わせもつものであるから、「萌芽的能記」（signifiant naissant）と呼んでもさしつかえない[28]》。この「萌芽的所記」はまだ内容を備えない「意味志向」あるいは「頭の中で言おうとすること」（vouloir-dire）に相当するものであって、一般にはこの《意味志向の動きが生じた段階では、まだ全くの沈黙の状態にすぎず、……他人と交流（communiquer）することはまだ不可能である。……signe へと至らない前の「萌芽的所記」は、まだ主体のもとを離れて行かず、全く他人の手の届かないものであるように思われる[29]》。しかし《われわれは、比較的親しい人と一対一で語りあっているとき、それほど多くの言葉を語らなくても互いに相手の思っていることがわかるという経験》をもっており、《沈黙の瞬間に相手のこころの内がありありと自分自身において現前するのを体験することがある[30]》。《沈黙の世界においてこそ、私から他者を隔てる壁、つまり自己と他者との区別を可能にする境界が取り払われて、両者はひとつになる。この沈黙の世界の透明さにおいては、他者は最初から、そして常に私に直接に現前している。むしろ、言葉によって、あるいは一般的にいうなら、記号化の営み（signification）によって、われわれはこの原初的な透明さの中に何か不透明な壁を持ち込み、それによって自己と自己ならざるものとの区別が生じるのである[31]》。

つまり、他者の所記的内面はたいていの場合、事実的には（en fait）、他者の身体的所与一般あるいは他者の能記的外面が作る不透明な壁によって自己にとって不可知にとどまるけれども、権利上は（en droit）、自己の所記的内面とのあいだでつねに通底可能なものとみなしうる。所記的他者は、単に構造上、所記的自己と同型である（と予想される）だけではない。「萌芽的所記」という発生機の状態がそこから成立してくる。それよりもさらに源泉的な場所としての自他未分の原初的共同主観性にまでさかのぼるならば、所記的他者と所記的自己とは端的に同じ一つの場所に立っている。

デリダによると、《表現〔expression（＝外へ押し出すこと）〕とは外化（extériorisation）である。それは、はじめある種の内部（un certain dedans）にある意味をある種の外部（un certain dehors）に刻む。……この外部とこの内部は全く独特のものである。この外部は自然でも世界でもなく、意識と対比される現実的外在性でもない。……bedeuten〔意味作用〕が目ざす外部は、イデア的対象という外部である。この外部が〔さらに〕外へ押し出される〔exprimé（＝表現される）〕とき、この外部は自己から出てもう一つの外部のなかへと移る。……したがって、意味する記号（signe voulant dire）としての表現は、意味が自己のうちで……自己から外へ出る二重の外出（une double sortie hors de soi du sens）である[32]》。長井はこれを敷衍して、《根源的沈黙のうちにとどまる限り、まだ外部と内部の区別はない。むしろ、根源的沈黙こそが、外と内との区別を可能にするのである。最初の外出はこの根源的沈黙から出ようとする動きで、この段階ではまだ根源的沈黙から完全に出てしまっておらず、あくまで根源的沈黙のうちのある種の外部にとどまっている。この動きが「(外へ) 押し出される」(ex-primé) とき、言葉が真の外部としての世界へ向けて展開されて表現が完成するのである[33]》という。

この構造は決定的に重要である。「外部と内部の区別」はそのまま他者と自己の区別と等根源的であるから、所記面における自他の区別はデリダのいう第一の外出においてすでに萌芽的に成立しているとみてよい。しかしここで成立する「ある種の外部」は、まだ「根源的沈黙」のうちにとどまっている。そしてこれがさらに「外へ押し出され」たときに、そこではじめて能記面における自他の区別が完成する。

デリダのいう「二重の外出」のうち、第一段の「外出」は、さきにわれわれが自己の所記面における自己と非自己との、いまと非・いまとの内的差異として見定めておいたものに対応し、第二段の「外出」は、所記的自己と能記的自己との差異、内的差異と自己同一所記面の内部における差異と同時に見ておいたように、この二つの差異は実は同じ一つの差異なのであって、所記的自己がこの差異構造の全部を一手に引き受けることによって、所記面の内部における差異と同時にとの、あるいは時間と空間との差異として述べておいたものに対応する。ところがすでに所記・能記間の差異をも産出しているものと考えなくてはならない。

したがってわれわれは次のように言わなくてはならないだろう。自他未分の「根源的沈黙」からの「第一の外出」としての所記面における内的差異は、それ自身、「第二の外出」における能記的自・他の区別と同じ一つの差異化の営みによって産出される。自己の同一性を根源的に可能にしている内的差異もしくは対自構造そのものが、能記としての自己と他者との関係や区別の根拠でもある。経験的次元における自己と他者のあいだは、超越論的次元における自己の「内部」における自己と非自己とのあいだと同じ一つの源泉から由来している。自己と他者とは、もともとそれ自体においてあいだそのものを意味しているが故にこそ、対人関係というあいだの構造を開くことができるのである。ひとつの「関係が関係それ自身に関係する関係」と、いまひとつの「関係が関係それ自身に関係する関係」とのあいだの関係において、ここに語り出されている多重の「関係」は、すべて同じ一つの関係が自らを展開したものにほかならないわけである。このように考えると、従来の「他我認知」をめぐる諸々の学説は、すべて自他の原理的区別という誤った前提の上に立った不毛な議論だと言わざるをえない。真の問題はむしろ、この共同主観的なあいだを共通の根源とする自己と他者が、どのようにして各自の歴史的な同一性と主体性とを形成し、互いに他なるものとして関係しあうことができるのか、という点にある。

## 五　あいだの同一性

自己がそのつどの自己意識においてその同一性と主体性とを保ちうるためには、自己はそのつど、所記的自己の差異構造を能記的自己のまとまりへと収斂させなくてはならない。所記的自己は、それ自体を能記的自己から切り離して考えてみると、全く無限定の純粋な自発性のようなものであって、それが自己と非自己との差異を産出する構造という形で記述されうるためには、それはすでに能記的自己による限定を蒙っている必要がある。所記的自己というような限定は、それがすでに能記的自己に収斂しているのでないかぎり出て来ない。

ところがこの能記的自己がそもそも自己の能記面でありうるためには、そこにはすでになんらかの形と自己と自己ならざるものとの区別がなされているのでなくてはならない。自己にとって他なるものが、なんらかの形ですでに与えられているのでなくてはならない。元来無限定の純粋な自発性が、差異化のはたらきとしての所記的自己でありうるためには、能記面における自己と非自己との区別が必要なのである。能記的自己が所記的自己の差異産出構造からはじめて析出されるものでありながら、逆にこの差異産出構造を所記的自己として限定しかえすという、この弁証法的な過程の全体がそもそも進行を開始するためには、自己が自己ならざるもの、他なるものと出会うという機縁がどうしても必要である。

この自己ならざるものは、さしあたっては必ずしも人間的他者である必要はない。一般に知覚や表象の客体として自己に意識されるものは、すべて自己にとっての他なるものとして、この弁証法的な過程を始動させる契機となりうる。自己がこの自己ならざるものと出会ったとき、両者間の（超越論的・所記的な意味での）あいだの差異構造から能記的自己が生み出されると同時に、経験的・能記的な次元での自他の関係が成立する。自他の関係の成立と能記的自己の成立とは同時的である。しかしこの段階では、まだ自己の同一性や主体性を云々することはできない。つまりこの段階では、自己と自己ならざるもの（他なるもの）が分かれたといっても、それはまだいってみれば「こちら側」と「向う側」、ここととそこが区別されただけであって、この「こちら側」が「自己」という形で同一性と主体性を獲得するには至っていないし、「向う側」もまだ「他者」としての同一性と主体性を獲得してはいない。

さきにわれわれはデリダを引用して、自己の対自的同一性は現前と非現前との、いまと非・いまとの差延によって構成されていることを見ておいた。いま、われわれが、自己の成立の根源を、自己と自己ならざるもの、「こちら側」と「向う側」のあいだに見定めたからには、自己の同一性の問題も、いまの現前におけるあいだと、非・いまの非現前におけるあいだ、つまりいまはもうない、過ぎ去ったあいだとの同一性の問題にまで還元されることになる。そしてこのあいだの同一性は、自己の同一性だけではなく、他者の同一性にとっても根源的な意味をもつことになるはずである。

　デリダは、フッサールから出発して、いまの現前が第一次記憶（過去把持）つまり直前の印象の痕跡との差延によってはじめて根源的に構成される点を強調している。しかし、自己の同一性にとって問題となる非・いまは、直前のいまだけではない。むしろ、意識の事実的な非連続性の深淵によって当面のいまから距てられた純然たる過去の記憶が、同一性を構成するもっとも重要な契機として関与しているものとみなさなくてはならない。

　昨日のことを回想するにせよ、数十年前のことを回想するにせよ、私の記憶の中でまず再現されるのは、ほとんどの場合、私の自己表象のようなものではない。また、一部の直観像素質の所有者の場合とか、例外的に鮮明な幼時の記憶とかを除いては、往時の知覚対象の像も、最初からそれほどはっきりとは回想されないのが普通である。過去の記憶としてまず最初に生きいきと再現されるのは、むしろ私がその当時、他者や周囲の事物などに対して抱いていた雰囲気的な印象あるいは情感のようなもの、その時の周囲の状況の私にとっての意味、明確な輪郭をもたない全体的な意識状態といった質的な特性であることの方がはるかに多い。こういった雰囲気的な記憶がまず舞台をしつらえて、それからおもむろにいろいろな人物や事物がさまざまな鮮明度で登場してくる。

ということはつまり、まず想い出されるのはかつての自己と世界とのあいだだということではないのか。われわれの記憶の中に保存されていて、過去から現在へと痕跡を残しているのは、実はかつての知覚印象ではないのであって、むしろ当時はそういった知覚印象の所記的な意味として背景に退いていた、自己と対象とのあいだの雰囲気的な気分なのである。われわれの現在の知覚体験においては、対象意識や自己意識があまりにも鮮明であるために、自己と対象とのあいだそのものを純粋に取り出して経験することは不可能である。しかし、対象とその知覚印象とがとうの昔に不在となった過去の記憶の中では、このあいだそのものこそが保存され、現在における回想の中で再現されることになる。

ベルグソンは、《過去は〔記憶されるのではなく〕それ自体で残存する》[34]と言い、《追憶は〔どこかに保存されるのではなく〕それ自身を保存する》[35]と言った。しかし正確には、「あいだがそれ自身を保存する」と言わなくてはならないだろう。正確にいうと、あいだには過去はない。現実にはどのような以前に経験されたあいだであっても、それが現在の経験において回想されているかぎりで、そのあいだは現在の私にとって直接に現前している。かつて現前していたあいだと現在現前しているあいだとの唯一の違いは、現在のそれが自己と対象の能記的表象によって不純、不透明になっているという点だけである。あいだは、むしろ現在を逃れることによってのみ、その純粋な同一性を保持しうる。

われわれが自己の同一性、他者の同一性として実際に体験しているものは、実は自己そのもの、他者そのものが時間の連続性を貫いて保持している同一性ではなくて、自己と他者とのあいだが、一般的に言って自己と世界とのあいだが、いわば時間を無視して常に現在であり続けることに由来する同一性なのである。昨日の私と今日の私がどうして同一の私といえるのか、昨日の友人と今日の友人がどうして同一の友人ということがわかるのか、さらに、こどものころの私と現在の私がどうして同一の私でありうるのか、これらの疑問は経験的次元では深く考えれば考えるほど解決のつかなくなるアポリアである。その答は、私とそのつどの周囲の世界とのあいだ、友人その他の他者たちとのあいだが、現在を離れることによってかえって純粋にそれ自身を保存し、現在もなお現実に（記憶としてではなく直接に）現前し続けているということ以外ではありえない。

自己や他者の能記面、両者の関係の能記面は、そのときそのときの感覚的所与に依存している。それは感覚的所与の消失と運命を共にする。しかしその所記面は、感覚的所与の向う側にあるイデア的な意味として、感覚的所与の去就にはかかわりなく、それ自身を保存する。これまでわれわれの見てきたように、自己の所記面、他者の（自己にとっての）所記面、自己と他者とのあいだの（自己にとっての）所記面は、同じ一つの差異構造の展開されたものである。この差異構造自身が時間を超えてそれ自身を純粋に保存することが、いっさいの同一性の体験を基礎づけている。

精神病患者における或る種の自己同一性障害の原因として、メラニー・クラインの流れをひく対象関係論の人たちは、幼児期に体験した「良い母親」と「悪い母親」のイメージを一個の母親像に統合することができず、それに対応して自己の側でも「良い自我」と「悪い自我」が統合されないままになっている、というような構造を考えている。これなども、母親とか自我とかいうものを実体的に（能記的に）とらえているかぎり思弁的で強引な作業仮説にとどまらざるをえないけれども、母親と自己とのあいだについて、良いあいだと悪いあいだとでもいえるような所記面での分裂が生じていて、成長した後にも絶えず二つの相反する意味を帯びた能記的自己と能記的他者を産出し続けるのだと考えれば、はるかに理解しやすくなるだろう。*

＊　精神分析が「転移」や「逆転移」の概念で考えているものが、ここでいうあいだの自己保存に基礎を置く現象であることは、改めていうまでもない。このようにして、われわれが自己や他者の「能記面」および「所記面」としてとらえているものと、精神分析が「意識」および「無意識」の概念で理解しているものとの間には、理解の方法論の差異を超越した深いつながりがある。ただ、われわれはこの所記面を個々の衝動のレヴェルで物象化して仮定するのではなく、生命的・根源的な自発性一般に由来する非物象的・非実体的な差異化の動きとしてとらえている。個人の現実の意識や行動に反映される無意識の多様な様相は、すべて所記面と能記面とのあいだのそのつどの弁証法的関係に由来するものであろう。

## 六　自己と身体

精神医学において、自己と他者の同一性が深刻な変化を蒙るいまひとつの実例としては、私が「家族否認症候群」と命名した[36]特異な病像がある(次章参照)。患者は、自分の両親(または片親)が生みの親であることを否定したり、自分の夫(または妻)と結婚した事実を否定したりすることによって、自己の出自・来歴を否認する(「来歴否認妄想」)。この妄想は、ほとんどの例において、否定の対象となっている人物やその他の身近な人物(自分の兄弟姉妹やこども、友人、恋人、医者など)が、姿形は瓜二つほどよく似ているけれども実物ではなく、いつのまにか偽物とすりかわっている(カプグラの妄想)、ある一人の人物がさまざまな人に扮して自分の前に出現してくる(フレゴリの妄想)、あるいは自分自身の実物が別にいる(本書一〇五頁の患者の例)、自分の見慣れた、あるいは使い慣れた事物が別のものにすりかえられている[37]などの広義の「替玉妄想」を伴ってくる。その他、この妄想と結びついて出現しやすい症状としては、ある人物が自分に対して愛情を抱いているという恋愛妄想、男(女)性患者が、自分は本当は女(男)性だという妄想、長時間鏡の前に立ちつくしてそこに映る自分の身体像を観察し続ける「対鏡症状」、身体に奇妙な違和感を訴える体感異常《セネストパティー》などがある[38]。

これらの多様な症状を含むこの症候群全体についてよく考えてみると、そこにはこれらすべての部分症状を生み出している一つの基本構造が見えてくる。それは、患者が自己に事実的に与えられた現実の所与（ハイデッガー的にいえば被投性）を引き受けることを拒否して、自己と現実の所与とのあいだの所記的な意味を、ということはすなわち、自己にとっての現実の意味を妄想的な投企によって改変し、この新しい所記的な意味に即して現実の能記面を構成しなおしているという構造である。例えば貰い子妄想においては、自己にとっての現実の意味を自己の出生にまでさかのぼって――自己と現実とのあいだのそもの成立にまでさかのぼって――根本から改変するために、自分は現実の両親から生まれてきたのではないという結論が引き出され、替玉妄想においては、自己と現実一般とのあいだの意味改変の部分的局面として、特定の対象とのあいだの意味が改変され、その対象の実物性が否定されることになる。

この替玉妄想において、実物性を否定されている他者あるいは物品について、「実物そっくりなのだが、よく見るとすこしおかしい」とか「ほとんど同じなのだが、微妙な点で違っている」とかの表現がなされるのは興味深い。対象の感覚与件についてのこの無に近いほど僅かな差異は、与えられた感覚与件と、所記的な意味によって構成される能記とのあいだの本質的な存在論的差異に対応している。正常な知覚体験においては、感覚与件は能記と完全に重なり合っていて、そのあいだに隙間はみられない。能記は、所記を表現するだけではなくて、感覚与件をも代表する格好になっている。ところが、替玉妄想の場合のように、長年見慣れた対象が新しい所記的な意味で「読み替えられる」ことになると、レアルな対象としての感覚与件とイデアルな対象としての「能記・所記複合」とのあいだの存在論的差異が露呈されるのであろう。この差異は本質的に異なった二つの存在論的領域の間の絶対的な差異として、いわば死の瞬間においてのみ達成されうるような飛躍によってしか移行できない深淵であるけれども、これを自然な意識の側から見るならば、「ほとんど無《プレスク・リアン》」(ジャンケレヴィッチ(39))であるような差異に見える。*

* 《死は生の終焉であり、生の終焉は非生の始まり、あるいは、後生を信ずるものにとっては、後生の始まりだ。それ以上のなにものでもない。ところがなにものかが欠けている。無ではないなにものか。つまり、ほとんど無なもの、なんでもなくすべてであり、すべてで同時に無である把え難いなにものかだ。彼岸の無と、すでに問題になった此岸のすべてとの間で、ほとんど無がここでわれわれの関心をひいているものではないだろうか。そのほとんど無とは、瞬間、つまり、通過という事実そのものであり、通過という出来事だ》(ジャンケレヴィッチ、傍点引用者)。
なお、感覚与件と能記が原理的に乖離しうるものであることを如実に示しているわれわれの日常経験として、自分の名前などの普段からよく見慣れている文字をじっと凝視していると、それが全く新奇な見慣れない形態の字に見えてきて、それが元来所記面にもっていた意味とはなんの関係もないように思われてくるという周知の事実をあげることができるだろう。この場合、文字はもはや能記としての機能を果さなくなる。この現象は従来から離人症を説明するモデルとして考えられていた。替玉

妄想と離人症とのあいだにも古くから密接な関連が想定されているが、感覚与件と能記の乖離という点を両者の共通点として指摘することができるだろう。

自己にとって自己の身体は、視覚・触覚・身体感覚などの知覚対象であるという意味では、他者や事物と同列に語りうる外界の客観的所与となる。しかしそれは同時に、自己の所記面における差異構造が自己の同一性へと収斂することによってそこに能記的自己を現出させる場所として、主観の座標原点でもある。自己身体のこの特異な両義性が、所記面における差異構造に作用を及ぼすような精神医学的事態によって複雑な変化を蒙りうることは、容易に考えられる。

家族否認症候群にしばしば合併する体感異常《セネストパテイー》についても考えてみると、この症状も家族否認症候群全体の部分症状として、感覚的所与としての身体と能記的身体との乖離という基本的な異常を免れていない。この症状について私はかつて、身体を通じて「意味されるもの」（＝所記）としてのノエマ的自己と、「意味するもの」（＝能記）として現実に与えられているノエマ的身体とのあいだの埋めがたい乖離が存在するという解釈を試みて、《本来の〔ここでは、病的に変化した〕ノエシス的意味方向にぴったりしないノエマ的な「意味されるもの」を意味内容とする「意味するもの」は……必然的にグロテスクな異形として感じられ》ると述べておいた[40]。この表現はいまから見るとすこし不正確であって、この機会に訂正しておく必要がある。

当時の私の考えでは、「意味するもの」としての対象的（能記的）身体によって「意味されている」所記面は、自己の側からいうと「意味するもの」としての能記面となると思われ、「ノエシス的（所記的）自己」――「ノエマ的（能記的）自己すなわち所記的身体」――「ノエマ的（能記的）身体」という基礎づけ順位の図式が念頭にあったため、右のような混乱した記述が生まれたのである。能記的自己はもちろんつねに自己の身体存在において読みとられるものではあるけれども、それは決して身体の所記面としてではないだろう。通常の自己身体感覚においては、自己の能記面と身体の能記面とは現象的に全く区別することができない。身体の所記面としては、したがって自己の所記面以外のなにものをも考えることはできないだろう。正常な体験においては、自己の身体はそのまま自己そのものとして体験されている。

病的な体感異常において「グロテスクな異形」として知覚されるのは、このような能記的自己としての能記的身体の、「本来の」（と患者が思っている）ありかたとは「ぴったりしない」身体的所与である。この異形の身体的所与は、もちろんそれ自身の意味的な所記面をもつだろう。それは自己の「本来の」所記的意味（ありたいと思っている自己のありかた）にそぐわないありかたである。しかしそれがそのまま患者にとってのノエマ的（能記的）自己だということにはならない。むしろ患者は、ここで現実の、あるいは想像上の他者の眼を扮技して、そのように他者的な眼に与えられる感覚的所与としての自己の身体と、自己自身にとってあるべきであるような能記的身体＝能記的自己とのあいだの意味的な乖離を訴えているのである。だからここでも、病的な乖離が生じているのは（他者にとっても可視的存在となりうるところの）感覚的所与としての身体と、（自己にとっての）能記的身体とのあいだだということになって、家族否認症候群全体の基本的な構造と一致する。

このように、自己の被投性の側面としての事実的な身体的所与が、病的な理想形成によって投企された自己存在の意味の身体的能記面から乖離するという事態は、このほかにも多くの精神症状に際して認められるものである。神経性無食欲症、性同一性の混乱、対鏡症状、さらには赤面恐怖、自己視線恐怖、自己臭恐怖、醜貌恐怖などの対人恐怖症状などがその代表的なものだろう。ここでこれらの症状に逐一立ち入って論じる余裕はないが、これらはすべて、自己の身体というものが、自己の存在を自己自身および他者に対して表示する記号でありながら、自己の自由にならない物質的所与でもあるという矛盾に根源を有するものであると考えてよい。

## 七　自己と他者の主体性

われわれに最後に残された問題は、自己および他者の主体性の問題である。

ふつうわれわれは、自己は主体的な存在であり、自己以外のすべてのものはこれに対する客体であると考えている。主体的ということはこの場合、おおよそ、行為や認識の能動的当事者というぐらいの意味を持っている。自己は意識を持つかぎりにおいて、行為や認識行為や認識の主体であることをやめはしない。他者の意志のままにもてあそばれるロボットとしての自己を体験している分裂病者にしても、そのような「させられ体験」を反省的に意識しているかぎりにおいて、形式的には主体性を保っているということができるだろう。

このような形式的な意味での主体性は、自己と他者の関係の場において問題となるような主体性ではない。対人関係の場においては、主体としての自己が客体としての他者に出会うというような単純な相対的構図は成立しない。そこではむしろ、主体としての自己が主体としての他者と出会うのである。他の主体との関係においてのみ、主体は真に絶対的な主体であることができる。主体と主体との関係のみが、相互主体的なあいだの状況を開くことができ、あいだの状況に関与することにおいてのみ、主体は全き意味での主体であることができる。

主体性の問題を扱った禅の公案として、『碧巌録』第六十八則の、有名な仰山慧寂《ぎょうざんえじゃく》と三聖《さん》聖慧然《しょうえねん》との問答がある。二人とも当時の高名な禅僧であって、もちろん互いに相手が誰であるかは知っている。それなのに仰山が三聖に向かって「汝、名はなんぞ」と問う。問われた三聖は、とっさに相手である仰山の名を奪って「慧寂」と答える。それに対して仰山が「慧寂はこれ我」と言い、三聖があらためて「我が名は慧然」と名乗って、仰山が呵呵大笑した、という話である。

この問答が互いに絶対的な主体と主体との出会いに本質的に含まれている重要な契機を扱ったものであることについては、西谷啓治の詳しい解説(41)があるのでそれを参照してほしいが、われわれの問題連関においてはほぼ次のようなことが言えるだろう。

西谷も指摘していることだが、古来いかなる文化においても、名前と主体とのあいだには不可分の関係がある。万葉の時代には、相手の名を問うということは求婚の意味をもっていたし、戦の場では互いに名乗りあうことによって名誉ある人格どうしの一騎討ちが宣言された。われわれはまた、レヴィ゠ストロースが報告しているナンビクワラ族の、名前に関するタブー(42)のことを思い出してもよいだろう。

周知のようにラカンは、原初的な母と子の二人関係から、鏡像段階における想像的《イマジネール》な自我同一性（これはほぼ、われわれのいう相対的な主体客体関係における主体とみなしてよい）

を経て、大文字のAで書かれる絶対的他者性に対峙する象徴的《サンボリック》な次元での主体的自己（絶対的主体）が成立するに至る過程を記述し、この想像的自己から象徴的自己への（直接態から媒介態への）移行を媒介する契機として「父の名」（nom-du-père）の概念を提出している。[43]「父の名」は、子がファリュスとして母の欠如を埋めることを禁止する「法の所持者」としての父親の能記である。「父の名」の登場によってエディプス的三角関係が成立し、子はみずから名前をもつ絶対的主体として、母親との、あるいは鏡像自己との閉じられた二人関係から独立することになる。

　名前を持つということは、閉じられた二人関係の中での相対的主体、つまり相手を客体とすることによってのみ主体となりうるような相対的主体ではなく、開かれた他者一般に対しても普遍的に主体でありうるということである。名前をもつことによって、個人は絶対的な主体となることができる。自己と他者の出会いの場において、互いがそれぞれ相手以外の他者一般に対しても主体であるという意味での絶対的主体性の構造に関しては、本論ではまだ立ち入って論じるだけの準備ができていない。しかしこの問題は、いずれは精神病理学が避けて通ることのできない重大な問題として浮かび上ってこざるをえないだろう。

　さて、仰山と三聖はともに揺ぎない絶対的主体として相対峙している。ところが三聖が仰山から名を問われたということは、彼の絶対的主体性が名実ともに疑問に付されたということである。三聖の自己の能記面は、その瞬間、だれであってもよい無名の人の能記面として宙に浮いてしまう。能記面を奪われた所記面は、自己への収斂を禁止されて、元来の無限定で純粋な自発性に止められ、自他未分の状態でやはり宙にただようことになる。そこで今度は三聖が相手の仰山の名を奪い取って自分の名として名乗る。最初の仰山の問いによって三聖の自己が解体し、能記面を失った所記面が宙に迷ったとき、すでにこの所記面は二人のいずれの能記面のもとにでも収斂しうる帰属不定の状態になっていたのである。あるいは、自己の所記面はそのまま自他のあいだの所記面でもあったということから言えば、三聖の側の所記面はこの瞬間に純粋に二人のあいだの所記面にまで戻ったのだと言ってもよい。だから、ここで三聖が相手の旗印を奪い取って仰山の名を名乗ったのは、この無所属のあいだの所記面をたまたま三聖自身の場所において仰山の能記面へと収斂させただけのことであって、だからそれは《三聖が三聖であることの自然である》(西谷啓治[44])。

自然ではあろうが、やはりこのままでは収まらない。それは、仰山の名を三聖が名乗ったことによって、仰山の自己の主体性が一時的に中断され、三聖の自己の主体性も仰山のそれと取り替えられたままになっているからである。そこでこの問答は、仰山と三聖がそれぞれ自分の名を回復することによって無事落着することになる。

この公案は、自己と他者の関係の場における自己の主体性の成立について、多くの示唆を与えてくれる。絶対的主体は、他の絶対的主体との相対関係において自己を保持することによってのみ、絶対的主体であることができる。主体の絶対性は自他の相対性においてのみ可能である。ということはつまり、自己の絶対的主体性はすでに自他の経験的区別を超越した場所で成立しているということである。つまり、絶対的主体性の成立の場は、自己と他者の経験的相対関係が成立する以前の、超越論的な意味でのあいだの場所だということができる。

自己が絶対的な主体であるということは、自己が自らの所記面であるところの元来無限定・無差別な根源的自発性に確実に根をおろし、この自発性を自己の相のもとに生きているということである。この自発性は相手とのあいだの所記面なのであるから、エリクソンの用語を借りていうならば、それは自己が他者とのあいだに対して「基本的信頼《ベイシック・トラスト》」を保ちながら、これを自己の能記面のもとに収斂させているということにほぼ等しい。そして、この基本的信頼さえ失わなければ、自己は他者とのあいだで自由自在にあいだの場所での主導権を交換することができる。つまり、自己の場で他者を実現させたり、他者の場で自己を実現したりすることができる。

この身軽な自由さ（西谷のいう「自然」）は、根源的な差異化の構造としての自己の所記面にとって、この構造から産出される差異の相関項としての能記面は本質的に軽い存在だということを意味している。自己の同一性は、もちろん形式的には、いまの能記面がいままでの能記面を引き継いでいるということによって保持される。しかし、これまでに見てきたように、自己の自己性にとって本質的に不可欠な真の同一性は、むしろ自己の所記面におけるあいだの歴史に根差すものであった。この所記的同一性さえ確立していれば、能記的同一性が一時的に中断しても自己性全体が疑問に付されることはない。実際、ひとは四六時中自己を意識しているわけではなく、むしろわれわれの健常な意識はほとんどの場合自己ならざるものをその能記的対象としていながら、所記面における自己同一性を失わずにすんでいる。

つまり、主体的な自己は、このさしあたってたいていの場合に無所属の非自己性へと拡散している所記的同一性を、いつでも随意に自己の能記面へと統合する潜在的な可能性を保持している。逆に、自己が主体性を失うということは、そのつどの能記面において自己が十分に顕在化しないということではなくて、むしろ自己がいかに能記面での自己実現に努力しようとも、所記面における差異構造が十分にこの能記的自己へと収斂しないということを意味している。問題は、自己の能記面によりもむしろ所記面にある。所記面の差異構造が確実にそれ自身を保存しつづけないかぎり、そしてそれが絶えずそれ自身の収斂の目標点としての能記的自己を自発的に産出しつづけないかぎり、主体的自己というようなものは成立しえない。だから要するに、自己の主体性の根拠は自己の同一性にあるということができるだろう。

分裂病患者の場合のように、この自己の所記面における同一性の形成が不十分な場合には、自己は容易にその主体性を脅かされることになる。そのような自己は、むしろ能記的自己を強化することによって、この所記面の弱さを補おうとする。ブランケンブルクが分裂病性の自閉を《経験的自我が超越論的自我の任務を――「アウトス」すなわち自己《ゼルプスト》を維持するという任務を――肩代りして引き受ける仕事に着手》している事態と解している(45)のは、正確にこの意味においてである。そのような自己は、経験的次元における能記面の独自性や独創性を強調することによって、超越論的次元での所記的差異構造（つまり所記的自己の同一性）の弱さを補強しようとする。

このような自己にとっては、仰山三聖の問答におけるような名前の簒奪は、自己の存在を根底から覆す怖るべき事態となりうるだろう。逆に仰山や三聖において、これがまるで《いそがしさ紛れに取り換えた》(46)（圜悟の著語）かのように事もなく行われえたということは、この二人の絶対的主体性の確実さを物語っていることなのだろう。

この問答の結末にも見られるように、自己の主体性の確立と他者の主体性の確立とは面々相対峙した相対的な関係においてのみ互いに相関する。この相対的関係において、絶対的主体者のみが他者をも絶対的主体者として立てることができる。その所記面における根源的差異構造に確実に根ざした自己だけが、この同じ根源的差異構造を他者の能記へと収斂させ、他者の自己をもそこに根づかせることができる。

逆に自己の主体性が弱い場合には、分裂病者にしばしば見られるように、自己は他者とのあいだの所記面をつねに先手で自己の側に奪いとろうとする。相手にあいだの場所を取られるということは、そのまま自己の不成立を意味するからである。相手の主体性に対して不寛容なこの先取り的な自己確立の努力は、私が「アンテ・フェストゥム的」と呼ぶ存在体制の特徴をなすものであるけれども、ここではもはやこの点に立ち入る余裕はない(47)。ここで一言つけ加えておくならば、われわれが分裂病者と出会ったときに一瞬感じる一種の「気おくれ」のような感じは、われわれの側の自己の主体性が分裂病者によって瞬間的に疑問に付されて宙に浮いている事態ではないのだろうか。通常、このいわゆる「プレコックス感《ゲフュール》」は、患者との人間関係が深まるとともに消失するものだと言われている。しかし、プレコックス感の消失を、医者と患者とのあいだの関係が良好な方向を取っている徴候とのみ解することには、いくばくかの疑問があってもよいのではないだろうか。というのは、それは場合によっては、医者の側での一方的な主体性の回復と、患者の側での主体性の全面的な放棄とを意味することもありうるだろうからである。

## 八　終りに

自己と他者についての問題は、精神病理学においてはおそらく永遠の問題であろう。われわれ自身がそれぞれに一個の自己であるかぎり、われわれはあるいはこの問題に対して永久に答えられないのかもしれない。周知のようにヘーゲルは、意識の問題を扱うのに際して、当事者である意識自身にとっての見方と、これを哲学的に思索する「われわれ」にとっての見方とを厳密に区別しようとした。しかしこの努力は、本質的に不可能な努力なのではないだろうか。

私はこの論文において、自己と他者とをともに記号とみなして、それぞれについての能記面と所記面をひとまず区別して考察するという、いってみれば実験的な試みを呈示した。それは、これまで私が用いてきた「ノエシス的」、「ノエマ的」という語法を一度離れてみたかったためでもあるし、自己とか他者とかいうものをできるかぎり突きはなして、私自身の自己との混線を防止しながら書いてみたいという気持からでもあった。しかしこの実験が成功したとは到底思えない。

紙数の関係で書き残したことも随分ある。なによりも心残りなのは、私が「ポスト・フェストゥム」、「イントラ・フェストゥム」と呼んでいるような存在体制における自己と他者の様相について、最初は計画していた考察がすべて不可能になったことである。将来、この点について考えてみることができれば幸いだと思っている。

（1）H・S・サリヴァン『現代精神医学の概念』〔中井久夫・山口隆訳、二〇頁、みすず書房、一九七六年〕。
（2）安永浩『分裂病の論理学的精神病理——「ファントム空間」論』一五—三三頁、医学書院、一九七七年。
（3）O・S・ウォーコップ『ものの考え方』〔深瀬基寛訳、弘文堂、一九五一年〕。
（4）安永浩、前掲書一六頁。
（5）同、一七頁。
（6）同、一八頁。
（7）同、一七頁。
（8）Derrida, J.: La voix et le phénomène, PUF, Paris (1967)〔高橋允照訳『声と現象』理想社、一九七〇年〕。
Derrida, J.: De la grammatologie, Les éditions de Minuit, Paris (1967)〔足立和浩訳『根源の彼方に——グラマトロジーについて』上・下、現代思潮社、一九七二年〕。
（9）デリダ『声と現象』一二一頁。
（10）同、一二三頁。
（11）同、一〇一頁。
（12）同、三〇頁。
（13）同、一二六頁他。
（14）同、一二八頁。
（15）木村敏『自己・あいだ・時間』一六五頁、弘文堂、一九八一年、ちくま学芸文庫、二〇〇六年、二四六頁。

(16) 同、一六六頁、ちくま学芸文庫版二四七頁。

(17) 自己と時間の関係については、木村敏『時間と自己』中公新書、一九八二年、『木村敏著作集2』弘文堂、二〇〇一年を参照。

(18) ジル・ドゥルーズは、これと同じ差異構造を、ベルグソンのいう「持続」と「空間」の関係の中に見出している。Deleuze, G.: Le Bergsonism. PUF, Paris (1966) p. 94〔宇波彰訳『ベルクソンの哲学』一〇三頁、法政大学出版局、一九七四年〕。

(19) ヘーゲル『精神現象学』〔金子武蔵訳、一七二頁、岩波書店、一九七一年〕。

(20) Kierkegaard, S.: Die Krankheit zum Tode. J. Hegner, Köln u. Ölten (1956) S. 31.

(21) Binswanger, L.: Einführung in die Probleme der allgemeinen Psychologie. Nachdruck, E. J. Bonset, Amsterdam (1965).

(22) Theunissen, M.: Der Andere. Studien zur Sozialontologie der Gegenwart. Walter de Gruyter, Berlin/New York (1965).

(23) 丸山圭三郎『ソシュールの思想』九七頁、岩波書店、一九八一年。

(24) Zutt, J.: Der ästhetische Erlebnisbereich und seine krankhaften Abwandlungen. Ein Beitrag zum Wahnproblem. In: Auf den Wege zu einer anthropologischen Psychiatrie. Gesammelte Aufsätze; S 298 ff, Springer, Berlin/Göttingen/Heidelberg (1963).

(25) 廣松渉『世界の共同主観的存在構造』特にII―一、勁草書房、一九七二年。

(26) 長井真理「〈つつぬけ体験〉について」臨床精神病理2(2)一五七―一七二頁、一九八一年。

(27) 同、一六二頁。

(28) 同、一六三頁。

(29) 同、一六四頁。

(30) 同、一六五頁。
(31) 同、一六七頁。
(32) デリダ『声と現象』六四頁、一部改訳。
(33) 長井真理、前掲論文一六九頁。
(34) ベルグソン『物質と記憶』(田島節夫訳、ベルグソン全集2、一六九頁、白水社、一九六五年、一部改訳)。
(35) ベルグソン『思想と動くもの』(矢内原伊作訳、ベルグソン全集7、八八頁、白水社、一九六五年、一部改訳)。
(36) 木村敏他「家族否認症候群について」精神神経学雑誌70(12)一〇八五—一一九六頁、一九六八年。および木村敏『自覚の精神病理』第二章、紀伊國屋書店、一九七〇年、『木村敏著作集1』弘文堂、二〇〇一年。
(37) この「物品の替玉妄想」ともいうべき症状については、長井真理「物の〈すりかわり〉体験について」臨床精神病理4、一〇九—一二四頁、一九八三年を参照。
(38) 対鏡症状、性同一性障害、体感異常などの身体的同一性に関連した症状と家族否認症候群との臨床的な関係については、臼井志保子・島弘嗣「分裂病者における対鏡症状について」精神医学23(8)七六九—七七六頁、一九八一年を参照。
(39) ジャンケレヴィッチ『死』(仲沢紀雄訳二九二頁、みすず書房、一九七八年)。
(40) 木村敏『分裂病の現象学』二七二頁以下、弘文堂、一九七五年。
(41) 『古典日本文学全集』第一五巻『仏教文学集』三〇五頁以下(西谷啓治の解説)、筑摩書房、一九六一年。
(42) レヴィ＝ストロース『悲しき熱帯』(川田順造訳『世界の名著59』五二二頁、中央公論社、一九七七年)。

(43) たとえば、佐々木孝次他訳『エクリ』II、三二一頁その他、弘文堂、一九七七年。

(44) 西谷啓治、前掲書三一〇頁。

(45) 木村敏他訳『自明性の喪失』一七二頁、みすず書房、一九七八年。

(46) 朝比奈宗源訳註『碧巌録』中巻、二九四頁、岩波文庫。

(47) 木村敏『時間と自己』八六頁以下、中公新書、一九八二年、『木村敏著作集2』弘文堂、二〇〇一年。

## 付記

本稿脱稿後に、廣松渉の『存在と意味』(岩波書店、一九八二年)が上梓された。そこに展開されている「現相的所与」・「意味的所識」—「能知的誰某」・「能識的或者」の「四肢的構造連関態」における相互的媒介性の議論は、本稿の所論とも深いつながりがある。廣松の視点と私自身の視点との間には、互いに相蔽う点も多い反面、微妙な差異も見逃すことができない。もっとも重要な差異は、自己と他者の時間性に関する立論にあるだろう。この問題については、『思想』一九八三年二月号の廣松渉・中川久定両氏と私との鼎談を参照してほしい。

岩波講座『精神の科学1——精神の科学とは』岩波書店、一九八三年。

# 四章　家族否認症候群

## 一　概　念

「家族否認症候群」(Familienverneinungssyndrom, syndrome du parentage dénié) は、一九六八年に私たち（木村敏ほか[8]）が、次のような一群の症状よりなる特徴的な妄想複合を名付けたものである。

（1）自己の由来ないし来歴に関する疑惑

これは多くの場合、両親ないしその一方が自分の実の親であることを否認して、自分は貰われてきた子であるとか、拾われた子であるとかの確信を持つ「貰い子妄想」（木村ほか）の形をとる。ときにはここから、架空のあるいは実在の（社会的地位の高い）

人物を「実の親」に見立てる血統妄想（Abstammungswahn）が形成されることもある。また、目の前の親は替え玉で、実の親は別にいるという否認の仕方もある。しかし一方で、「親探し」のモティーフがほとんど認められない症例もある。親否認に次いで多いのは、とくに女性において、現在の夫との結婚の事実を妄想的に否認するテーマであって、この場合には結婚の適法性が疑問視されたり、夫が替え玉であると主張されたりすることになる。これと関連して、自分の子供が実の子ではないという妄想の形が出現することも多い。

（2）人物重複ないし変身の体験

これには、熟知している人物が瓜二つの別人に入れ替わったという「替え玉妄想」(délire des sosies）ないし「カプグラ症候群」の形をとるものや、一人の既知の人物が複数の人物に変装して出現するという「変装妄想」ないし「フレゴリの錯覚」の形をとるものなどがあるが、急性状態の意識障害に際してしばしば出現する人物誤認（ことに未知の人を既知の人と見誤るタイプのもの）とはその性質を異にしている。「替え玉」として体験されるのは、ふつう患者の配偶者、子供、親などの身近な人物であるが、ときには自分自身が贋物であって、本物の自分は別にいるとか、自分の分身が何人もいるとかの「自己重複体験」（autososie、J・ヴィエ）の形をとることもある。また、自分を含む家庭の全体が「替え玉」であって、「本物」の家庭が別に実在するという「家庭重複」(double de la famille、木村)を示す症例もある。

（3）愛を主題とする妄想体験

典型例では恋愛妄想(érotomanie)すなわちクレランボー症候群として現れるが、それ以外にも「受動的に愛されているという主題」としてまとめられうるような種々の形をとることがある。たとえば分裂病者では、自分を愛してくれる人は必ずしも現実の人物にかぎらず、神のような超越者であってもよい。

以上が家族否認症候群の「三主徴」ともいうべき症状であるが、さらにこれにしばしば随伴することのある症状として、自己の性同一性に関する疑惑や混乱、身体感覚障害、時間空間の枠組みの解体、離人感、対鏡症状(臼井ほか[22]を参照)、人物以外の物品の「すりかわり」体験(長井[14])などがある。その他、それぞれの原疾患に応じた精神症状がこれに伴いうることはいうまでもない。

本症候群は疾病学的には全く非特異的であって、精神分裂病、パラノイア、敏感関係妄想その他の妄想精神病、非定型精神病、てんかん、各種の器質性精神病などに広く出現しうる。しかしなんといっても、本症候群がもっとも高頻度に出現するのは精神分裂病においてである。

## 二　文献の展望

本症候群は提唱後まだ新しく、これを中心的な主題とする研究は多くない。木村[9]はその後、自己論に関する著書のなかで本症候群について論じ、またとくに本症候群が日本人に多くみられるという臨床経験を比較精神病理学的に考察したドイツ語の論文を発表している（Kimura, B.）[10]。その論旨は次のようである。従来欧米の文献では、カプグラ妄想や恋愛妄想についての報告は多いのに、「貰い子」体験を中心とする「家族否認」の妄想は、慢性分裂病にしばしばみられる誇大的な「血統妄想」を別とすれば、ほとんどみられない。わずかにミュラー＝ズーア（Müller-Suur）[12]の記載した一症例が、ほぼ典型的と思われる「家族否認症候群」を示しているのみである。この事実は、「日本人における自己意識と家族意識との深い結びつき」[8]を示すものであろう。

われわれの最初の論文が発表されて以来、本邦におけるカプグラ症候群やクレランボー症候群（恋愛妄想）についての報告にはほとんど例外なく「家族否認症候群」についての言及がなされている。また、鈴木[18]は本症候群についての簡潔な総説を書いている。

高橋と共同研究者たち[7][19][20]は、恋愛妄想を主題とする一連の研究において、かなりの数の症例に家族否認症状の合併を見出した。人生の高い価値を追求しようとする（「価値追求型」

の）未婚女性患者は母親を、夫に優しさと包容力を求める（「受容希求型」の）既婚女性患者は夫を、自分と一緒にいてくれる相手を求める（「共存希求型」の）若年未婚の男性・女性患者は両親を、それぞれ否認する傾向を示す[19]。恋愛妄想に嫉妬妄想の合併した女性症例にも夫否認と変装妄想が高率に出現する[7]。恋愛妄想を示す妄想型分裂病の症例でも、家族否認妄想とその対象人物に関する人物誤認がしばしば認められる[20]。

高橋と本城[21]は次に、思春期患者の二例における「瓜二つ妄想」を取り上げ、これまで一般に報告されている《高年発現、慢性病態、続発症状、配偶者に対する替玉妄想》をセットする症例とは違って、《若年発現、急性病態、初発症状、両親に対する替玉妄想》のセットを示す症例では、《本当の両親の所在を患者自身追求しない》のが特徴であるとし、《確かに眼前の人物は自分の親ではないと否認するが、「今までの両親」との関係は否認せず保たれたままであり、したがって来歴否認には至らない》と述べている。

西田と奥村[15]は、カプグラ症状と彼らのいう「継子妄想」とのそれぞれについて精神分析的な視点から考察を加えている。「継子妄想」というのは、広義の「貰い子妄想」（木村ほか）のうち、来歴否認の心理機制よりも「甘え」の鍵概念によってよりよく解釈されうる一亜型を名付けたものである。西田らによると、両者は人物の否認という面で共通するとはいえ、カプグラ症状は同一性の否認、継子妄想は血縁関係の否認という点で、形態的には全く異種のものであり、力動心理学的には継子妄想はカプグラ症状よりも成熟した発達段階のものだという。両者の共通点としては、《精神病的な状態において、対象とのアンビバレントな葛藤の中から幼児期の空想が復活し妄想化したと考えられる点》があげられている。彼らはまた、貰い子や継子の妄想がわが国に多い理由についても考察を加えている。

カプグラ症状と恋愛妄想の合併については、多くの研究者によって報告されているが、[2][4][13][17]今回はそれには立ち入らない。清水と和田[16]は、青年期に発症した家族否認妄想の一例について報告し、恋愛妄想および「一種のカプグラ体験」の合併を示唆している。臼井と島[22]は、対鏡症状を呈する分裂病者に共通する問題点の一つとして「自己の由来の問題」をあげ、家族否認症候群との密接な関係を指摘している。

家族否認症状、とくに両親否認や貰い子妄想は、従来から記載されている「血統妄想」と深い関係がある。分裂病性の誇大妄想としての血統妄想が近年減少傾向にあるという印象はよく耳にするところだが、松沢病院における一九〇一年から一九六五年までの病歴を調査した藤森[3]の研究によると、血統妄想の減少は認められないという。しかし石井と福田[6]による東北大学の一九二四年から一九六四年までの資料では、《誇大型妄想の中での血統妄想の比率は減少しつつあるように》みえる。藤森[3]はまた、《自分の姓名を否定したり、「自分は貰い子である」と確信したり、実子を「自分の子供でない」として認めようとしない一群の主題が増加傾向にある》ことに注意を促している。

## 三　家族否認症候群の精神病理

本症候群は要するに、《自己の出生や血統あるいはその後の人生に関する来歴を否認してこれを妄想的に改変し、現在における自己と重要な関係のある他者や自己自身について人物重複あるいは変身体験を抱き、それと同時に受動的な愛の妄想主題を展開[8]》するという願望充足的な妄想複合である。だから、その中心的なモティーフは、人生の「意味変更」（meta-noia）にあるといってよい。患者は家族や来歴を否認して自己の過去（既在＝Gewesenheit, Heidegger[5]）の意味を変え、目の前にいる人物の「真正さ」を否定して自己の現在（現前＝Anwesenheit[5]）の意味を変え、理想的な愛の対象を空想して自己の未来（将来＝Zukunft[5]）の意味を変える。

しかしこの意味変更は、真の宗教的な「回心」（Metanoia）におけるような積極的・能動的な自己否定に媒介されたものではない。ここで変更される意味は、所与あるいは「被投性」（Geworfenheit[5]）のレヴェルで受動的に与えられた自己存在および世界存在についての意味でしかない。だからこの意味変更も、徹底的に受動的な意味変更でしかありえない。このことはたとえば、本症候群において中心的な役割を果たす恋愛妄想[8]についてクレランボー[1]のあげている「基本公準」、つまり《妄想対象の側が最初の意思表示をし、妄想対象のほうが患者をより多く愛し、あるいは妄想対象の側のみが愛している》という完全に受動的な「被愛性」の特徴にも現れている。自己の出生という純粋に受動的な被投性に関する疑惑や否認も、目の前に「与えられた」人物(あるいは物品)が「知らないうちに入れ替わった」という妄想も、この同じ受動性の特徴を備えている。[14]

本症候群の「役目」は、自己存在の根本的変更にある。「私は私である」という自己の同一命題において同定されているのは、「前経験的」なノエシス的自己と「経験的」なノエマ的自己との関係である。あるいはこれを所記的自己と能記的自己の関係といってもよいかもしれない(上記同一命題の主語と述語のどちらをどちらとみるかは任意である)。上に受動的所与ないし被投性のレヴェルでの自己と述べたものは、いうまでもなくノエマ的あるいは能記的自己に相当する。患者は現に与えられているノエマ的・能記的自己のノエシス的・所記的意味に不満をもち、別個のノエマ的・能記的自己を妄想的に求める。この点が、もっぱらノエシス的・所記的な自己の意味変更を求める本来の回心との根本的な違いである。

ラカン[11]によると、子が父の名を継承する嫡出の子として認知されるためには、子はそれまでの母との「想像的」二者関係(これは鏡像的なノエマ的自己のレヴェルにおける自他の互換性の関係である)を清算し、エディプス的三者関係における「象徴的」なノエシス的自己の主体性を(ノエシス的他者すなわち「大文字の他者」との相関者として――ただしラカンは「大文字の他者」を能記の位置に置いているが、私は別の見解をもっている）達成しなければならぬ。自己の家族的来歴を否認する本症候群がこの決定的な転機と深く関わっているであろうことは、容易に考えられる。本症候群は、ラカン[8]のいう鏡像段階におけるナルシシズム的受動性（「自己が自己自身によって愛される」こと）の、そしてそこでの象徴次元以前の自他関係や時空間図式の未分節性の、直接的な表現である。つまり患者は、「替え玉妄想」の形でノエマ的自己の鏡像としてのノエマ的他者に改変を加えて、ナルシシズム的な受動的欲求を満たそうとしているのである。随伴症状としてしばしば見られる性同一性の混乱（あるいは同性愛傾向）、ラカンのいう「ばらばらの身体」を想起させるセネストパティー、それになによりもまず「対鏡症状」の出現なども、この問題を解く重要な鍵となるだろう。

## 四　臨床的意義

本症候群は上述のように疾病学的には全く非特異的であって、その意味では診断上の意味はない。しかし上に述べた精神病理学的構造、ことに患者の受動的な存在様式の確認は、患者との治療関係において重要な意味をもつだろう。鈴木[18]も指摘しているように、本症候群が記載されたことの一つの意義はその「発見的」な意味にある。つまり多くの場合、本症候群の「三主徴」のすべてが揃って表面化しているわけではないけれども、もしそのどれかが（あるいは比較的しばしば出現する上記の随伴症状のどれかが）臨床的に確認できた場合、残りの症状も、たとえ潜在的にせよ存在している可能性はきわめて高い。これを意識しているかどうかで、面接の密度は非常に異なってくるだろう。また、鈴木もいうように、残りの症状が《痕跡的にも見出されないときでさえ、その症例がそれらの症状を出さずに済んでいる理由を考えてみることは、症例の理解と治療に役立つ場合がある》。また、本症候群と日本的自己意識とのあいだに一定の関係が想定されることから、このような症例についての考察は、精神病理学的自己論に対する日本人の立場からの重要な寄与に結びつくことも考えられる。

## 文献


（1） Clérambault, G. de: Ouvre Psychiatrique. PUF, Paris (1942).
（2） 榎本貞保・松下兼介・松本啓「カプグラ症候群を呈した精神分裂病の一症例」精神医学20、二六五―二六九頁、一九七八年。
（3） 藤森英之「精神分裂病における妄想主題の時代的変遷について」精神経誌80、六六九―七〇三頁、一九七八年。
（4） 原俊夫・佐藤喜一郎・松見達俊「カプグラ症候群の一例」精神医学15、一一九三―一二〇一頁、一九七三年。

(5) Heidegger, M.: Sein und Zeit. Niemeyer, Tübingen (1953).
(6) 石井厚・福田一彦「精神分裂病性症状の変遷」精神経誌82、四七四―四八七頁、一九八〇年。
(7) 石川昭雄・高橋俊彦・小笠原俊夫「恋愛妄想と嫉妬妄想の併存例――恋愛妄想の臨床的研究（その二）」精神医学20、九四一―九五〇頁、一九七八年。
(8) 木村敏・坂敬一・山村靖ほか「家族否認症候群について」精神経誌70、一〇八五―一一九六頁、一九六八年、『木村敏著作集5』弘文堂、二〇〇一年。
(9) 木村敏「自覚の精神病理」紀伊國屋書店、一九七〇年、『木村敏著作集1』弘文堂、二〇〇一年。
(10) Kimura, B.: Über die wahnhafte Herkunftsablehnung und deren kulturanthropologische Bedeutung. In: J. M. Broekman, G. Hofer (Hrsg.), Die Wirklichkeit des Unverständlichen. Nijhoff, Den Haag (1974).
(11) Lacan, J.: Écrits. Éditions du Seuil, Paris (1966).
(12) Müller-Suur, H.: Das Schizophrene als Ereignis. In: H. Kranz (Hrsg.), Psychopathologie Heute. Thieme, Stuttgart (1962).
(13) 村上仁・笠原嘉・前田正典・西山昭夫「精神分裂病における単数妄想について」土居健郎編『分裂病の精神病理1』東京大学出版会、一九七二年。
(14) 長井真理「物の〈すりかわり〉体験について」臨床精神病理4、一〇九―一二四頁、一九八三年。
(15) 西田博文・奥村幸夫「カプグラ症状と継子妄想」精神経誌81、六四九―六六五頁、一九七九年。
(16) 清水将之・和田慶治「青年期に発症した家族否認妄想」臨床精神医学12、一三七一―一三七八頁、一九八三年。
(17) Sims, A. & White, A.: Coexistence of the Capgras and de Clérambault syndromes. A case history. Br J Psychiat 123: 635-637 (1973).

(18) 鈴木茂「家族否認症候群」『症候群一九八二——概念の変遷とその今日的意義』九〇八—九〇九頁、日本臨床社、一九八二年。
(19) 高橋俊彦・石川昭雄・原健男ほか「恋愛妄想の臨床的研究」精神医学19、七〇一—七〇九頁、一九七七年。
(20) 高橋俊彦・石川昭雄・原健男・酒井克允「妄想型分裂病における恋愛妄想——恋愛妄想の臨床的研究（その三）」精神医学20、一一八九—一一九七頁、一九七八年。
(21) 高橋俊彦・本城秀次「瓜二つ妄想についての一考察——思春期発症の二症例を通して」精神医学21、九四五—九五二頁、一九七九年。
(22) 臼井志保子・島弘嗣「分裂病者における対鏡症状について」精神医学23、七六九—七七六頁、一九八一年。
『臨床精神医学』14、五五七—五六〇頁、一九八五年。

# 五章　精神医学における現象学の意味

## 一

「現象学」という名称は、哲学においても一義的には定義しがたい多様な用法がなされているようであるが、精神医学におけるその用法はさらに多義的である。

まず、英米語圏の精神医学で「現象学」(phenomenology) という言葉が用いられる場合には、それはもっぱら、精神疾患の基礎に仮定される身体的病変についての生物学的研究と区別して、経験的に観察可能な病的現象の客観的記載の方法論という位の意味である。だからそれは「症状論」という語とほぼ同義と考えてよい。あるいはときには——「症状論」(symptomatology) の語が「症状」(symptom) の全体像という程度の意味で用いられるのと同様に——そういった経験的現象像の全体を漠然と指して使われることもある。従ってそこには哲学的方法論としての現象学といった意味は全く含まれていない。

これに対して、ドイツ語圏あるいはフランス語圏の精神医学において「現象学」の語が語られる場合、そこには原則として一定の哲学的、あるいは少なくとも心理学的な立脚点の表明が含意されている。つまりそこには、ブレンターノ＝フッサール＝ハイデッガーと流れる哲学史上の一動向への——全体的あるいは部分的な——依拠の表明が、多かれ少なかれ認められる。しかしこの場合にも、「現象学」の意味は決して単一ではない。そこには大きく分けて二つの——しかも互いに鋭く対立する——用法があって、これはそれぞれ、病的精神現象をなんらかの隠された（身体病理的・遺伝的その他の）超現象的次元における異常が心理面に顕現したものとみなして、「現象学」的方法をもっぱらこの心的現象面における変化に限定して適用しようとする立場と、いま一つは、病的精神現象の成立する事情それ自体を——病者の超越論的自我とか世界内存在とか間主観性とかの諸問題をも視野に含めて——「現象学的」に理解しようとする立場に相当する。簡単にいうと、前者は経験的心理学の範囲を越えようとせず、後者は形而上学的ないし超越論的な方向をとろうとする。

前者の代表的なものとしては、ヤスパースとその後継者たちをあげることができるだろう。

ヤスパースはその『精神病理学総論』(1)において、《現象学の課題は、患者が実際に体験している心的状態をわれわれの心にまざまざと思い浮かべ（anschaulich zu vergegenwärtigen）、それらの近縁関係に従って考察し、できるだけ明確に限定し、区別し、きちんとした用語でそれを名づけることにある》（AP47）と書いている。《フッサールはこの言葉を、はじめは意識現象の「記述的心理学」の意味で用いたが、これはわれわれの研究にあてはまる。しかしフッサールは後になってこの言葉を「本質直観」の意味で用いた。われわれはこれは行わない。われわれの行う現象学は経験的な手法であって、患者側からの報告という具体的事実によってのみ可能となる》（AP47）。《患者のうちに実際に起っていること、患者が本当に体験していること、なにかが患者の意識に与えられている有様、患者の気分などを、まざまざと思い浮かべること（現前化《フェアゲーゲンヴェルティグング》）から一切が始まるのであって、それらの関連、体験の全体、いわんやそれにつけ加えられた考え、その基礎にあると想定されるもの、理論的な諸観念などは、最初は全く度外視しておかねばならぬ》（AP48）。脳の解剖学において脳皮質の個々の線維や顆粒をすべて調べ上げなくてはならないのと同様に、現象学では《個々の心的現象、個々の体験のすべてを考慮しなくてはならない》（AP48）。

　このようにして、ヤスパースの意味での現象学的精神病理学がめざすのは、一切の理論的先入見を捨てて、患者について経験されたことのすべてを記録するという態度であった。この「記述現象学的」精神病理学の姿勢は、その後クルト・シュナイダー、コンラート、ヴァイトブレヒト、フーバーらによって継承されて、ドイツ語圏におけるアカデミックな精神病理学の主流を形成することになった。

右に引用したヤスパースの言葉からもわかるように、この立場の人たちはいずれも現象学の対象領域を身体的次元とは区別された心的所与に限定している。例えばクルト・シュナイダー(2)は明白に心・身の「経験的二元論」(KP1f) の立場を表明したうえで、《われわれの立場では、精神医学の診断は原則的に、状態像に基づいて行われるのであって、経過に基づいて行われるのではない。……われわれが現在の精神医学の諸前提や着眼点から分裂病と躁鬱病の状態像を、現在はまだ不明だがとにかく身体的な疾患の症状と見なす(疾患はつねに身体的である)……》(KP94) という。ここでは、心と身体の経験的分離以前の統一的存在としての人間や自己が、さらにはそのような存在の歴史性が、完全に捨象されている。一つの歴史として世界にかかわっている人間や自己の病いとしての分裂病や躁鬱病は、このような記述現象学的な診断操作においては完全に視野から消え落ちている。だから、その後の精神医学の展開において、記述現象学の立場をとる人たちはむしろ次第に生物学的精神医学に接近して行った。

## 二

これに対して、精神病や神経症を人間と世界とのかかわりそのものの病的事態と見る人間学的精神医学は、これとは全く異なった現象学理解から出発している。

ミンコフスキー(3)は、ヤスパースの仕事はほとんど現象学とはいえない、という。《今日でもなお、現象学的方法は主体の体験をできるかぎり綿密に記述することと同一視されている。このような仕方では単純な記述の水準を越えることはできず、現象学的認識は決して得られない。(アミエルの)日記のごときものは……それが心理学的にいかに示唆に富むものであれ、それだけではまだ現象学のデータにはなりえない。それは人間的記録としてこの上なく興味深くても、だからといって現象学的記録だということにはならない。患者の記述についても同じことである》(141)。《記述や(患者の)話や外面的表出などはこの(現象学的)姿勢の中で屈折し、そこから現象学的な見方、洞察、認識などが生まれる。この認識は——少なくとも精神病理学の領域では——患者の側に由来するのでもなく、われわれの側に由来するのでもない。それはいわば、両者のあいだに位置している。このことによって、われわれ自身の心的状態の記述につねに付着する主観性が超えられる》(144)。《患者と向かい合って坐り、彼の話に入念に耳を傾け、その秘密を見抜こうと努力する。ある瞬間、ときにはたった一つの言葉をきっかけにして、突然、どうしてなのかよく判らないのに、光がさし込んでくる。全体の核心を知りえたという確信が、原因的障害が見つかったという確信が生じる。この原因的障害とは、表面に現れて記述の対象となりうるようなすべての障害を土台石のように支えているものである。この場合にわれわれは、ベルグソンのいう直観と全く近似のものとして、現象学的直観という言葉を用いることができる》(145)。

ヤスパースが彼の「現象学」から除外した「本質直観」を、積極的に自らの方法論的出発点とした人としては、ミンコフスキーのほかに、とりわけビンスヴァンガーがいる。

ビンスヴァンガーは、周知の通り、フロイトの精神分析に対する疑問からフッサール現象学に接近し、さらにハイデッガーの哲学に深く動かされて「現存在分析《ダーザインスアナリューゼ》」の始祖となり、晩年には再びフッサール現象学への回帰を見せた人である。「現象学について」と題する初期の論文(一九二三)で、彼はこう言う。(4)《精神病理学的現象学者は〔記述的精神病理学者のように〕言葉を用いた概念からなんらかの判断をひきだすのではなく、自分自身、言葉の意味の中へはいりこむ。ここでもやはり「対象を見ることによって自分が対象の中にはいりこんでいるのを感じとる」ということがなされる。……もちろん現象学者もいろいろな属性や特徴の記述的に正確な把握を必要とするけれども、それは決して記述それ自体を目的としたり、それを概念の構成要素として用いることを目的としているためではなく、これらの記述された属性や特徴から出発して、つねに事象それ自体へ、対象そのものの直観へと到達しようとするためである》(邦訳四四頁)。《現象学者が精神病理的体験を分析する場合……彼は患者の言語的表現が彼の心の中に生じさせる意味の中にはいりこみ、言語によって間接的に示される異常な心的現象それ自体の中をのぞきこもうとする。……どんな場合にもわれわれわれは体験を通じてこの体験する人間の中へとはいりこみ、これを直観することになる》(邦訳五八頁)。

このビンスヴァンガーの言葉から、彼が現象学的精神病理学において「直観」しようとしていたものが患者の「人間《ペルゾーン》」そのものであることがわかる。ミンコフスキーにとっても、(5)彼が「現象学的直観」によって見出す「原因的障害《トゥルブル・ジェネラトゥール》」は、例えば分裂病においては「現実との生命的接触の喪失」(62ff)であり、《現実との生命的接触とは、周囲との諸関係における生きた人格《ペルソナリテ》の根幹あるいは本質そのものを指している》(66)。

ここでペルゾーン、ペルソナリテ、あるいは人間《メンシュ》としてとらえられているものはなにか。精神病的事態において「言語によって間接的に示される異常な心的現象」をとらえるためにそこへ「はいりこむ」必要のある患者の人間とは、いかなる現象であるのか。ビンスヴァンガーのその後の現象学的な関心は、もっぱらこの点に向けられる。そして、彼の思索をこの方向に大きく前進させたのは、ときあたかも世に出たばかりの、ハイデッガーの『存在と時間』(一九二七)であった。

ハイデッガーの哲学において、ビンスヴァンガーに最も大きなインパクトを与えたのは、人間的現存在の構造が世界内存在として規定されていることであった。ハイデッガーが世界内存在を超越と見たことによって、従来の心理学を(したがってまた精神病理学をも)

支配していた主客分離の「禍根」が——つまり主体としての人間《メンシュ》や人格《ペルゾーン》と、客体としての対象や環界との分裂が——止揚され、《超越のなかで保証された現存在と世界との統一》(邦訳二六二頁)が提示されることになる。[6]《「現存在が超越する」ということは、現存在がその存在の本質のなかで世界を形成しつつ、しかも、それは世界を生起させるという意味をも含めて「形成《ビルデント》」しつつ、世界とともにひとつの根源的な光景《アンブリック》(形象《ビルト》)を与えるということである。この光景は、それとしてはとらえられないけれども、そのつどの現存在自身をも含めたすべての歴然たる存在にとって、ほかならぬ「前形象《フォア・ビルト》」としてはたらいている》[7]というハイデッガーの言表は、ビンスヴァンガーが躁鬱病や分裂病の諸症例について、それぞれの患者の、そのつどの現存在様式における、それぞれ特徴的な「世界内存在の変容」について語ることを正当化するものであった。[8]

こうしてビンスヴァンガーは、例えば彼の一連の分裂病研究[9]の中でも範例的な一篇とみなしうる「症例エレン・ヴェスト」において、「地上の世界」における「歩み」と「空中の世界」における「飛翔」と「地中地下の世界」における「爬行」という、三つの運動形式(99——邦訳一四一、一四二頁)、輝かしい「エーテルの世界」と陰鬱な「墓穴の世界」との二律背反(101——邦訳一四四、一四五頁)などについて語り、これらの選択肢に引き裂かれた現存在の「自然な経験の一貫性の解体」(14——邦訳七頁)を、分裂病者の現存在を構成する最も基本的な概念カテゴリーとみなす。

いうまでもなく、ハイデッガーが現存在を「世界内存在」として規定したのは、現存在がもろもろの存在者へ関心《ゾルゲ》を向けることによって、それらの存在者を「……するため」という意味指示性《ベドイトザームカイト》の関連の中で見出す場所としての世界を開き、そこに「住みついている」という構造を示すためであった。したがって、世界とは現存在の「現《ダー》」の開けであり、ビンスヴァンガー自身も明確に述べているように、現存在の存在——「現」の場所に出で立っていることとしての「実存《エクシステンツ》」——とは不可分の存在論的な場所、あるいは現存在がそれであるところの超越の場所である。このような超越論的規定としての世界を、結局は経験的・存在的な「世界」と混同してしまった点に、ビンスヴァンガーの一つの限界があることは間違いない。*

* このいわば「世界の物象化」が、ビンスヴァンガーにおけるいまひとつの問題を含んだ概念を、つまり「愛における世界超越存在」(Über-die-Welt-hinaus-sein in der Liebe) の概念を生み出している。彼の『人間的現存在の根本形式と認識』(初版一九四二)[10] において展開されているこの概念については、すでに辻村公一[11]の的確な批判が提出されている。

精神病理学の内部で、ビンスヴァンガーの「ハイデッガー誤解」を鋭く批判したのは、ボスである[12]。ボスは、《ハイデッガーの意味での人間存在を特徴づける超越や世界内存在とは、決して第一義的内在から生じ、あれやこれやの「現存在様式」に「変容」しうるような態度様式を意味しはしない。超越や世界内存在はむしろ、すでにつねに同じ仕方で不変的に現存在の一切の関与の基盤をなしている本質構造に対する謂に他ならない》（邦訳一〇二頁）と述べ、さらに《鬱病者も分裂病者も健康者も、たとえ全く異なった知覚作用と態度様式の形をとるとはいえ、存在の明るみの領域としての同じ「世界」に属している》（邦訳一一九頁）という。

しかしながら、ハイデッガーの表現に忠実であるということと、精神医学の――ことに分裂病の――真実に忠実であることとは、当然別のことがらでなくてはならない。ハイデッガーが世界内存在という表現で言い表した現存在のありかたこそが、分裂病者において本質的に疑問に付されているのかもしれないからである。ハイデッガー自身は当然のこととして、ボスという精神科医も、主として外来通院の神経症患者の診療に従事していて、ビンスヴァンガーのように重症の分裂病患者の入院治療の経験を持たないという事情を、この際考慮に入れなくてはならないだろう。のちにも述べるように、精神医学における現象学的な思索は、ただ臨床の現場において、患者との長期間にわたる親密な治療関係を媒介としてのみ成立しうるものなのだからである。ミンコフスキーやビンスヴァンガーの強調している「現象学的直観」は、しばしば誤解されているように、初対面の患者から瞬間的に感じとられるインスピレイションのような「直感」のことではない。患者からなにごとかを「現象学的」に見てとろうとするならば、なによりもまずその患者との人間的あるいは間主観的な出会いが必要となる。この出会いの場が患者の現存在の「現《ダー》」の開けを、患者自身だけでなく精神科医にとっても開示してくれるのだとすれば、ビンスヴァンガーが分裂病患者についてその世界内存在の変容を云々したのは、そのこと自体としては全く正当なことだったといわねばならない。

　もしビンスヴァンガーの現存在分析に問題があるとすれば、それはむしろ、彼が患者の語る隠喩的な表現を現存在分析的に解釈し、それによって患者の世界内存在や世界の変容を記述することに終始して、そこでどのようにして世界内存在自体が成立し難くなっているかについての考察を行なっていない点にあるだろう。世界内存在が「無問題的に」成立しうるためには、ハイデッガーが述べているように、現存在が諸事物のもとに住み慣れ、馴染んでいることとしての「内にあること」が、つまり世界との親しさが不可欠である（もちろん、この「親しさ」は心理学的次元で述べられるような経験的な意味ではなく、超越論的・実存論的な意味に解さなくてはならない）。分裂病者において危機にさらされているもの、分裂病者がその確保のために――一般に「症状」と呼ばれている異常で非現実的な経験の次元に足を踏み入れてまで――必死に努力しているもの、それはほかでもない、この根源的でアプリオリな「世界との親しさ」なのである。ボスはこのことに気づかなかった。ビンスヴァンガーはこれを的確に見抜いていながら（例えば「自然の経験の一貫性の解体」の概念)、この問題を主題的に展開することをしなかった。このいわば取り残された課題を果そうとしているのが、ブランケンブルクや私自身を含むその次の世代だということができる。

三

ヤスパースに源を発する記述現象学についてはいうまでもないことだが、ミンコフスキーやビンスヴァンガーが精神病理学に導入した人間学的あるいは現存在分析的な現象学も、もともと特定の病態や疾患に限られることなく、広く精神病理学一般の方法論として構想されたものだった。この方向における彼らの最初のまとまった著作——ミンコフスキーの『生きられる時間』[13]とビンスヴァンガーの『観念奔逸について』[14]——では、現象学的な語り口が、とりわけ鬱病や躁病の分析に用いられている。この二人以外にも、初期の現象学的・人間学的研究の中には、分裂病よりもむしろ鬱病とその周辺領域、特にその時間論的な考察に向けられたものが多い(ゲープザッテル[15]、シュトラウス[16]など)。そしてこの流れからは、周知のごとくテレンバッハのメランコリー論[17]が生まれている。晩年に再びフッサール現象学への回帰を示したビンスヴァンガーがまず試みたのも、『メランコリーと躁病』[18]についての考察だった。

しかし、ここで一つの興味深い事実を指摘することができる。ビンスヴァンガーの分裂病研究を継承し、その世界理解の問題点を克服しながら、間主観性と自己・世界関係の構造を掘り下げている（例えばブランケンブルクの）現象学的分裂病論と較べてみるとき、同じく現象学を標榜している精神病理学者たちによる躁鬱病論は、決して第一級の現象学的研究とはみなしえないのである。ビンスヴァンガー自身の『メランコリーと躁病』が、すでに完全な失敗作であることについては、これまでに何度か述べたことがあるので繰返さない[19]。ここでは「現象学」は、ほとんど内容空虚な概念貯蔵庫以外のなにものでもなくなっている。テレンバッハのメランコリー論にしても、それが人間学的状況論としてはいかにすぐれたものであるとはいえ、現象学として語りうるような性質のものではない。極めて表明的に現象学を標榜しているクラウスの躁鬱病論[20]でさえ、その内実は十分に現象学的とは言いえないものとなっている。さらに、分裂病に関してあれほどすぐれた現象学的研究を数多く発表しているブランケンブルクですら、こと躁鬱病に関しては、およそ現象学的とは呼びにくい躁病論を二篇書いているだけなのである[21]。

なにゆえに、躁鬱病の現象学的研究はこれほどまでに不毛なのか。そこにはいくつかの、互いに深く関連しあった要因を見出せるように思われる。

まず、他の医学領域ではほとんど考えられないことだろうけれども、精神科医というものは、だれもがあらゆる精神疾患を同じように理解しうるわけではなくて、それぞれがいわば自分の波長に合った、得意の病気をレパートリーとして持っているという特殊な事情を挙げることができる。これは、比較的稀な疾患に関して、経験の差がものをいうというような種類のことではない。極端にいうと、分裂病のことは非常によく判るのに、躁鬱病のことになるとどうも勝手が違うという、いわば「分裂病向き」の精神科医と、逆に、躁鬱病は得手だが分裂病は苦手だという「躁鬱病向き」の精神科医とがいる、ということだ。ビンスヴァンガーやブランケンブルクはどうやら前者に属しているようだし、テレンバッハとクラウスは後者の分類に入れてよいだろう。それはちょうど、分裂病と躁鬱病はそれぞれ別の波長の波を出していて、それをキャッチするには別個の受信装置を必要とするとでも言えるような具合なのである。

さらに興味深いことには、精神科医がそれぞれ得意にしているこの「波長」は、彼の作り出す理論の種類までも決定してしまう。フロイトをはじめとして、精神分析の流れを汲む大多数の精神科医が、神経症とその近接領域を得意のレパートリーとしていることを想起しておこう。このグループに属しているボスと、属していないビンスヴァンガーとの、決定的な観点の相違についてはすでに触れておいた。精神分析が個人的無意識や欲動の力動論に強い関心を向け、ヒステリーや強迫症をはじめとする神経症の治療技法を理論化する点で力量を発揮したのは、決して偶然ではない。精神分析家が彼自身の内面的構造から最も鋭敏に感じとることのできる周波数帯域は、そのまま神経症の帯域だということなのだ。だから彼らがたまたま分裂病や躁鬱病の患者を治療することになったとき、彼らはそれらの精神病の中にすら神経症の機制を見てとって、これをあたかも神経症患者であるかのように扱うのである。精神分析学という理論体系は、本質的に、神経症向きの治療者のための、神経症向きの理論体系なのだ。

これとよく似たことが、現象学と分裂病との関係についても言えるのではないか。分裂病向きの精神科医は、躁鬱病患者をも分裂病論的な眼で見、分裂病患者に対するのと同じ手口で治療しようとする。その逆のことが、そのまま躁鬱病向きの精神科医についても言える。そしてその場合、どうやら現象学というアンテナは、躁鬱病ではなくて分裂病をキャッチするのに適した特性を持っていると言えそうなのである。だから、分裂病向きの研究者は現象学には親和的だが躁鬱病を語るには適していないし、一方、躁鬱病向きの研究者には、そもそも現象学的な手法自体がなじまない、ということになる。だから「躁鬱病の現象学」という組み合わせには、どこか形容矛盾のような違和感がつきまとうのである。

それはどういうことなのだろう。

現象学はフッサール以来、日常性の現実を括弧に入れて宙吊りにする、いわゆる「エポケー」ないし「現象学的還元」の操作を生命にしている。この現象学的態度が、躁鬱病者特有の対世界関係と根本的に波長が合わないのである。分裂病者とちがって躁鬱病者は、病前からその際立った日常的秩序や経験への依存性を特徴としている。彼らは、共同体の伝統的規範によってすでに構成ずみの日常性の経験財と（しばしば過剰に）同一化することによって、自己の存在の安定を確保している。所与の日常的現実を疑問視し、そのつど新たに自己世界を構成しなおすという創造的で未来志向的な営みは、彼らにとっては最も縁遠い、冒険的ともいえる所業なのである。ゲープザッテルの「生成抑止」、テレンバッハの「インクルデンツ＝レマネンツ」、私自身の「ポスト・フェストゥム構造」などの諸概念は、いずれも躁鬱病者特有の反未来的・創造回避的な存在様式に着目したものだった[22]。だから、現象学というものが、日常性のあらゆる自明性《ドクサ》を疑問に付し、その妥当性を停止して、自己や世界の絶えまない構成の動きそのものに焦点を合わせる営みである以上、現象学は、すべてが経験的・日常的次元において強固に構成されてしまっている躁鬱病者の世界には、ほとんど手掛りを見出しえないことになるだろう。現象学とは、いわばこの上なく「非躁鬱病的」な知的営為なのである。そしてこれとはうらはらに、現象学はきわめて「分裂病向き」[23]の知的姿勢に対応し、分裂病はそれ自体きわめて「現象学的」な事態だということができる。

## 四

分裂病という精神病理的事態と、そして分裂病に「波長の合う」研究者とのもつこの

「現象学親和性」が、ブランケンブルクの分裂病論の最も主要な原動力となっていることは疑うことができない。

ブランケンブルクは、従来の現象学的・現存在分析的な分裂病研究が、もっぱら「妄想の世界」に関心を向けてきたことを反省し、妄想のような産出症状によって覆われることの少ない単純型分裂病の症例を手掛りにして、分裂病の「基礎障害」への問いを立てようとする。

《現象学的・現存在分析的な世界概念は、ヤスパースの世界概念とは違っている。「世界《ヴェルト》」とは、ここでは単なるさまざまな表象内容の総体をさすものではないし、世界との関係《ヴェルトベツォーゲンハイト》も対象への志向性に尽きるものではない。現象学的研究のすべてがそうであるように、現象学的・現存在分析的な研究方向も、世界との関係に関して、対象的《ゲーゲンシュテントリッヒ》な関係から前対象的《フォアゲーゲンシュテントリッヒ》な関係へ、述語的《プレディカティーフ》な関係から前述語的《フォアプレディカティーフ》な関係へと立ち返るという姿勢をもつ。……それゆえ、現象学的精神病理学にとって重要な一つの課題は、ほかならぬ妄想が、つまり狭義の〔述語的な〕異常「内容」が存在しない場合にも、そこに世界内存在の〔前述語的な〕変化を見出すということである(24)》。

世界との「対象的な関係から前対象的な関係へ、述語的な関係から前述語的な関係へ」というのは、要するに「構成された意味内容から意味を構成する作用それ自体へ」ということである。さきに「現存在の超越」に関して引用したハイデッガーの言表、《「現存在が超越する」ということは、現存在がその存在の本質のなかで世界を形成しつつ……世界とともにひとつの根源的な光景（形象《ビルト》）を与えるということである。この光景は……そのつどの現存在自身をも含めたすべての歴然たる存在にとって、ほかならぬ「前形象《フォア・ビルト》」としてはたらいている(25)》は、この現象学的遡行を踏まえて言われたことにほかならない。そしてこの「世界を形成しつつ、世界に根源的な前形象を与える」超越のはたらきが、現存在の本質にほかならないのであってみれば、ビンスヴァンガーを継承したブランケンブルクの関心が、この超越そのものの――フッサール的な言い方をすれば「超越論的自我」の構成のいとなみの――分裂病性の変化（疎外《アリエナツィオーン》）に向けられたのは、当然の帰結である。

ブランケンブルクは、分裂病者においては世界や自己自身との「前志向的」、「前述語的」な関係が自明性を失って、現象学のいう「エポケー」にも似た或る種の「宙吊り」の状態が出現しているのだと考える。精神医学がいうところの、いわゆる「自我障害」は、彼によれば「自然的」あるいは「経験的」な自我と、超越論的自我との関係の障害である。

しかし、《自然的自己と超越論的自己、投企された自己と投企する自己との関係を規定することは困難である。この二つは、同じものでありながら、しかも異なったものでもある。……たとえていうならば、われわれはフッサールの現象学的分析に従って、「源泉から流れ出る」生の営みから経験的自我という沈渣が形成される、絶え間ない「排出」ないしは「沈積」の過程を問題にしているといえる。源泉と凝固産物とは、人間が生きている限りけっして切り離すことはできない……。とはいっても、この二つは一つに重なり合っているわけでもない。……両者の連関は、流動性にあふれた絶えざる過程的な事態として考えなければならない。考えるだけでなく、それを可能なかぎり明瞭に見てとらねばならない。……これらの患者において一次的に「狂って」（位置がずれて）いるのは、自然的自我ではなくて超越論的自我、ないしはこの二つの自我の間の関係であるということが、すでに妄想患者については明らかにされている。ここでは妄想の見られない分裂病者について、同じことを示したいのである》[26]（傍点引用者）。

　このいささか長文の引用個所には、ブランケンブルクの分裂病論の基本的姿勢が――そして、極めて逆説的ではあるが、ブランケンブルク自身現在のところまだ十分に展開しているとはいいがたい、現象学的分裂病論の中心的問題点が――明確に語り出されている。分裂病とは――あるいは分裂病性の疎外ないしは「非自己化《アリエナツィオーン》」とは――現存在の超越そのものにほかならないところの「超越論的自我」という「源泉」から、「経験的自我」が絶え間なく沈積する流動的な過程そのものの「ずれ」なのである。「ずれ」ているのは、つまり狂っているのは、「自然的自我ではなくて、超越論的自我、ないしはこの二つの自我の間の関係」である。この「ないしは」が語り出している真実、それは「超越論的自我」というものが、「自然的自我」とは別に――「二つの自我」の一方として――存在しているわけではなく、この「二つの自我の間の関係」そのものが「超越論的自我」なのだ、ということである。関係そのものでありながら、関係が関係として構成されたときには、つねに関係の一方の項として振舞うことになるような一つの不可思議な原理、それが分裂病というこれほどまでに奇異な病態を生み出している基礎障害の座としての——ブランケンブルクのいう——「超越論的自我」だということになる。[27] この「関係の原理」が機能不全に陥ったとき、その結果は関係のもう一方の項である(「凝固産物」としての)「自然的自我」の危機ということになるだろうし、同時にまた、このきわめて動的なドラマ全体の演じられる舞台としての「自己」の「非自己化」ということになるだろう。妄想型分裂病における「自己の他有化」も、非妄想型分裂病における「自明性の喪失」も、この「自己の非自己化」のヴァリエイションにすぎない。

## 五

現象学的精神病理学が、その方法論的特性それ自体に固有のパースペクティヴによって、分裂病論においてそのもっとも豊かな展開を示していることを見とどけてきたからには、われわれは次に、分裂病性の「非自己化《アリエナツイオーン》」の中心的な問題である「自己」の自己自身との同一性と差異性の関係をも、現象学の視野の中に収めなくてはならないだろう。この関係の解体こそが、ミンコフスキーのいう「現実との生命的接触の喪失」や、ビンスヴァンガーのいう「自然な経験の一貫性の解体」よりもさらに基礎にある、より基底的な「原因的障害」であると思われるのに、これまでの現象学的精神病理学は、この問題を主題的に問うことをしてこなかった。

すでに述べたように、ビンスヴァンガーは世界内存在としての現存在とその世界との分裂病性の変容について語り、ブランケンブルクは、このような変容を可能にする条件としての、超越論的自我による（経験的）自我と世界との構成の障害を問題にした。こうして、フッサールからハイデッガーへの現象学の「深まり」は、精神病理学の内部でも「共体験」されている。しかしこれまでの精神病理学は、この「深まり」のもっとも重要な成果を、なぜか素通りしてきた。その重要な成果とは、ハイデッガー哲学を現象学から存在論へと導くモメントとなった概念、しかしそれ自体はなお完全に現象学の射程範囲内に属している概念であるところの、「存在論的差異《オントローギッシェ・ディフェレンツ》」の概念である。この概念との対決なしに、自己の自己性における差異と同一の問題を現象学的に論じることは不可能だろう。「存在《ザイン》と存在者《ザイエンデス》の差異」としての「存在論的差異」の概念自体は、『根拠の本質について』においてはじめて用いられたものであるが（WG15）、その考えはすでに『存在と時間』の序論において明示され(28)、何故に「存在の意味」を問う存在論の「通路」（SZ35）としての現象学が、「現存在の分析論」の形をとらなくてはならないかの根拠という形で述べられている。《存在者の存在は、それ自身一つの存在者「である」のではない》（SZ6）。《存在が問われるものであって、しかも存在とは存在者の存在のことであるかぎり、存在への問いにおいて、問いかけられるものは存在者自身だということになる。この存在者が、いわば自らの存在のことを尋ねられるのである》(SZ6)。この「問いかけられるものとしての存在者」としてハイデッガーの選び出したのが、「問うもの」であるところのわれわれ自身がそれである「現存在」という存在者であった。そしてその選択の理由は、《現存在は、単に他の存在者たちにまじって立ち現れるだけではないような存在者である。むしろ、現存在の存在者としての特徴は、この存在者にとって、自らが存在することにおいて、この存在すること自体が問題になる点にある》(SZ12)ということで示される。

現存在は、それぞれ「私のもの」であるところの、一個の存在者として存在する。しかし、存在そのもの、存在することそれ自体は、けっして一個の存在者ではなく、「私のもの」でも「彼のもの」でもありえない。現存在が《そのつど私自身がそれである存在者であり、その存在はそのつど私のものである》(SZ114)ことが可能となるのは、現存在が本来無人称である存在それ自体を「そのつど私のもの」として引き受けるという形で、存在者と存在とのあいだに関係が生じた場合のみである。「私が私である」という自己の同一性は、こうして、存在者が、それ自体は存在者ではないところの存在一般と、存在論的差異をへだてて関わるところにのみ成立する事態である。自己の同一性は、存在論的差異によって担われている。

この「関わり」のことを、ハイデッガーは「超越《トランスツェンデンツ》」と呼ぶ。《現存在の特筆すべき特徴が、存在するということを理解しながら存在者とかかわる点にあるとするならば、存在論的差異を事実的に成立させている「差異化しうる」ということは、そのこと自身の可能性の根源を、現存在の本質の根拠のうちに確保しているのでなくてはならない。存在論的差異のこの根拠を、われわれは先取り的に、現存在の超越と名づける》(WG15f)。《超越において、現存在ははじめて、みずからそれであるところの存在者に、つまり自己「自身」としての現存在に到達する。超越が自己性を構成する》(WG19)。

ということはつまり、超越において超えられる存在者としての現存在と、同じ超越において到達される、自己自身としての現存在とのあいだに、同一性と差異性とが同時にさしはさまれるということである。そして、私自身がそれである現存在の自己性とはこの同一即差異としての存在論的差異そのもの、あるいはその根拠としての超越のはたらきそのものだということになる。

分裂病が自己の自己性の病態だということは、右の文脈でとらえれば、分裂病がこの超越のはたらきそのものの、ひいては存在論的差異そのものの病態だということを意味している。さきに引用したブランケンブルクのテキストは、分裂病を、この超越のはたらきそのものであるところの「超越論的自我」と、そこから不断に排出される「経験的自我」との「関係」の病態として規定していた。しかもこの「関係」とは、この関係それ自身であると同時に関係の「一項」でもあるところの、「超越論的自我」のことに他ならなかった。

AとBとの関係において、この関係それ自体がAであるという——つまり、Aはこの関係の一項であると同時に関係そのものでもあるという——この一見不条理な「関係」の構造は、実はハイデッガーの「存在論的差異」が内に秘めている「不条理」を反映している。「存在者と存在それ自体とのあいだの差異」は、単純に「存在者」および「存在それ自体」として同定されうるような二項間の差異として理解できるものではない。存在から切り離された「存在者」は存在しえないし、存在は「存在者の存在」としてしか「存在」たりえないのであって、「存在それ自体」といっても、それはすでに存在論的差異の中に取り込まれていることによって、つまり、自らそれではないところの「存在者の存在」へと変化し、形を与えられることによってしか、「存在」ではありえないのである。だから、「存在者と存在それ自体とのあいだの差異」という場合の「あいだ」こそ、存在を存在として、存在者を存在者として、ということはとりもなおさず、存在論的差異を存在論的差異として成り立たせている場所であり、根拠としての超越である、ということになるだろう。ブランケンブルクが分裂病の基礎障害の座として取り出そうとした「超越論的自我」とは、実はこの「あいだ」のことに他ならないというべきだろう。

## 六

現存在の存在が「そのつど私のもの」であるという事態、つまり、だれのものでもない「存在」（あるということ）が「私のもの」として所有されるという事態、この「存在から所有への移行《ずれ》」が生じるのは、どのような条件のもとにおいてであろうか。この問いに、自己の自己性、その根拠としての現存在の超越、存在論的差異などの一切の問題が集約されているのではないのか。そしてこの問いは、分裂病者の現存在において根底から疑問に付されているものが何であるかをも、同時に指し示しているのではないのか。

鏡像段階において自ら母の欠如を埋めるものとしてのファリュスであった幼児が、エディプス期での「父の名」の出現に触発されて、この母との未分化な双数的一者性を断念し、その代償としてファリュスをもつものとしての父と同一化し、それによって絶対的他者（「大文字の他者」）に媒介された主体性を獲得するに至るとするラカンのテーゼは、この「存在から所有への移行」の問題についての、精神分析の立場からの注目すべき発言であるように思われる。しかし、ラカンがいかに深くハイデッガーの現象学に触れていたとはいえ、このテーゼは、それが深層心理学的発達仮説にとどまるかぎり、現象学の範囲内では扱いえないものであるだろう。われわれにとって必要なのは、このテーゼの現象学的読解である。

そこで問題になるのは、「ファリュス」という隠喩で意味されている現存在の能記性、端的に言えば身体の能記（およびその所記としての「欲望」）である。「ファリュスである」状態とは、現存在が存在論的差異によって距てられることなく、自己自身とのトートロジーの直接性にまどろんでいる状態を指している。この無媒介的な存在の次元においては、いささかの差異も、またなんらのあいだも生じていない。それが生じてきて、自己の無差別のトートロジーが自己と自己との差異に担われた同一性に変化するのは、超越の能記である「父の名」のはたらきによって、自己が「大文字の他者」の絶対的他性に直面させられ、「ファリュスである」存在から「ファリュスをもつ」現存在にまで置き移されたときである。存在から所有へのこのずれ、それはまた、「自己を所有するもの」と「自己という所有物」とのあいだのずれでもあるだろう。このずれが、現存在に主体性と自己性とを可能にする。それと同時にこのずれは、現実に現存在の前に立ち現れる他者たち（相対的他者、「小文字の対象」）と自己自身との「間」を区別として成立させるところの、「大文字の他者」の出現の場でもある。

存在と所有とのあいだのこのずれから、われわれ現存在がそのつど私のものである一個の（身体＝ファリュスをもった）存在者として、「現《ダー》」の場所を（他動詞的に）存在しなくてはならぬ（zu sein *haben*）という事実性が発生し、人間にとっての言語その他一切の象徴的な営みが発生する。われわれがそれぞれ一個の「私」として、多くの他者たちとの「あいだ」を生きなくてはならないのも、またその失敗から分裂病というような病態が生じてきうるのも、すべてその源泉はこのずれにあると言ってよい。ハイデッガーの意味での世界内存在も、その変異としての分裂病も、その可能性の根拠を現存在の身体性にもっている。「初めに身体ありき」——これが現象学的営為全体の源泉であると同時に、その限界をも標示している。

**＊註**

＊ 外国文献で邦訳のあるものからの引用は、邦訳を参考にして直接原文から訳出した。頁数は特に付記せぬかぎり原書のものである。

（1） Jaspers, K.: Allgemeine Psychopathologie. 6. Aufl. Springer, Berlin/Göttingen/Heidelberg (1953)〔内村・西丸・島崎・岡田訳『精神病理学総論』岩波書店、一九五四年〕。

（2） Schneider, K.: Klinische Psychopathologie. 6. Aufl. Thieme, Stuttgart (1962)〔平井・鹿子木訳『臨床精神病理学』文光堂、一九七五年〕。

（3） Minkowski, E.: Phénoménologie et analyse existentielle en psychopathologie. L'Évolution psychiatrique XIII; 137 (1948).

（4） Binswanger, L.: Ausgewählte Vorträge und Aufsätze I, Zur phänomenologischen Anthropologie. Francke, Bern (1947)〔荻野・木村・宮本訳『現象学的人間学』みすず書房、一九六七年〕。

(5) Minkowski, E.: La schizophrénie. Psychopathologie des schizoïdes et des schizophrènes. Desclée de Brouwer, Paris (1953)〔村上訳『精神分裂病』みすず書房、一九五四年〕。

(6) Binswanger, L.: op. cit., S. 193.

(7) Heidegger, M.: Vom Wesen des Grundes. 4. Aufl. S. 97 f. Klostermann, Frankfurt a. M. (1955).

(8) Binswanger, L.: op. cit., S. 194 f.〔邦訳二六三頁〕。

(9) Binswanger, L.: Schizophrenie. Neske, Pfullingen (1957)〔新海・宮本・木村訳『精神分裂病 I』みすず書房、一九五九年〕。訳語は一部変更した。

(10) Binswanger, L.: Grundformen und Erkenntnis menschlichen Daseins. 3. Aufl. Reinhardt, München/Basel (1962).

(11) 辻村公一『ハイデッガー論攷』二六三頁、創文社、一九七一年。

(12) Boss, M.: Psychoanalyse und Daseinsanalytik. Huber, Bern (1957)〔笠原・三好訳『精神分析と現存在分析論』みすず書房、一九六二年〕。

(13) Minkowski, E.: Le temps vécu. Études phénoménologiques et psychopathologiques. Delachaux et Niestlé, Neuchâtel (1933)〔中江・清水・大橋訳『生きられる時間1・2』みすず書房、一九七二—七三年〕。

(14) Binswanger, L.: Über Ideenflucht. Orell Füssli, Zürich (1933).

(15) Gebsattel, V. E. v.: Zeitbezogenes Zwangsdenken in der Melancholie (1928). In: Prolegomena zu einer medizinischen Anthropologie. Springer, Berlin/Göttingen/Heidelberg (1954).

(16) Straus, E.: Das Zeiterlebnis in der endogenen Depression und in der psychopathischen Verstimmung (1928). In: Psychologie der menschlichen Welt. Springer, Berlin/Göttingen/

Heidelberg (1960).

(17) Tellenbach, H.: Melancholie. Problemgeschichte•Endogenität•Typologie•Pathogenese•Klinik. 3. Aufl, Springer, Berlin/Heidelberg (1976)〔木村訳『メランコリー』みすず書房、一九七八年〕。

(18) Binswanger, L.: Melancholie und Manie. Phänomenologische Studien. Neske, Pfullingen (1960)〔山本・宇野・森山訳『うつ病と躁病』みすず書房、一九七二年〕。

(19) 例えば、木村敏『時間と自己』〔中公新書、一九八二年、一一二頁以下参照〕、『木村敏著作集2』弘文堂、二〇〇一年。

(20) Kraus, A.: Sozialverhalten und Psychose Manisch-Depressiver. Enke, Stuttgart (1977)〔岡本訳『躁うつ病と対人行動——実存分析と役割分析』みすず書房、一九八三年〕。

(21) Blankenburg, W.: Lebensgeschichtliche Faktoren bei manischen Psychosen. Nervenarzt, 35; 536-539 (1964).

(22) 木村敏『時間と自己』〔中公新書、一九八二年、一〇七頁以下参照〕。

(23) Blankenburg, W.: Der Verlust der natürlichen Selbstverständlichkeit. Ein Beitrag zur Psychopathologie symptomarmer Schizophrenien. Enke, Stuttgart (1971)〔木村・岡本・島訳『自明性の喪失——分裂病の現象学』みすず書房、一九七八年〕。

(24) Blankenburg, W.: op. cit. 邦訳八一九頁。

(25) Heidegger, M.: Vom Wesen des Grundes. 4. Aufl. S. 97 f. Klostermann, Frankfurt a. M. (1955).

(26) Blankenburg, W.: op. cit. 邦訳一六六—一六七頁。

(27) ヘーゲルの《自我は関係の内容でもあり、また関係すること自体でもある》〔Hegel, G. W. F.:

Phänomenologie des Geistes. Theorie Werkausgabe, Suhrkamp, Frankfurt a. M. (1970), S. 137 f. を想起することもできるだろう」。

(28) Heidegger, M.: Sein und Zeit. 7. Aufl., Niemeyer, Tübingen (1953).

**略号**

AP=Allgemeine Psychopathologie (Jaspers)
KP=Klinische Psychopathologie (Schneider)
WG=Vom Wesen des Grundes (Heidegger)
SZ=Sein und Zeit (Heidegger)

日本現象学会編『現象学年報』2、北斗出版、一九八五年。

# 六章　直観的現象学と差異の問題——現象学的精神医学の立場から

## 一　はじめに

「現象学」(Phänomenologie, phenomenology) という言葉は精神医学の内部でも非常に多様な使われかたをしております。英語圏で phenomenology という場合には、哲学での現象学とはまったく無関係に、表面に現れ出ている個々の現象や現象像の全体についての研究ないし調査の意味であることが多く、この場合「現象」とはあくまで経験的に観察可能なもののことを指しています。精神医学が実証的・自然科学的な医学の一分野であろうとする傾向を強めてきて以来、この種の「現象学」とそれに当然属している客観化への要請はますます顕著になってきました。ドイツやフランスでも、最近の自然科学的精神医学の方向をもつ文献においては「現象学」のこの種の用法が目立っております。

これに対して、ドイツやフランスを中心とするいわゆる「現象学的精神医学」で「現象学」の語が用いられる場合には、そこにかならずブレンターノ＝フッサール＝ハイデッガーとつづく哲学的現象学へのなんらかの態度表明がなされています。ということはつまり、「現象」を単純に「客体」と同一視せず、主体のなんらかの志向作用の相関概念として捉えようとする傾向が見られるということです。さらにいえばここでいう「現象」とは、患者について広く「病像」と呼ばれるもの（自然科学的精神医学のいう「現象」）において、診察者の主体的な姿勢いかんによって見えてきたり見えてこなかったりするものだということになります。したがってこの意味での「現象学」は、つねに診察者の自己意識や対象認知の仕方への反省を含んだ概念となるのです。

しかしこのような「主体的」精神医学における「現象学」の語の用法も、決して一義的ではありません。そこには大別して二つの用法があり、両者はたがいに鋭く対立する二つの学問的立場を反映しています。

その一方は、K・ヤスパースを鼻祖とする「記述的現象学」（deskriptive Phänomenologie）の流れです。ヤスパースは自らの方法論的基礎としての「現象学」の課題を、《患者が体験する心的状態をまざまざと思い浮かべ、それらの近縁関係にしたがって考察し、できるだけ明確に限定し、区別し、きちんとした用語で名づけること》[1]に限定し、フッサールのいう「本質直観」を表明的に排除いたしました。それは「本質直観」が彼のいう

「経験的手法」としての「現象学」と相容れないからです。ヤスパースの「現象学」は、その後K・シュナイダー、K・コンラート、J・ヴァイトブレヒト、G・フーバーらに受け継がれて、ドイツ精神病理学の現在の主流を形成しておりますが、これに属する研究者たちは、いずれも心と身体を明確に区別された別々の次元に属するものと考える「経験的二元論」の立場に立っており、「現象学」をもっぱら心の動静に関する「記述的心理学」として扱っています。いいかえると彼らはいずれも、心身の分離以前の統一的存在としての「人間」や「自己」、さらにはその「世界性」や「歴史性」などに関する諸問題を完全に視野の外に置くのです。このような観点は当然のことながら精神疾患の原因を身体面の病変に求める生物学的・自然科学的精神医学との間に親和性をもつことになり、彼らの「現象学」概念の用法は次第に英語圏のそれに近いものとなってきております。

これに対して同じく「現象学」を標榜するもう一方の立場は、精神病理学的事態に関して、生物学的・自然科学的な因果関連よりも、人間学的な意味関連あるいは了解関連を重視する点で、前者とははっきり異なっております。ここでは精神病は、人間と世界の関係、心と身体の関係の障害として捉えられ、「関係」そのものが実体よりも重視されます。「関係」そのものを客観的に知覚したり記述したりすることはできませんから、これを捉えようとすればどうしても一種の「本質直観」に頼らざるをえません。このような「関係の現象学」の立場を最初に学問的に表明したL・ビンスヴァンガーやE・ミンコフスキーが、彼らの学問的方法として直観[*]を重視したのはそのためです。「記述的現象学」に対してこれを「直観的現象学」と呼ぶこともできるでしょう。以下に述べようとする「現象学的精神医学」とは、この「直観的現象学」の立場に立つ精神医学を指していうのです。

* 現象学的方法としての「直観」(intuition, Anschauung) はもちろん推論的思惟に対立する高次の認識能力であるが、普通に「直感」と言われるような一種の感覚ではない。フッサールにおける現象学的直観は自然な経験の先入見に対して「判断停止」(Epoché) を行う「現象学的還元」の手続きをもってはじめて可能になるすぐれて知的な作用である。ただしビンスヴァンガーやミンコフスキーはこの手続きについて十分に留意していなかったように思われる。たとえばビンスヴァンガーは現象学的直観を説明するのに、詩人や画家が対象に向ける《別種の、より根源的かつ全体的な、精神的な捉え方》[2]を持ち出して、《対象を見ることによって自分が対象の中にはいりこんでいるのを感じとる》[3]と述べているが、このような「直観」はまだ十分に現象学的とは言えない。

## 二 現象学・現存在分析・人間学

精神医学における直観的現象学の方法論は、ビンスヴァンガーの「現存在分析」(Daseinsanalyse)[4]によって始められたといってよいでしょう。もちろんそのほかにもA・クローンフェルト、P・フェーダン、P・シルダーらのようにフッサール現象学を精神医学に応用しようとする試みはありましたが、フェーダンとシルダーはその後精神分析の道を歩んで現象学から離れていきましたし、クローンフェルトも私自身[5]による注目を除けば現象学的精神医学に対して大きな影響を残しているとは思われません。

ビンスヴァンガーがフッサール現象学に接近したのは、実は「現存在分析」の創始より以前のことで、それがはっきりと論文の形をとったのは『講演・論文選集Ⅰ』（邦訳『現象学的人間学』）に収められた「現象学について」（一九二三）です。この論文で彼は、現象学の行う記述は記述それ自体を目的とするものではなく、そこからさらに事象それ自体の直観に到達しようとするための媒介だといっております。患者の言葉もヤスパースの場合のようにそれ自体が記述的整理の客観的通路となるのではありません。《現象学者が精神病理学的体験を分析する場合……彼は患者の言語的表現が彼の心の中に生じさせる意味の中にはいりこみ、言語によって間接的に示される異常な心的現象それ自体の中をのぞきこもうとする。……どんな場合にもわれわれは体験を通じてこの体験する人間（Person）の中へとはいりこみ、これを直観することになる[6]》。ここで直観されるべき「人間《ペルゾーン》」が、記述的現象学における経験的心身二元論を越えたもの、いわば心と身体をつなぐ関係のうちに位置するものであることはいうまでもありません。

ビンスヴァンガーと同様にヤスパースの「現象学」を批判したミンコフスキーにとっても、彼が強調する「現象学的直観」によって見てとられるものは、《周囲との諸関係における人格（personnalité）の根幹あるいは本質そのもの》[7]としての「現実との生命的接触」でありました。彼が分裂病者においてこの「生命的接触」*が失われているというとき、彼は明らかに分裂病という病態を主体と世界との関係の障害とみていたのです。

＊ ビンスヴァンガーやミンコフスキーが現象学的に直観しようとしたものが、心身や自他の二元論的分離をつなぐ「関係」（Verhältnis）そのものであったということは、のちにわれわれにとって重大な問題を提起することになる。しかし残念なことに、現象学的精神医学のこの二人の創始者はこのことにまだ気づかなかった。彼らは二元論を止揚するに急なあまり、心と身体の一元性、主体と世界の一元性を主張するだけにとどまった。しかし、単なる一元論の立場からは関係についての問題意識は出てこない。関係は一元性が二元性をうちに含むことによってはじめて成立する。関係とは、同一における差異、差異における同一という弁証法の上にのみ可能となるものである。

ともあれ彼らにとって焦眉の問題は、この一元性の担い手としての「人間」を、単に直観するだけでなく、積極的に彼らの理論のなかへ位置づけることでした。現象学的精神医学がまた「人間学的」（anthropologisch）とも呼ばれるのはそのためなのです。そしてちょうどそのころ世に出たハイデッガーの『存在と時間』（一九二七）と、そこで展開された「現存在分析論」（Daseinsanalytik）の考えが、彼らの思索を大きくはばたかせることになったのです。*

* ただしここで明確にしておかなければならないのは、ハイデッガー自身は自らの「現存在分析論」をけっして「人間学」とはみなしていなかったということである。後にも述べるように、ハイデッガーが人間存在（彼のいう「現存在」Dasein）を主題的に論じたのは、あくまでそれを「通路」として存在一般への問いを遂行するためなのであって、人間の人間としてのありかたそのものを問題にするためではなかった。ちなみに彼が自らの哲学の中心的概念として「実存」（Existenz）の語を頻用しながら、自分の立場が「実存哲学」と呼ばれることを嫌ったのも、同じ理由によるものである。精神医学がハイデッガーの思想に触れるとき、この点には十分注意しておく必要がある。後に述べるビンスヴァンガーの「誤解」もこのことと関係があるだろう。

ビンスヴァンガーがハイデッガー哲学から取り入れた中心的な主題は、世界内存在（In-der-Welt-sein）としての人間的現存在という規定でありました。後に述べるように、ハイデッガーの世界内存在は「超越」（Transzendenz）という構造に担われています。世界は現存在の超越の場であり、現存在はそれが現存在であるかぎり超越という存在様態をもっております。このことによって主体としての人間と客体としての世界との間の二元論的分裂が止揚され、《超越のなかで保証された現存在と世界との統一》[8]が可能となるのです。*

*《ただひとつここで指摘しておかねばならないのは、世界内存在（In-der-Welt-sein）と超越（Transzendenz）とを同じものと見るということです。……この超越という概念にとって必至なのは、一方で、どこへ向かって超越がおこるのか、他方で、超越においてなにが超越されるのか、ということです。前者の、超越のおこる「どこへ向かって」を私たちは世界とよび、後者の、そのつど超越されるものは存在者そのものであり、しかもそのようなものとして現存在そのものが「実存している」ところの存在者でもまさにあるのです。言いかえると、超越として構成されるのは世界だけでなく――それが単なる世界の薄明としてであれ、客観的認識としてであれ――自己もまたそうなのです[9]》。

精神病における根源的事態を「人間が人間であることの障害」に見てとっていたビンスヴァンガーは、ハイデッガーの思想によって、それをそれぞれの患者の、そのつどの現存在様式における「世界内存在の変容」として語ることが可能になったと考えました。* たとえば彼の有名な分裂病症例「エレン・ヴェスト」の世界内存在は、輝かしい「エーテルの世界」と陰鬱な「墓穴の世界」との二律背反に引き裂かれており、分裂病特有の「自然な経験の一貫性の解体」をきたしているものとして分析されています[10]。

*《便宜上われわれの症例エレン・ヴェストにおける現存在形式の問題を、彼女がその内で「生きている」世界の諸形式から進めて行きたいと思う。世界はつねに、そのうちに現存在が実存しているところの何ものか（das Was）を意味するのみでなく、同時に、彼の実存の存在様式（das Wie）と存

在主体（das Wer）をも意味するものであるゆえに、この das Wie および das Wer の諸形式、言いかえれば内存在と自己存在の諸形式はその都度の世界を特徴づけることによって「まったくひとりでに」示されるものである》（ビンスヴァンガー）[11]。

ハイデッガーにとってはあくまで「存在論的」（ontologisch）な、現存在の「現」（Da）の「開けの場」（Lichtung）であった世界を、このようにして経験的に記述可能な「存在者的」（ontisch）で個人的な意味での存在様態として解したところに、ビンスヴァンガーの大きな「誤解」があったことはいうまでもありません。そして彼のこの「誤解」の背後には、彼が好んで引用するヘーゲルのことば、《個体性とは、自らの世界が自らの所有《もの》としてそれであるところのものである》（Die Individualität ist, was ihre Welt als die ihrige ist）[12]がありました。そしてハイデッガーが問うていたのは、この意味での「個体性」の如何に関する問題ではなくてむしろ「普遍的」な「存在の意味」だったのであり、彼が「そのつど私のもの」（Jemeiniges）としての現存在を問題にしたのは、後にも述べるように、このような彼の存在論を展開して行く上での「通路」としてにすぎなかったのであります。

M・ボスは、ビンスヴァンガーが「超越」といっているのは、主体性としての人間から客体性としての「世界」へ向かっての「主観的超越」にすぎないといって、ビンスヴァンガーによるハイデッガーの「誤解」を激しく攻撃しています。

《なぜなら例えば〔ハイデッガーの〕現存在分析論のいう超越とはつねにただ、現存在が存在に対してもつ際立って特別な関係といういみでの、すなわちすべての出会う者を明けひらく場所であることによって、世界を生起させるところの、「現」の出で立ち（Ausstehen des "Da"〔「現」の開けに耐えること——引用者〕）といういみでの、超出だからである。超越がこういうふうにまったく根源的に人間の現存在の自己性を構成しているからには、決してさしあたってまず自己ないし主体性があり、それが次いでいろいろに超越したりするなどということは、つまり主観的に事物へと超え出たり、あるいは事物を客観的に自分の中へ入りこませたりするなどということは、あり得ない》(ボス)[13]。

ハイデッガー哲学の理解をめぐるビンスヴァンガーとボスの論争にはこれ以上立ち入らないことにしましょう。ただ問題は、ビンスヴァンガーが分裂病者についての豊富な経験をもっていたのに対して、ボスは主として神経症の治療に従事する分析家であったという点にあります。だからボスは《超越や世界内存在はむしろ、すでにつねに同じ仕方で不変的に現存在の一切の関与の基盤をなして[14]》いて、精神病者だからといって「変容」しうるようなものではないと言いますが、この「基盤」そのものの変化や障害こそ「分裂病」と呼ばれる人間特有の病態をなしているのではないのか、という疑問はあくまで残ります。ハイデッガーの世界内存在が超越によって構成されているというときに問題となる「住み慣れ、馴染んでいること」としての「内存在」の契機こそ、分裂病においてなによりもまず危機に瀕しているものなのだからです。分裂病者においては、ハイデッガーが彼の現存在分析論の出発点としている――そしてまたボスの論点の基礎になっている――「世界内存在」の成立それ自体が、かりにもし疑問に付されるとすればどうなるのでしょうか。ここでわれわれは、世界内存在を成立させる根拠となっている「超越」の契機にあらためて目をむけなければなりません。

## 三　超越論的自我と経験的自我

ビンスヴァンガーによって精神医学に導入された人間学的・現存在分析的な現象学の方法をさらに押し進めているのはW・ブランケンブルクであります。彼は従来の人間学的精神病理学が主として妄想や幻覚などの病的体験に目をむけて、それらの体験についての患者の陳述を頼りにして分析や解釈をおこなってきたことを批判し、それらの体験の基礎になっている世界内存在それ自体、患者によって言語化される以前に、直接「生きられ」、「実存される」存在構造それ自体の障害を捉えなければならないといいます。前述のようにヤスパースの「記述的現象学」は《患者からの報告という具体的事実によってのみ可能となる[15]》ような患者の体験内容についての記述から始まるものでありました。これに対してブランケンブルクは次のようにいっております。《現象学的・現存在分析的な世界概念は、ヤスパースの世界概念とは違っている。「世界」とは、ここでは単なるさまざまな表象内容の総体をさすものではないし、世界との関係も対象への志向性に尽きるものではない。現象学的研究のすべてがそうであるように、現象学的・現存在分析的な研究方向も、世界との関係に関して対象的（gegenständlich）な関係から前対象的（vorgegenständlich）な関係へ、述語的（prädikativ）な関係から前述語的（vorprädikativ）な関係へと立ち返るという姿勢をもつ。……それゆえ現象学的精神病理学にとっての重要な一つの課題は、ほかならぬ妄想、つまり狭義の〔述語的な〕異常「内容」が存在しない場合にも、そこに世界内存在の〔前述語的な〕変化を見出すということである[16]》（傍点は引用者）。

世界との「対象的な関係」ないしは「述語的な関係」と、「前対象的な関係」ないしは「前述語的な関係」とは、どう違うのでしょうか。われわれがなにかと「対象的」な関係をもつという場合、この「なにか」はわれわれにとって、存在するもの、存在者です。世界とのあいだに対象的な関係をもつということは、世界を存在者として見るということであります。言い換えれば、世界をすでに意識の志向作用によって構成されたノエマとして扱うということなのです。われわれはこのようなノエマ的存在者を主語として、これにさまざまな述語を付加することにより、これをわれわれの言語的認識の中に取り込みます。しかし一方、われわれは世界に対してこれとは違った関係ももっています。ノエマとして構成された存在者と対象的な関係をもつためには、われわれはまずそれを対象として構成しなければなりません。この構成はノエシスの作用であって、われわれが世界とノエシス的に関係するときには存在者はまだ主語的対象として成立しておらず、したがってそれに対するなんらかの述語も決定されていません。このノエシス的な関係は、それゆえ「前対象的」もしくは「前述語的」な関係と呼ぶことができます。このノエシス的関係においては、世界は現存在に対していわば「存在の明るみの場」として開けているだけであって、「存在者の総体」あるいは「表象内容の総体」として与えられているのではありません。世界とのノエシス的関係が、世界を世界として生起させるのです。この関係において現存在は世界へと向かって「出で立って」(aus-stehen = existieren) います。言い換えればそれが現存在の「超越《トランスツエデンツ》」なのです。だから、ブランケンブルクが分裂病者において《世界内存在の〔前述語的な〕変化を見出す》といっているのは、要するにそこに現存在の超越の変化を見出すということにほかならないのです。

　ところでハイデッガーの現存在分析論においては、超越はそのまま自己の自己性を意味しています。たとえばハイデッガーによれば、《超越において、現存在ははじめて、みずからそれであるところの存在者に、つまり自己「自身」としての現存在に到達する。超越が自己性を構成する[17]》のです。さきに引用したボスの一文にも《超越が……まったく根源的に人間の現存在の自己性を構成している》という箇所があったことを想起しておきましょう。分裂病が現存在の超越の変化だということは、それがとりもなおさず自己の自己性の変化だということを意味しているのです。

しかし、自己もある意味ではノエマ的に構成された世界内部の一存在者です。われわれは自分の自己に対しても、「対象的」あるいは「述語的」な関係をもつことができます。このような存在者的自己あるいはノエマ的自己がそのまま超越と呼ばれえないことはいうまでもありません。超越によって構成されている自己性とは、このノエマ的自己の対象的存在に先立って、それをそのつどあらたに構成するノエシス的な営みとしての、「前対象的・前述語的」な自己の自己性であるにちがいありません。ブランケンブルクはこのノエマ的な自己のことを、「自然的」あるいは「経験的」な自己あるいは自我（natürliches bzw. empirisches Selbst bzw. Ich）とよび、これに対してノエシス的な自己性のことを「超越論的」な自己あるいは自我（transzendentales Selbst bzw. Ich）とよびます。分裂病の基礎障害は、彼によれば経験的自己と超越論的自己との関係の障害であり、経験的自己が超越論的自己の構成産物であるからには、これはそのまま超越論的自己の障害——すなわち超越の障害——と言い直してもさしつかえありません。

《自然的自己と超越論的自己、投企された自己と投企する自己との関係を規定することは困難である。この二つは、同じものでありながら、しかも異なったものでもある。たとえていうならば、われわれはフッサールの現象学的分析にしたがって、「源泉から流れ出る」生の営みから経験的自我という沈渣が形成される絶え間ない「排出」ないしは「沈積」の過程を問題にしているといえる。源泉と凝固産物とは、人間が生きている限りけっして切り離すことはできない。……とはいっても、この二つは一つに重なり合っているわけでもない。……両者の関係は、流動性にあふれた絶えざる過程的な事態として考えなければならない。考えるだけでなく、それを可能なかぎり明瞭に見てとらねばならない。……これらの患者において一次的に「狂って」(位置がずれて)いるのは、自然的自我ではなくて超越論的自我、ないしはこの二つの自我の間の関係であるということが、すでに妄想患者については明らかにされている。ここでは妄想の見られない分裂病者について、同じことを示したいのである(18)》。

ここで注目したいのはこの引用文の後半、ことに《これらの患者において一次的に「狂って」(verrückt)いるのは、自然的自我ではなくて超越論的自我、ないしはこの二つの自我の間の関係である》という個所であります。ここでは「超越論的自我」が「自然的自我」とは別個のなにものかとして——すなわち「二つの自我」の一方として——ノエマ的・対象的に存在しているのではなく、この「二つの自我の間の関係」そのものが「超越論的自我」なのだということが言われているのです。超越論的自我はそれ自体から経験的自我を産み出す（絶え間なく排出する）ことによって、自ら経験的自我との関係となると同時に、その対極ともなります。関係そのものでありながら、関係が関係として構成され終わったときには、関係の一方の項として振舞うことになるような関係、キルケゴールが《自己とは関係が関係それ自身と関係するような関係のこと》（『死に至る病』）と表現しているような関係、これが分裂病において基本的に障害されている「超越としての自己性」にほかならないのです。さきに「関係とは同一における差異、差異における同一という弁証法の上にのみ可能となる」と述べたのはこの意味においてでありました。ビンスヴァンガーが世界内存在と超越を同じものとみなし、《超越として構成されるのは「世界」だけでなく……自己もまたそうなの》だとみなした上で、分裂病を「世界内存在の変容」として語ったのは、この意味ではけっして間違いではありませんでした。ブランケンブルクがその症例「アンネ」の口を借りてつぶさに語っているような、あるいはビンスヴァンガーをはじめとする多くの人間学的・現象学的精神病理学者たちが、それぞれの症例について分析しているような分裂病者の存在様態を見るとき、あるいはなによりもまず、われわれ自身が毎日のように出会う分裂病者の姿を思い出してみるときに、われわれはむしろ、ボスが《超越や世界内存在はむしろ、すでにつねに同じ仕方で不変的に現存在の一切の関与の基盤をなして》いて、精神病だからといって「変容」しうるようなものではない、と言い切っている見解に対してこそ、大きな疑問を提出しなくてはならないように思われます。健康人や、ボスが主として扱っているような神経症者では「不変的に現存在の一切の関与の基盤をなして」いて「変容」しうるはずのない「超越や世界内存在」が、根本から変容し、狂い、自己性を失ってしまうという事態こそ、分裂病とよばれる他に類をみない特異な出来事だといってよいのです。この意味では分裂病はまさに現象学固有の問題領域の中心点に位置する事態であって、精神医学における現象学の展開が主として分裂病論の形で行われてきたことはけっして偶然ではないと思われます。

## 四　存在論的差異の問題をめぐって

はじめフッサールへの依拠から開始された現象学的精神医学は、やがてハイデッガーにおける「世界内存在」としての「現存在」や、その「超越」の概念に触れて大きな深まりを経験することになりました。しかしここで注意しておかなければならないのは、フッサールからハイデッガーへの現象学自体の発展が、けっしてフッサール現象学の直線的な継承ではなく、ハイデッガーにおける存在論的問題設定というひとつの飛躍を通じてなされたことだという点です。フッサールにおいていわば自己目的であった現象学は、ハイデッガーにおいては、むしろ彼のいう「基礎的存在論」を遂行するための方法論でしかなくなったのです。現象学的本質直観によって見てとられるべきものは、もはや志向性による世界の構成といった意識の構造ではなくなって、存在一般の意味を開示するような現存在の存在構造だということになりました。ところがいわゆる現象学的精神医学の内部では、この重要な転回点が十分に意識されていたとは必ずしもいいがたいのです。以下この問題についてしばらく考えてみたいと思います。

　さきほどからたびたび触れてきたように、ハイデッガーは彼の基礎的存在論を、さしあたって人間の現存在についての現象学という通路を通して展開してまいりました。それはどのような事情によることであったのでしょうか。

　われわれ自身がそれであるところの人間という存在者は、それ以外のすべての存在者とはっきり違った特徴をもっています。ハイデッガーは人間という存在者（およびその存在）を「現存在」（Dasein）という術語で呼び、《現存在は単に他の存在者たちにまじって立ち現れるだけではないような存在者である。むしろ現存在の存在者としての特徴は、この存在者にとっては自らが存在することにおいてこの存在するということ自体が問題になる点にある》[19]といっています。現存在はそのすべての関心を「自らが存在しうるということ」に向けています。そして自分以外のあらゆる存在者を、この自己の存在可能（Sein-können）への関心から理解しているのです。すべての存在者は自己の存在可能にとっての「道具」として「……のため」という性格をおび、この「意味指示性」（Bedeutsamkeit）によって世界を構成しています。現存在が世界内存在であるというのは、それが自らの存在可能に関心を向けつつ、世界の意味指示性において存在者の存在を開示するという仕方で、存在者のもとに逗留しているということなのです。これが「現存在の世界への超越」といわれることの意味にほかなりません。

現存在は自らの存在（あるということ）に関心を向けることによって、この「あるということ」についてのなんらかの（前存在論的な）理解をもっています。「あるということ」それ自身はけっして「もの」としての存在者ではありません。「あるということ」すなわち「存在」（Sein）について理解しているということは、「存在」と「存在者」（Seiendes）との区別について理解しているということです。もろもろの存在者と、それらを存在者としてあらしめている「存在それ自体」（Sein als solches）とのこの区別を、ハイデッガーは「存在論的差異」（ontologische Differenz）とよんでいます。この存在論的差異は現存在が世界へと超越しつつ存在を開示することによってのみ可能となります。《現存在の特筆すべき特徴が、存在するということを理解しながら存在者とかかわる点にあるとするならば、存在論的差異を事実的に成立させている「差異化しうる」ということは、そのこと自身の可能性の根拠を、現存在の本質の根拠のうちに確保しているのでなくてはならない。存在論的差異のこの根拠を、われわれは先取り的に現存在の超越と名づける[20]》。

われわれはさきに、現象学的な意味での「超越」や「関係」の病態としての分裂病について語ってきました。分裂病が超越の病態であるということは、いま述べたところによると、それが存在論的差異の病態であるということを意味しています。ブランケンブルクが分裂病を「超越論的自我と経験的自我との関係の障害」とみなしたのも、このことについての暗黙の理解の上に立ってのことであったと考えてよいでしょう。いうまでもなく超越論的自我とは、「存在それ自体」の次元において自らの存在可能をめざして「構成を行う」自我を、また経験的自我とは、存在者の次元ですでに「構成された」自我を指しています。前者をノエシス的自己に、後者をノエマ的自己に対応させることもできましょう。ブランケンブルクがこの「関係の障害」を同時に「超越論的自我の障害」とも見ているのは、存在論的差異そのもののうちに含まれる「差異の非対称性」を反映したものです。「存在者と存在それ自体とのあいだの差異」は、けっして「存在者」と「存在それ自体」といった相互に独立の二項間の差異ではありません。存在者はそれが存在者として規定されるときに、すでに存在によって深く浸蝕されているのです。これに対してハイデッガーが「存在それ自体」として取り出そうとしているのは、存在者のなんらかの属性としてそれに付着しているような、「存在者性」(Seiendheit)としての存在ではありません。彼はこれをあくまで存在者の存在には依存せず、それでいて存在者を存在者として存在させているような、そういった特別な次元として見てとろうとしていたのです。ここに存在論的差異の独特の非対称性があります。存在《ある》は存在者を存在させるけれども、存在者によって与えられるものではないのです。この両者を一応区別するとしても、両者の差異あるいは両者の関係、つまり「存在が存在者を存在せしめる」という関係そのものは、結局は存在の側の営みになります。存在《ある》が存在《ある》として働かなければ存在者は存在しえないが、その逆は成立しません。存在者はこの存在論的差異の成立に積極的に関与することがないのです。そこでいま《存在論的差異のこの根拠を……現存在の超越と名づける》とするならば、超越とは存在《ある》それ自体の働きにほかならないということになります。

存在論的差異を分裂病の基礎的病態の根源的な場所として問題にすることによって、われわれはどうしても時間の問題に立ちいらざるをえなくなります。すでに別の論文[21]で論じたように、分裂病を他のあらゆる精神医学的病態から区別する第一の標識は、その根源的な「未来親和性」——私自身の用語でいえば「アンテ・フェストゥム性」——にあるのですし、この未来親和性は——これもまた別の論文[22]で述べたように——存在論的差異の差異構造と本質的につながっています。この点についての私自身の現在の考えは、この二つの論文に大体尽くされていてそれ以後に大きな発展をみせていないので、ここではそれを再論することは控えたいと思います。

ただここで一つだけ述べておきたいのは、存在者と存在それ自体との差異という場合に、そこにはすでにある種の時間的契機が暗黙のうちに語られているということです。存在者は存在それ自体の働きをまってはじめて存在者たりうるのに対して、存在それ自体のほうは、自らがそれであることを存在者の存在に一切負うていません。このことからすでに「存在それ自体は存在者より旧い」という時間的な言表が可能となります。そしてこの時間契機は「存在それ自体から存在者へ」の前進的——未来志向的——方向のみをもっていて、「存在者から存在それ自体へ」の後退的——事後志向的——方向を一切もっていません。この一方向性こそ、上に述べた「差異の非対称性」の別の姿であることはいうまでもないでしょう。分裂病が存在論的差異の病態であるという言表のなかには、だから当然のこととしてそれが未来親和的・事前志向的な時間性をもっているということが含まれているのです。

## 五　差延（différance）の現象学

現象学的精神医学は、なかんずく分裂病の現象学として展開してきました。もちろん、たとえば躁鬱病やメランコリーの現象学といった試みも数多くなされてはいますが、これまでのところまだ真に見るべき成果はおさめていません。それが単に偶然や研究者の偏向によるものではなく、現象学という営みの方法論的構造自体に宿る必然的な性格のものであることについては、すでに別の論文[23]で私見を述べております。

私の考えでは、分裂病は自己の自己性の確立に関する危機の表現です。分裂病者にとって最大の苦難は、彼の自己がもはや自己自身ではないという点にあります。自己はその「自然な自明性」(ブランケンブルク)を、つまりは「自」性を失ったり、他者によってその主体性を簒奪されるという仕方で非自己化されたりするのです。いずれにしても、自己(Selbst)はその「自己性」を疑問に付されます。患者自身にとってこの事態は、対象的・経験的な自己の不成立として体験されることになります。ヤスパースならば、患者のこの体験をそのまま記述し、それを概念化する以上のことを企てなかったでしょう。しかしこのような対象的・ノエマ的自己の不成立は、それを構成している前対象的・ノエシス的な自己の構成作用が失敗した結果にほかならないのです。ビンスヴァンガーならば、これを超越としての世界内存在の変容とみるでしょうし、ブランケンブルクならそこに超越論的自我の機能不全をみることでしょう。しかしそれらの現象学的な考察に共通して不足しているのは、このノエシス的自己の構成作用それ自体の、あるいはその「機能不全」についての構造論的な省察です。その結果、従来の現象学は分裂病の成因論への通路をもたない「現状追認」にとどまらざるをえなかったのです。ビンスヴァンガーがその現存在分析を開始するにあたって掲げた、「現存在の内的生活史の歩みとしての分裂病」という、きわめて正しい認識を一貫して押し進めるためには、自己の自己性それ自体についてその歴史性を——ということはその内在的時間性を——問題にするという態度が要請されるのです。この自己の自己性といわれるものが、世界内存在としての人間的存在の超越に——つまり存在論的差異の根拠そのものに――根差していることについてはすでに先に述べたところです。ビンスヴァンガーからブランケンブルクにいたる現象学的精神医学の歴史において、この点にこそ分裂病論の核心があるのだという認識が、次第に熟してきているといってよいでしょう。しかしこれまでの研究においては、ただ問題が提出されただけで、現存在の超越にかかわる存在論的差異の差異構造そのものの、とくにその時間性についての精密な考察はまだ十分になされていないように思います。この点について一つの手がかりを与えてくれるのが、J・デリダを中心とする新しいフランス哲学であるように考えられるのです。*

＊ 従来、現象学的精神医学はドイツ語圏を中心にして展開されてきた。そしてその背後には、ヘーゲルからフッサール、ハイデッガーにいたる哲学的現象学の伝統があった。ところがハイデッガーの没後、この伝統はドイツ哲学自体の内部で急速に衰退の途をたどっているように見える。そしてそれにかわってヘーゲル、フッサール、ハイデッガーなどの思想を本格的に消化してこれに新しい活力を与えているようにみえるのは、むしろフランス哲学、とくにいわゆるポスト構造主義のG・ドゥルーズ、J・デリダなどの人たちである。これらの新しい思想についてはわが国ではすでに多くの紹介がなされているし、ドイツでもアカデミックな哲学の「閉域」の外での関心はかなり高まっているようである。しかし残念なことに、これらの思想が精神医学に与えている影響は、諸外国ではいまのところ皆無にひとしいといってよい。この事情はこれらの新思想の生まれたフランスにおいても同じことであ

る。ドイツにおいてもフランスにおいても——もちろんアメリカやイギリスなどの英語圏はいうまでもなく——精神医学自体のなかにこの新しい哲学的思潮を受け入れるだけの準備がととのっていないということであろう。かつてはあれほどまでに斬新なハイデッガーの『存在と時間』を出版後数年を経ずして受け入れた、ドイツとフランスの精神医学のことを考えると、精神医学自身の内部における哲学への関心の低下の程度がおしはかられる。

デリダはハイデッガーの存在論的差異の考えから大きな影響を受け、それが差異であると同時に現存在にとっての時間の根源でもあるという事情を“différance”（「差延」の訳語が一般的である）という新語を作ることによって巧みに表現しています。フランス語の“différer”という動詞は「区別する」という意味と「遅延させる」という意味との両義性をもっています。前者の名詞形が普通に使われる“différence”（差異）であって、これには後者の時間的遅延の意味は含まれていません。そこでデリダは、“différer”の現在分詞“différant”からその名詞形“différance”を導いて、「差異」と同時に「遅延」や「ずれ」を含意する概念として用いることにしたのです。この措置は、“différence”と“différance”の二つの語が「書き分けられる」にもかかわらず——フランス語ではまったく同一の発音であるために——「聴き分けられない」ことから、パロールに対するエクリチュールの復権を主張するデリダにとって戦略的にも好都合なものでした。《書記上のこの差異（すなわち、eの代わりにaと書くこと）、つまり見かけでは音声にかかわる二つの表記のあいだ、二つの母音のあいだにしるされたこの差異は、たまたま、言うならば事実によって、まったく書記上のものにとどまる[24]》。《われわれはここでは、もはや感性に所属していないような範疇（ordre）に……そもそも哲学の創始にかかわる対立に抵抗するような、そういう範疇に差し向けられるままにならねばならない[25]》。《差延は、現前的－存在者の現前化を可能ならしめるところのものである（私は「ある」をも抹消する）とはいえ、決してそのものとしておのれを現前化させない……差延は現実存在（existence）をも本質（essence）をもたない……差延は存在者のいかなるカテゴリーにも属さない[26]》。

デリダの思索は、従来の形而上学を支配していた「現前（présence, Anwesenheit）の特権」を徹底的に脱構築することに向けられます。現前の特権とは、時間的にいえば「現在」の特権であります。現在の現前、それは意識に直接与えられるものとして一切の現象学的営為の源泉でありました。ハイデッガーは、現前の直接性に対して鋭い疑義を提出し、それがすでに存在論的差異によって「隔てられて」いることを示しましたが、彼のいう「存在それ自体」ですら、デリダからみるとまだ十分に現前の特権から自由とはいえないようです。《「現在的」（現前的）と言われる各要素が、その要素それ自身より以外の他のものに関連をもち、おのれのうちに過去的要素のしるし（marque）を保蔵し、未来的要素へのおのれの関連のしるしによってすでにうがたれるにまかせている[27]》ような事態をこそ考えなくてはならないのです。こういった《もろもろの過去把持（rétention）および未来志向（protention）のしるしたちの、痕跡たち（traces）の、「始源的な」、手の施しようもなく非‐単一的な、したがって厳密な意味では非‐始源的な綜合としてのこのような〈現在の構成〉、これをこそ私は、原‐エクリチュール、原‐痕跡（architrace）、ないしは差延とよぶことを提案しているのである[28]》。現在の現前性は痕跡の――あるいはもろもろの痕跡たちをそこから成立させている「原‐痕跡」の――差延作用によって、いわば「遅ればせに」構成されます。《差延は或るきわめて奇妙な仕方で存在論的差異よりも、ないしは存在の真理よりも「老齢」で（ある）[29]》。

われわれの現存在にとって、自己とはなによりもまず現在の現前性であります。これをその現前性においてのみ問題にしているかぎり、分裂病における「自己の非自己化」は、永久に了解不能な「思考障害」以外のなにものでもなくなってしまいます（英語圏の教科書や文献では事実これを"thought disorder"として扱っています）。しかしわれわれにとって直接に「自己」として現前しているものを、実際にも純然たる「自己同一者」として、自己自身以外のなんらの構造成分をも含まぬものとして理解することが「正しい」思考であり、それ以外の判断は病的に障害された思考だというようなことができるでしょうか。ビンスヴァンガー以来の現象学的精神医学が、一貫して問題にしてきたのはこの点であったのです。

デリダによれば、現前としての自己は、原-痕跡の差延作用からのそのつどの産物にすぎません。自己はこの原-痕跡から存在論的差異と時間的遅延とによって隔てられています。「自己」という場合につねに問題になる「同じもの」の「同一性」——実際、自己が自己でありうるのは、それがこれまでもこれからもつねに同一の自己でありつづけるかぎりにおいてのみです——とは、普通にいわれる《同一的なもの(l'identique)のことではない。あの同じもの(le même)とはほかでもない、ある差異的なものから他の差異的なものへの、つまり対立の一項から他項への迂回的かつ多義的な移行としての(aを含む)différance(差延)のことである[30]》。ということはつまり、自己を自己たらしめている「同じ」という述語は、現前的存在者としての同一的(identique)なノエマ的自己について述べられるべきものではなくて、これを不断に——時間的遅延として——産出しつづけているノエシス的差延作用そのものについて述べられるべきものだということなのです。自己が自己自身であるとは、したがってこのノエシス的差延作用が、ある一つの同じ原理にのっとって、ある一つの同じパターンで無限に反復されることをいうのです。自己を構成している時間的遅延が、来る日も来る日も、一瞬一瞬、同じ一つの仕方で働いて、そこに無限に多様なノエマ的自己の現前を析出しつづけていることを指していっているのです。これがわれわれの自己の自明性、われわれの経験の自明な一貫性の根拠にほかなりません。分裂病者において疑問に付されているもの、それがこの差延の差延作用についての「同じ」という述語であることはいうまでもないでしょう。

しかしこの「同じ」という述語的性格は、現存在にとってそもそもの初めから無問題的に、いわばアプリオリな原理として、権利上保証されているものではありません。もしそうであるなら、分裂病でのその不成立は、ふたたび成因論的現象学の手から逃れ去ってしまうことになりましょう。それはむしろ逆にそのつどの差延作用によって産出されたノエマ的自己の現前のほうから――その痕跡として――「与えられる」ものなのです。自己の自己性は、それが不断に自己の後方に残す痕跡のいとなむ「同じ」差延作用によって保たれています。ノエマ的自己がノエシス的自己の自己性を可能にし、逆にノエシス的自己がノエマ的自己の自己性を可能にするといってもよいでしょう。「同じもの」としての自己性はしたがって、ノエマ的自己とノエシス的自己との「はざま」それ自身の述語的性格でもあります。そしてデリダがいうのは、この「はざま」(espacement 間隔化)が同時に時間的遅延(temporalisation 時間化、ハイデッガーのいう「時熟」Zeitigung)でもあるということなのです。

《したがって、いかなるものも――現前的・非‐差延的ないかなる存在者も――差延と間隙化に先行しはしない。差延の発動者、主動者、主人であるような主観があって、差延がその主観に、場合によっては、経験的にあとから付け加わる、というのではない。主観性は――

客観性と同様——差延の一結果、一つの差延体系のうちに刻みこまれた一結果なのである。それゆえ、différance〔差延〕のaはまた、間隙化が待機〔temporisation（時間化）〕、迂回、遅延であること、そしてこの遅延によって、直観、知覚、成就、一口でいえば現前への関係、現前する一実在への、一存在者への関連がつねに延期されることをも連想させているのである。……主観は差延以前には現前せず、なかんずく自己へ現前しない……そこで主観は、自己を分割し、自己を間隙化し、待機〔時間化〕し、自己を延期することによってしか、自己を構成しない(31)》。

自己やその主観ないし主体性がこのような構造をもつものであるならば、それが深刻な障害をこうむったときに、いわゆる分裂病症状として——つまり自己の非自己化や他有化、自己の同一性の喪失、主体性の簒奪、自己の分裂、そしてなによりもまったく独特のアンテ・フェストゥム的な時間体験や行動様式などとして——「現前」するにいたることは容易に理解できます。むしろ問題は、何故に一般の「正常人」において、この差延構造にもかかわらず、自己が同じ一つの自己として自己に対して現前しつづけているのかという問題へと逆転することになるでしょう。この問題はほぼつぎのように言い換えられます。ある人間の現存在がこの世界に誕生して以来、分裂病の初発年齢である思春期にいたるまでの人生行路において、どの時期に、どのような過程をへて、「原-痕跡」が、無限に多様なそのつどの差延作用を貫いて、つねに「同じ」ノエシス的自己の現前としてのノエマ的自己に結実しつづけうるのであろうか。差延としてのノエシス的自己が、「同じ」もののの永劫回帰として自己の自己性へと注ぎこみつづけうるためには、その「受け皿」であるノエマ的自己は、どのように形成されていなければならないのか。これらの問題に――現在のところたとえ思弁的にではあれ――答えうるためには、フロイトやラカンの力動的・深層心理学的な自我発達理論を、現象学のパラダイムによって読み替えるという作業が必要となるでしょう。

デリダが差延とか痕跡とかいうことを持ちだしたのは、哲学的現象学を含む従来の形而上学における「現前の特権」に異議を表明して、これまでの現象学を「脱構築」するためでありました。しかし「脱構築」(déconstruction)は否定ではありません。現象学は脱構築によってはじめてその成立の根拠を露呈されることになります。それは精神病理学のいとなみが異常への着眼を通じて正常性を解体し、それによって正常性の成立の根拠を露呈しようとするのと一脈通ずるものをもっています。逆にいえば正常性の成立の根拠が露呈されないかぎり、異常の構造は認識できません。「正常」な自己が、けっして単純な同一性の上に安住しているものではなく、つねにそれ自身との差異やそれ自身からの遅れによって、それ自身と隔てられていること、ここに一切の精神病理現象の源泉があるのです。この「隔て」をそれがあるがままに見極めるという仕事を果たしうるのは、やはり現象学をおいて他にはないと思われます。

**註**

（1） Jaspers, K.: Allgemeine Psychopathologie. 6. Aufl. Springer, Berlin/Göttingen/Heidelberg (1953)〔内村・西丸・島崎・岡田訳『精神病理学総論』四七頁、岩波書店、一九五四年〕。

（2） Binswanger, L.: Ausgewählte Vorträge und Aufsätze I, Zur phänomenologischen Anthropologie. Francke, Bern (1947)〔荻野・木村・宮本訳『現象学的人間学』一四頁、みすず書房、一九六七年〕。

（3） ibid. 邦訳四四頁。

（4） Kronfeld, A.: Perspektiven der Seelenheilkunde. Thieme, Leipzig (1930).

（5） 木村敏『分裂病の現象学』〔弘文堂、一九七五年〕所収の「精神分裂病の背後にあるもの」から「妄想的他者のトポロジイ」までの諸論文、『木村敏著作集1』弘文堂、二〇〇一年。

（6） Binswanger, L.: op. cit. 邦訳五八頁。

（7） Minkowski, E.: La schizophrénie. Psychopathologie des schizoïdes et des schizophrènes. Desclée de Brouwer, Paris (1953)〔村上訳『精神分裂病』六六頁、みすず書房、一九五四年〕。

（8） Binswanger, L.: op. cit. 邦訳二六二頁。

（9） ibid. 邦訳二六一頁。

（10） Binswanger, L.: Schizophrenie. Neske, Pfullingen (1957)〔新海・宮本・木村訳『精神分裂病 I』、みすず書房、一九五九年〕。

（11） ibid. 邦訳一三三頁。

(12) Hegel, G. W. F.: Phänomenologie des Geistes. S. 227. Meiner, Hamburg (1952).

(13) Boss, M.: Psychoanalyse und Daseinsanalytik. Huber, Bern (1957) 〔笠原・三好訳『精神分析と現存在分析論』一〇一頁、みすず書房、一九六二年〕。

(14) ibid. 邦訳一〇三頁。

(15) Jaspers, K.: op. cit. 原著四七頁。

(16) Blankenburg, W.: Der Verlust der natürlichen Selbstverständlichkeit. Enke, Stuttgart (1971) 〔木村・岡本・島訳『自明性の喪失』八—九頁、みすず書房、一九七八年〕。

(17) Heidegger, M.: Vom Wesen des Grundes. S. 19. Klostermann, Frankfurt a. M. (1955).

(18) Blankenburg, W.: op. cit. 邦訳一六六—一六七頁。

(19) Heidegger, M.: Sein und Zeit. S. 12. Niemeyer, Tübingen (1953).

(20) Heidegger, M.: Vom Wesen des Grundes. Klostermann, S. 15 f. Frankfurt a. M. (1955).

(21) 木村敏「分裂病の時間論」『自己・あいだ・時間』弘文堂、一九八一年、『木村敏著作集2』弘文堂、二〇〇一年、ちくま学芸文庫、二〇〇六年。

(22) 木村敏「時間と自己・差異と同一性」『自己・あいだ・時間』弘文堂、一九八一年、『木村敏著作集2』弘文堂、二〇〇一年、ちくま学芸文庫、二〇〇六年。

(23) 木村敏「精神医学における現象学の意味」現象学年報II、北斗出版、一九八五年、『木村敏著作集7』弘文堂、二〇〇一年〔本書五章として収載〕。

(24) Derrida, J.: La Différance. Marges de la Philosophie. Minuit, Paris (1972) 〔高橋允昭訳「ラ・ディフェランス」理想六一八号、六八—六九頁、一九八四年一一月〕。

(25) ibid. 邦訳七〇頁。

(26) ibid. 邦訳七一頁。

(27) ibid. 邦訳八〇頁。
(28) ibid. 邦訳八一頁。
(29) ibid. 邦訳九二頁。
(30) ibid. 邦訳八六頁。
(31) Derrida, J.: Sémiologie et grammatologie. (1968)〔「記号学と書記学」高橋允昭訳『声と現象』二一五―二一六頁、理想社、一九七〇年〕。

『現象学からの提言――人間性心理学への道』誠信書房、一九八六年。

# 七章　危機と主体

## 一　はじめに

今日、「危機」ということばは各方面でほとんど常套句のように使われている。しかしその際、われわれ人間にとって危機とははたして何であるのかという問いに対して、明確な答えが用意されていることは滅多にない。

現在普通に用いられている「危機」の語は、英語の crisis、ドイツ語の Krise、フランス語の crise などの訳語である。これらの語は元来、ギリシャ語で「分離・区別・選択」の意味から「判断・決断」の意味へと拡がった krisis の語に由来する。だからもともとこの語には、日常語として一般に理解されている「危険」の意味は含まれていなかった。ただ、この語の本来の意味が、「重大な変化の生ずる転回点」「選択や決断を迫られる岐たという意味に拡がったために、「危険」をも意味するような訳語が当てられたのであろう。「危険」の語がおおむね外からの脅威に対して用いられるとするならば、「危機」の語はそのような危険な状況に直面したときの内的な状態に対して用いられると考えてもよい。日本語で「批評」「批判」などと訳される criticism, Kritik, critique などの語源が、同じ krisis であることにも留意しておいてよいだろう。

クライシスの語は、政治的・社会的・経済的領域（「政治危機」「社会危機」「経済危機」）での用法のほか、医学の領域においても古来重要な概念となっていた。ヒポクラテスとガレノス以来、高熱を伴う重病が、ある特定の時期に急激に治癒もしくは悪化に向かった場合、この急変をクリシスと呼んでいた。わが国の医学用語ではこれを「分利」と訳している。したがって分利の時期は、病気の経過における注目すべき分岐点であると同時に、医者の側においては、治療上、あるいは予後判定上で決定的に重要な決断の時点である。カールス（K. G. Carus, 1789-1869）はこの概念を精神医学に転用して、精神疾患が急激に軽快するか悪化するかの分岐点の意味に用いた。そしてこの急変は、短期間の激しい興奮の発作として出現するものと考えた。

このような医学的な「分利」の概念は自然科学的医学の隆昌に伴って次第に忘れられていたが、自然科学には元来なじまない精神療法や人間学的精神病理学においては——特にここ数十年来——同じクライシスの意味での「危機」の概念が再び真剣に取り上げられている（例えばエリクソン E. H. Erikson、ゲープザッテル V. E. von Gebsattel、ツット J. Zutt、クーレンカンプ C. Kulenkampff など）。

これらの人間学的な「危機」概念において中心的な問題になるのは、「自己」「同一性」「主体」などの概念である。そこで危機は、自己あるいは主体がその同一性を保てるか否か、あるいはさらに、その同一性を保ったうえで一段上の次元に自己を展開しうるか否かが問われる「瀬戸際」の内面的状況として論じられている。このような問題圏においては、外面的な危険の概念とまぎらわしい「危機」の訳語よりも、より内面的・主体的な含蓄をもつ「転機」の訳語のほうがふさわしいかもしれない。

以下、このような人間学的危機（＝転機）の概念において深い考察を行ったヴァイツゼッカー（V. von Weizsäcker）の『ゲシュタルトクライス』（以下のページ数は木村・濱中訳のみすず書房版による）を手引きとして、危機の意味をすこし考えてみたい。

## 二　危機と主体

ニーチェは、《真理とは、それがなくては或る種の生きものが生きられないような誤謬のことである》と言った（『力への意志』）。これと同じことを、ヴァイツゼッカーはこう表現する——《およそ人間精神が生命に立ち向かって驚嘆せざるをえないもの、それは犯し難い合法則性のようなものではない。むしろこの合法則性とは、人間精神が自らの不確かさによる苦難と自らの存在のおぼつかなさから来る脅威からの救いを求める安全地帯なのである》（二五〇頁）。われわれの科学的精神が信じて疑わない「真理」や「合法則性」とは、自然の生命に元来備わったものではなくて、人間という生きものが不確かでおぼつかない自己の生命を維持するために必要とする、不可欠の「誤謬」だという。例えばわれわれは、或るものがそのもの自身に等しいことを、あるいはこれを数学的に表現すれば、1＝1であることを信じて疑わないし、この「真理」が成立しなかったならば一切の科学的合法則性は灰燼に帰してしまうだろう。しかしこのA＝Aないし1＝1という「公理」が、われわれ人間の側の思い込みから真に自由な、つまりわれわれの主観に全く依存しない真実であるという保証はどこにもない。昔の哲学者が言ったように、この「公理」の根底には「私は私自身である」という自己同一性への、それ自体なんらの客観的根拠もない信頼がひそんでいる。あるいはむしろ逆に、われわれは絶えず危機的な状態にある自己の同一性への不確かな信頼を確かなものにするために、まず外部の物の同一性について、一切の疑いを最初から排除しているのだと言ったほうがよいだろう。

すべての科学的真理を裏付けているはずのわれわれの世界認識がこうして宿命的に負うている「錯誤」あるいは「自己欺瞞」を、知覚と運動についての数々のユニークな実験を通じて鋭く暴露したのが、ヴァイツゼッカーのゲシュタルトクライス論である。神経科医である彼の実験は、一見「自己」とか「危機」とかの「実存的」な問題とは無関係な、生理学的なものであるかのように見える。

例えば、直立している被験者の前腕を直角に曲げてそこに小さな籠を掛けておき、その中に順次に重い分銅を入れてゆく。一キログラムの分銅を入れた場合には、前腕の屈筋に著明な攣縮反射が生じるだけで、それ以上の変化は認められない。これはいわゆる固有反射であって、そこで活動状態におかれるのはこの急激な衝撃による牽引を最も多く受けた筋肉のみである。次に一〇キログラムの分銅を籠に入れてみると、新しい形の変化が現れる。地面につけた両足の位置はそのままで、全身が新しい体位をとる。これは重い荷物を持った手荷物運搬人などに見られるもので、全身の筋肉のかなりの部分がそれまでと違った収縮状態に移されている。さらに重量を増してこれが一定の限度を超えると、第三の形像が出現する。それまでじっと立っていた被験者が、まるで歩き出そうとするかのように片足を踏み出す。彼はそれによって重量を負荷された身体の新しい重心を支えうるような新しい支点を獲得することになる。つまり、重量を付加することによって全身の重心が移動してそれまでの支点が外れてしまったために、片方の脚を踏み出さないことにはこの重量を支えている人は倒れてしまうことになる（三二一―三二二頁）。

この簡単な実験で彼が示そうとしているもの、それは決して感覚刺激と運動反射の生理学的関係ではない。ではなくてそれは、自然科学的生理学特有の刺激と反射の一対一対応の有効性がここでは断絶しているということである。《種類の異なった運動形態への移行は単一の反射法則で説明のつくものではなく、そこには別種の反射法則の適用が必要となる。この種の移行は反射法則の妥当性の中断を意味する。しかし、……反射法則の妥当性の中断によって或る一つの神経支配形式から他の形式への移行が可能になるとはいっても、それがこの移行を説明することにはならない。身体の重心が保持されて障碍が克服されることが重要なのであって、この過程が三段階それぞれに異なった仕方でなされるのである》（三四頁）。つまり問題は、身体が——ということはその人自身が——倒れないということなのであって、この目的のために身体は「無意識に」反射の形式を切り替えてこの「危機」を克服しようとする。ここでは意識的自己は一切関与していない。いわんや「実存的」な意味での「主体」が関与する余地は全くない。一切がいわば「有機体レヴェル」で、意識的な「こころ」の関与なしで、無意識に営まれる。そしてこの点に、ヴァイツゼッカーは真の意味での主体の関与を見ようとする。

つまり「主体」とは、ヴァイツゼッカーによると、個々の有機体がそのつど世界との間に打ち建てている緊密な有機的関係の、彼自身の用語では「相即」（Kohärenz）の、言い換えれば自我と世界とのそのつどの出会いの根底をなす原理のことである。上の例に見るように、個体あるいは自我とその世界との相即《コヘレンツ》関係は、決して連続的に保持されているものではない。

それはつねに、突然の変化によって唐突に中断され、自我はそのたびに世界との新たな相即関係の――つまり新たな主体の――樹立を迫られる。この連続性の中断を、ヴァイツゼッカーはクリーゼ（危機＝転機）と呼ぶ。この危機的な断絶の本態は、自然科学的な因果関係によっては説明できない。この危機的な断絶が実存的なレヴェルで生じた場合には、自我はそれを彼自身の存在と世界との関係の断絶として、これまでの生き方の自明性の廃棄として、実存の圧倒的な震撼として体験することになる。それは例えば《重篤な虚脱やめまいの発作、分裂病、中毒、抑鬱、恍惚、快感、酩酊などにおける意識の変容》（二七三頁）という形をとることになるだろう。

《そこでは全く嵐のような事象が突発するのに伴って、一定の秩序の流れが、多かれ少なかれ唐突に中断される。この突発的事象と共に、またそれを通じて、新しい別種の像が成立し、……再び明白で説明しやすい構造を回復する。しかしこの新しい状態を、単純に以前の状態から導き出すことはできない。それをするためには、この転機（危機）を第一と第三の状態の間の中間項として精密に解明することが時間的首尾一貫性から考えても必要だと思われるが、まさにそのことが不可能なのである。因果的説明の不完全さや欠陥は別の場合にもいくらでもある。しかしここで問題になるのは特別な種類の欠陥、つまり患者自身がそれについての感じを最も強く抱くような欠陥である。患者は普通以上に、圧倒感、内的分裂感、不可解な飛躍感を抱く》（二七三頁）。

クリーゼにおいて、主体は自らの有限なゲシュタルトの止揚を課題として経験する。それまで有効だった存在形態を廃棄することなしに、主体がこの危機を乗り切ることは不可能である。危機的な転機の本質は、主体の連続性と同一性の放棄にある。主体は、「不可能を成就すべし」という強制に直面すると、根本的な変転を遂げないかぎり断絶と飛躍の中で破滅してしまう。ここでもう一度注意しておくと、ヴァイツゼッカーのいう「主体」とは、もともと意識や実存とは無関係な個体と世界との相即関係の原理であって、自己に最初から備わっているような連続性や同一性のことではない。むしろ、《主体がクリーゼにおいて消滅の危機に瀕したときにこそ、われわれははじめて真に主体に気づく》のであり、《主体とは確実な所有物ではなく、それを所有するためにはそれを絶えず獲得しつづけなくてはならないものである》(二七七頁)。

## 三　無意識の構造と危機

実存主義は、主体とか主体的決断とかの「出来事」を、もっぱら意識的・対自的な世界関与の側面でしか捉えなかった。しかし、個人が特定の歴史的・文化的な境位における特定の状況下で何らかの行動を行うとき、この行動をすべてその個人における意識的・対自的な意味での主体の決断として意味づけることは間違いである。一見その個人の主体的決断の様相を呈している行動も、実はその個人を単なる偶然の一分子として含む包括的な歴史的・文化的なコンテキスト全体の動きが、たまたまその個人において表面に現れたものにすぎない。このコンテキストないしその動きは、当の個人からみれば無意識的で没主体的な次元のものである。

構造主義はこのような立場から、或る状況における個人の行動のすべてを、その状況を構造的に規定している歴史的・文化的なコンテキストに還元しようとする。「実存的主体の決断」などという言い回しにまつわる非合理的契機を払拭して、構造主義は人間の一切の行動を客観的に把握しうる構造法則を見出そうとする。構造主義が好んで言語（ランガージュ）の現象をモデルに用い、個人の言語行動（パロル）と、それを規制する歴史的・文化的枠組みとしての制度的言語（ラング）との区別を、人間の行動一般にまで拡大適用しようとするのはそのためである。このような構造主義的文脈では、「決断」や「危機」の概念はそもそも成立しがたい。或る個人あるいは或る集団がそのつど置かれる危機状況や、そういった個人や集団がそこで行う決断は、当然のこととしてそれよりも包括的で、その当事者にとっては無意識の構造力動の、必然的な部分現象にすぎないものとみなされるからである。ここでは個人の生死ですら、普遍的な生命一般がその法則に従って現象させている偶発的な部分現象以上のなにものでもない。

このような構造主義の主張は、西欧の個人中心的な世界観のパラダイムを根本的に変更するものであった。しかし、医学の現実においては、病気に苦しみ、医療を求めているのは患者個人である。そこではなにものにも還元しえない個人の生死のみが問題となる。ごく素朴に考えて、医学の実践と構造主義とは根本的に相容れない。構造主義的医学（精神医学をも含めて）と言えるようなものを考えるとしたら、それはさしあたって個々の患者の苦痛やその治療を度外視した、「非人間的」な医学としてしか成立しえないだろう。

ヴァイツゼッカーの人間学的危機論は、言ってみれば実存主義と構造主義の中間に位置するものと見てよい。そこでも主体やその決断は、はっきりと個人的意識の外に置かれている。《ショーペンハウアー、E・フォン・ハルトマン、フロイトなどによって意識的すなわち心的とする同一視が捨てられ、無意識的に心的なるものの存在が承認されたことが決定的な解明を意味したのと同じく、われわれもここで心的ということと主体的ということとの同一視を捨てなくてはならない。それはこういう意味である。意識のない有機体にしても、ちょうどその時に特別な心的内容を体験していない有機体にしても、やはり主体として環界と関わりをもつのであって、この関わりはまた物理学的にも生理学的にも叙述できない独特のものである》（二七七頁）。この関わりが独特のものであるのは、《生きものがその中に身を置いている規定の根拠それ自体は対象となりえない》（二九八頁）からである。ヴァイツゼッカーの立場では、無意識の対世界関係を規定している構造それ自体は科学的研究の対象とはなりえない。

しかしヴァイツゼッカーにおいては、この構造がすべてを決定して個体はただそれに弄《もてあそ》ばれているだけというわけではない。個体は、その主体的決断を通じて、世界との関係に主体的に関与する。しかしその場合、主体とは個人的意識のことではない。彼の言う主体とは、あくまで対象となりえない「根拠それ自体」と個人との関わりのことである(二九八頁)。個人と構造との関係を個人の側から見たものが主体なのだと言ってもよい。だから「危機状況」における個人の行動は、構造主義的にみれば構造自体の動きによって規定されるけれども、個人の実存という見地からみれば、構造との関わりにおける主体の決断という契機が明瞭に浮かび上がってくる。構造と無関係な個人にも、個人から切り離された構造にも、主体というような契機はありえない。主体が問題になりうるのは、ただ個人と構造の「はざま」においてのみなのである。そしてこの主体は、さきほども述べたように、クリーゼ(危機)においてそれが「危機に瀕した」ときにはじめて「気づかれる」ようなものである。危機において主体がこれを克服しようとする動きを「決断」とよぶならば、《真のクリーゼにおいては、決断自身が決断する。決断が端緒であり始源なのだ》(二九三頁)ということになる。

例えば、ヴァイツゼッカー自身も例にあげている将棋のゲームのことを考えてみる。盤上の駒の動きはすべて厳密なルールの構造に従っている。一手一手の決定も、全体の布置の構造から自ずと決まってくる。ゲームの流れ全体を構造それ自体の動きと解することも充分に可能である。コンピューターによる将棋が可能であることは、なによりもよくこのことを物語っているだろう。しかし将棋は同時に「勝負」でもある。《本質的なことはむしろ、彼が相手の動きを予想し、ついでそれが実際に行われるか否かを待ち受けるという点にある。もしも実際に相手の動きを知ってしまっていたら勝負にはならない。またもしこの予測が全く不可能だとするならば、その場合にもやはり勝負は成立しない。だから勝負の実現は、ルールの遵守および差し手の自由と本質的に不可分である。……私が同時に敵味方の両者であることは不可能である。……原因と結果しか知らない自然科学者は実は「野次馬」に過ぎぬ。彼はルールを知っているだけで、勝負に手を出そうとしない》（二四五頁）。

ことが「勝負」に関わってくるとき、そこには必ず危機の状況が成立しているといってよいだろう。一局の将棋の勝負がその人の人生を決定的に左右するという場合もなくはないだろうが、特にこのことは、実際に生死を分ける（例えば医学的・精神医学的な）応急の場面についていえることだろう。同じことが、高校や大学の受験についても、あるいは社会人としての独立を左右する親との関係についても言えるのではないか。そこでは、全体の局面を「無意識のうちに」規定している社会的あるいは家族的な構造の動きと、それに「主体的に」関与している個人の「決断」とが、微妙に絡み合っている。それは見方によっては、個人の意志ではどうにもならぬ構造自体の力動によって規定されているとも見られるし、別の見方では、そこでその個人がどう決断し、どう行動するかがすべてを決定するということもできる。一切を個人の主体的決断に還元する実存主義も、一切を構造の戯れに還元する構造主義も、ここでは単なる「野次馬」に過ぎないだろう。人間が人間である喜びも苦しみも、この実存と構造との絡み合いが、逐一自己の意識のスクリーンに映し出される点にある。人間に関する学において、「客観性」の公準が永久に不可能にとどまらざるをえないのも、われわれがニーチェのいう「誤謬としての真理」を結局は捨てることができないのも、その理由は一にかかってこの点にある。

## 四　危機と同一性

危機とは、主体の同一性がその自明性を失った状況である。この「主体」は、国家や社会のそれであっても、身体のそれであっても、あるいは対自的意識のそれであってもかまわない。いずれの場合にも主体とは、その状況の当事者と状況との間に、あるいはその状況を支配する根底的な構造との間に「世界との関わり」の原理として想定されるようなものをさす。この意味での主体がその同一性を失ったまま崩壊してしまったなら、その当事者は「個体」としての統一を破壊されて消滅せざるをえない。主体はその同一性を回復するために、そのつどの危機を乗り切らねばならぬ。しかしこの事態は、旧来の同一性に固執している当事者自己の側から見れば「不可能への強制」である。一方これを包括的な構造の側から見れば、単なる「関わり」の方式の変更に過ぎぬ。

この「不可能への強制」にさらされた個的自己は、そこで新たに成立した未知の「関わりかた」（ヴァイツゼッカーのいう「相即《コヘレンツ》」）を、それまでの「関わりかた」と内的に統合するという課題を負うことになる。普通に言われている「自己同一性」とは、この「内的統合」の成果をさして言っているものにほかならない。内的統合の作業が危機における同一性の解体に直面したときにのみ行われるものであることを理解するならば、自己の同一性がその断絶を通じてしか獲得されえないものであることも自ずと明らかであろう。同一性は非同一性に深く基礎づけられている。連続は非連続を根拠としてのみ可能である。危機とはこの不合理な弁証法の場所以外のなにものでもない。

『青年心理』60号、金子書房、一九八六年一一月。

# 八章　離人症における他者

## 一　問題の提示

離人症の臨床知見から多くの示唆を得た現象学的諸問題のうち、自己論をその筆頭に挙げることに異論はないだろう。私自身がこれまでに展開してきた自己論の最初の手がかりをえたのも、離人症論[1][2]からであった。

しかし、当然のことながら自己は自分ひとりで自己であることはできない。自己が自己であるためには、自己ならざるものとしての他者を必要とする。自己は「他者ならざるもの」としてのみ自己であることができる。* 私はこのようにして、私以外の主体である他者を媒介としてのみ、私でありうる。「自己がある」ことと「自己が（他者でなく）自己である」こととは、切り離すことができない。自己の存在措定（「がある」の形での「ある」）は、自己と非自己との示差的な否定的限定（「である」の形での「ある」）に基礎づけられている。とすれば、「自己の不在」を訴える離人症者において、他者との差異もまたその否定的媒介者としての示差機能を失っているだろうことが容易に考えられる。

＊　安永はそのパターン理論[3]において、体験構造における「自」の「他」に対する論理的先行性について論じている。《「他」とは「自」でない、という以上の何ものでもなく》、《「自」とはわれわれの体験にとって単に「他でない」という以上の何ものか」を意味している》。《われわれは「他」を体験した、と思う時、実はそれに先立ってユニークな、別人ならざるわが「自」の存在が必然的に前提されていた、といわざるを得ない》。

哲学や精神医学において、従来、独我論を完全に脱却した他者論が不可能であったのは、もっぱら安永のいう自他の「パターン構造」のためであった。「自己からみた他者」ではないような「他者」というごときものは、体験論的に不合理である。他者を真に他者自身の立場から見ようとすると、その他者はもはや「他者」ではなくなって、それ自体一個の「自己」とならざるをえない。体験構造的には「見る」立場に立つものはつねに自己であって、他者ではありえないからである。

これに対してわれわれの本論における立場は、「体験構造」に関する経験論的な記述ではなく、むしろその基礎条件に関する存在論的な解明をめざすものである。この立場から見ると、安永の立論とは逆に、「自」の存在が「他」の存在に――より正確には「他」との差異に――依存するということになる。ここでわれわれは、ひとまず経験論的な体験構造を離れることになる。

私はさきに「他者の主体性の問題」[4]を論じた際、フッサールとサルトルの他者論を批判し、シュッツの他者論、特にその「持続の共有」(Zusammenaltern＝共に老いること)の概念によって、「あいだ＝いま」と「現象＝いま」との存在論的差異における「親密な欠如」*としての他者の現前について述べておいた。その要点は次のようにまとめられる。

＊ 前稿においてはもっぱら「親密な未知性」の用語を用いていたが、「未知」はやがて「既知」に変わることを予想した概念であって、絶対的に不可知のままに止まる他者の主体的内面には用い難い。本稿ではこれを「親密な欠如」に改める。

フッサール[5]が他者を「他我」(alter ego)として捉えた際、彼はそれを、(1)ここにいる自我がそこにある他者身体に「思い入れ」(Einfühlung)をしたもの、(2)他者の身体的現前を通じてのみ「間接現前」(appräsentieren)されるもの、(3)視覚的にのみ与えられるもの、(4)客体他者の知覚をまって初めて構成されるもの、(5)多くの他者のうちの交換可能な誰か、などとして空間的・対象的にしか理解しえなかった。しかし精神病理学、ことに分裂病の心的構造を考えてゆくうえで、このような外面的他者理解では問題の核心にある自己と他者の主体性に迫ることができない。

一方サルトル[6]は、「私の世界がそこから絶えず流出する穴」であり、「私に向けられた眼差し」であるような主体他者を記述したが、そのような他者は、その眼差しによって私の対自存在を対他存在に凝固させるものであって、私が主体的な対自性を回復しようとすれば、私はそれを眼差し返すことによって、それを逆に対象化しなければならない。つまりサルトルの場合も、精神病理学が本質的に求めている主体自己と主体他者のあいだの間主観的・相互主体的な関係は最初から排除されている。

　これに対して、主体的自己と主体的他者（私と汝）の双方を包括する統一原理を求めたのが、シュッツ[7]である。彼は、私と汝が同時に同一の「持続」(durée)を生きる、つまり「共に時を経る」(Zusammenaltern)という概念で、主体的自他関係の間主観性を論じた。しかし彼の立場からは、自他関係の「親密さ」は出てきても、サルトルが「穴」と呼んだ「他者の不可知性」は理解できない。

　私は、私をとりまく多くの他者のうちから、ある一人とのあいだで、ある時間、持続を共有し、彼とのあいだに間主観的な「あいだ」の場所を開く。これはつねに「いま」の時間において行われる営みであるから、この場所のことを「あいだ＝いま」と呼んでおく。私はある特定の他者に「あいだ＝いま」を投げ入れる、といってよい。それ以外の他者やその内的外的な構成契機は私にとってすべて個々の現象にすぎない。しかしそれらの現象も私の「いま」において与えられているのであるから、これを「現象＝いま」と呼ぶことにする。私が「思い入れ」を行った特定の他者においては、「あいだ＝いま」と「現象＝

いま」との二重構造が現前していることになる。

「あいだ＝いま」は、実は私自身の存在の根拠でもある。私自身においては、「あいだ＝いま」の場所に現れる数々の内的な「現象＝いま」は、それぞれが私自身の内的体験の（記憶や知覚や予想の）対象として、私自身の歴史の構成成分として、自己帰属性と熟知性をもっている。ところがこの同じ「あいだ＝いま」の地平が他者に向かって投げ入れられて、そこに主体他者が出現した場合には、私はそこになにひとつ内的な「現象＝いま」を構成することができない。サルトルがいう通り、その部分が私の世界の「穴」となって欠落する。他者の内面は私にとって欠如であり、不可知である。しかしその欠如は、サルトルのいうのとは違って、「あいだ＝いま」における持続の共有を前提とした「親密な不可知性」であり、「親密な欠如」である。

以上が前稿の要旨であるが、その後、レヴィナスの『時間と他者』[8]における「主体他者」(autrui) に関する議論に触れて考えるところが多かったので、今回はそれを一つの手がかりとして、離人症における他者構成の問題を論じ、間接的に分裂病論への一つの示唆を得たいと思う。

## 二　レヴィナスの他者論

フッサールとハイデッガーから出発して独自のユダヤ的思想を展開しているフランスの哲学者エマニュエル・レヴィナス*によると、主体他者（autrui）とは、プラトン以来の西洋の認識論を支配してきた「テオリア＝観照」の立場、「見る」立場、つまり「光の世界」における認識の立場によっては捉えられないものである。光は、物を私から引き離して、「私ではないもの」（l'autre）としての対象にするが、その瞬間に、光はそれをまるで私から出たもののように見せる。光の世界で見られた「他者」（l'autre）は、本来の意味での「他性」（altérité）を備えていない。

＊　本稿で参照する彼の『時間と他者』は、本稿脱稿後に邦訳が出版されたが、ここではそれにとらわれずに私自身の自由な訳語を用いる。

光の世界で認識の対象となるのは、一般にいって「存在者」（l'existant）である。この存在者以前に、存在者から自由な、純粋な「ある」（il y a）こと、つまり「存在者なき存在」（l'exister sans existant）がある。存在者がこの「存在者なき存在」を「引き受ける」

出来事を、レヴィナスは「実体化」（hypostase、邦訳では「位相転換」）と呼ぶ。

われわれの用語で言えば、実体化《イポスターズ》によって「もの」が「こと」を、「がある」が「である」を自らのもとに凝集し、そこで両者のあいだにハイデッガーのいう「存在論的差異」が発生する。この存在論的差異を再解体すること、つまり、「もの」に引き寄せられる以前の純粋な「こと」を直接に見て取ることは、光の世界における認識の立場では不可能である。

レヴィナスがautruiと呼んでいる他者は、「もの」的な対象他者ではなく「こと」的な主体他者である。われわれがそれに出会うのは「出来事が主体に到来するのに主体がそれを引き受けえない」状況、つまり絶対的な未知性としての未来の現前であるところの、あるいは「光に馴染まないもの」であるところの「死」との関係においてのみである、と彼はいう。ここでいう「死」とは、生存の否定としての死ではなく、存在者（existant）に存在者性（existence）を与えている「存在者なき存在」あるいは「ある《イリヤ》」ことそれ自体の赤裸々な突出にほかならない。レヴィナスは「死」の特性を「絶対に現在にならない」未来の未知性に見ているが、私の考えでは、そのような未来がわれわれに「到来」するのは決して「未来」の方角からではない。「死」はむしろ、決して「現在」にならない現在であり、「現象＝いま」としての「現在」をその一契機として含む時間軸からはつねに溢れ出る、絶対的な現在の直接性、あるいは「奥行き」としての「あいだ＝いま」においてのみ現前する事態である（このような「死」の理解については、拙著『時間と自己』[14]や『あいだ』[15]を参照）。このような生命の充溢としての「死」の現前においてのみ、「ある」ということが可能になる。そしてこの直接的現在は「光の世界」においては永遠の未知性にとどまり、その他者性（altérité）をわれわれの目から隠し続ける。

離人症状においては、この「ある」が失われ、「死」との関係が拒絶され、真の主体他者との出会いが不可能になっている。患者はある意味で「光の世界」に住むことを余儀なくされ、そこでは「親密な欠如」は成立せず、すべては「疎遠な充満」になる。この事情を一人の典型的な離人症患者について見てみたい。

### 三　症例N

初診時二六歳のやせ型で知的な未婚女性。主訴は典型的な離人症状。女子大卒。元来きまじめで完全主義、少しの失敗で自分を責める。言いたいことを押さえる。済んだことをくよくよ考える。小学生のころから自分の中に閉じこもっていた。二年前の四月から抑鬱気分。九月に急に自分が自分でない感じ。目で見るものがとび込んでくる。物に存在感がない、実感がない、しらけた感じ。「もの」の感じがなく、「こと」だけ、事実があるだけ。自分と他人の境目がはっきりしない。他人がまったく人間らしい感じがしない。風景を見てもスクリーンを見ているよう。時間の経過も実感として感じられない。電話が怖い。相手の声と人が別みたい。その人の中から出てきた声ではないみたい。人と接点をもつのが怖い。挨拶の前に飛び込んでこられて、一瞬、ずっと昔から親しかった人だと錯覚してしまう。物が自分の目にひっかかっていて離れない。物と目とが一体になっている。物を見たら、そこに自分がある。自分はバラバラで、死んでいる。前は自分の視線みたいなものがあって、それが相手とぶつからなければ、ほうっておけばよかった。見ることによって、相手に対して自分の「はどめ」ができていた。今は、「見る」ことができないので、自分のなかに踏み込まれてしまう。自分と外の世界との境目が混沌としている。自分と世界がつながってしまっていて、周囲からものが飛び込んでくるのに、気持ちの上では遮断されている。

二七歳六月結婚。その後は数カ月おきに不定期に来診している。

二八歳二月の来診時、結婚前よりも元気で、一応充実した生活だが、まだ「接点」がつかめない。人がいるという実感がつかめない。その人との「空気の流れ」がわからない。相手と自分の境目がわからない。初めての人でも親しみの深さが均一。

二九歳二月に長女出産。三〇歳九月に来診。子どもと自分の境目がわからない。人と人との「あいだ」というものがない。レストランで夫と向かい合っていると、夫の背後にいる無関係の人にまで心が開けてしまう。夫との「二人の世界」ができない。

翌年一月の筆者あての手紙より抜粋――《この二年間、「目の前の子ども」を前にして手探りでずいぶん接してきたように思います。子どもを夢中で叱っているときはいいのですが、いつのまにかシナリオの台詞を言っているようで真実味がなく、子どもと二人なのに、一人二役の芝居を演じているようです。電話での会話も、受話器の向こうに紛れもない「他人」という人がいるのに、私の現実の中では平板で、その人の存在もその人との会話も拡がって行かないのです。紛れもない他人なのに自分の延長上で話をしてしまい、気がついてみると、ちょうど鏡を前にして鏡の中の自分（他人）と話をしているときの状態と一緒なのです。やはり電話の相手はすべて一緒ですし（親しい人も親しくない人も、御用聞きのひとも主人の両親も）、こちらから距離をとるのではなく私の中に飛び込んできては去って行きます。こちらはただ板のように立っているだけで、自由に自分の世界をとることができません》。

翌年七月に来診。「自分でない他人」と「他人でない自分」とがゴチャゴチャになってしまう。自分の動作と自分のことばとがずれる。自分が話しているのに、自分の後ろから自分の声が出てくるみたい。後ろから誰かがスーッと何か話しているみたい。

七年余りの治療期間で、症状は徐々にではあるが着実に改善されている（この症例のその後の経過を含めたより詳細な病歴については、本書十三章参照）。

## 四　「もの」と「こと」の両義性

私は従来から、[2][9] 離人症では実践的な意味作用からなる「こと」の世界が失われ、対象的な「もの」の赤裸々な「現前」だけが知覚される、と述べてきた。たとえば離人症患者は「自分というもの」が存在するという事実を知的に理解することはできても、「自分ということ」、「自分が自分であるということ」を実感することができない。ところが、われわれの患者Nは、《「もの」の感じがなく、「こと」だけ、事実があるだけ》という。この一見矛盾した言表について、まず考えておきたい。

われわれは普通、存在者がまず意識対象として構成された後に、それを主語として述語が加えられるものと考える。「ここに対象（もの）がある」ということがあって、そこで初めて「これは机である」とか、「この机は大きい（机である）」とかの述語が可能になると考える。主語的な「もの（がある）」が先で、それが述語的に、「（……である）ということ」は後とされる。古来の認識論はすべてそのように考えていた。

主語的な「もの」に述語を加えて「こと」にするということは、その対象（客観）を自己（主観）の世界に取り込むことである。「これは机である」と言うことによって、外界の対象である「これ」が私の主観的な概念系の中の「机」の概念に取り込まれる。また、

「この机は大きい」と言うことによって、「この机」という対象が私自身の持っている「大きい」という概念に取り込まれる。主語（もの）はつねに客観の側にあり、述語（こと）はつねに主観の側にある。

「もの」的客観がまず構成され、その後にこれに反省的な判断が加えられて「こと」的述語が可能になる、という構図に対して鋭い疑義を提出したのは、西田幾多郎⑽であった。西田は、反省的範疇は構成的範疇の後に来るのではなく、構成的範疇に先立っていると考える。そのような高次の反省的範疇は、普通の反省的範疇のように抽象的なものではなく、対象の側でみればすべての構成的な「がある」を「自己の中に自己の影を映す」こととして成立させているような、「純なる状態の世界」、「本体なき様相の世界」であり、自己の側でみれば「純粋意志の世界」である。このような「述語となって主語となることのない」純粋な「こと」の世界を徹底的に思索したのが西田哲学である。私が離人症において「こと」の世界が失われると考えたのも、このような西田の考えを背景にしてのことであった。

これに対して、一般の論理学（光の世界における判断）での主語と述語の関係は、「特殊」である主語が「普遍」である述語に含まれるという関係である。「机は家具である」と言う場合、机は、普遍としての家具一般に含まれる特殊として規定される。そこで、普遍である「こと」的述語面が主観の側にあるという場合、そのような主観からは個別的自己の意志は捨象されている。この机が家具であるということは、私自身の個別的意志とは無関係に、机を家具とする文化共同体ないし言語共同体における普遍的言表として成立する。「こと」の「主観関連性」が「ことば」の共有性と連動することによって自明な普遍性を獲得し、個別自己から遊離して独り歩き始める、と言ってもよい。この色はダイダイであってアカではないという「こと」は、もはや自己の関与をまつことなく、「擬似客観的事実」として形式的に通用する。Nにとって残されている「こと」は、そのような「擬似客観的」な形式的主観性における「こと」である。

一方、Nが「もの」の感じがないという場合の「もの」とは、そのような形式的な「こと」の次元にまで抽象化される以前の、主客未分の生々しい現実の凝縮としての、直接的所与としての具体的な「もの」であって、普遍に対する特殊としての「もの」ではない。それはわれわれに、その物体性によってではなく、むしろその親密さ(「あいだ＝いま」性)を通じて「主体的」に迫ってくる。日本語の「ものものしい」、「ものがなしい」、「もののけ」、「もののあはれ」などに見られる「もの」とは、そのような「あいだ＝いま」の「思い入れ」に関わっている。このような「もの」が「主体的に」迫ってくるという意味は、それを体験する自己の側に主体的意志の関与を要求するということである。その場合、自己はもはや、抽象的・形式的な普遍の立場に安住することはできない。具体的な「もの」の主体的現前に対応しうるためには、自己も具体的な意志の主体でなくてはならない。

このような「もの」は、西田のいう純粋意志の世界としての述語面（「こと」の面）によって裏打ちされ、「あいだ＝いま」と「現象＝いま」との存在論的差異を奥行きとするような、「具体的個別」としての「もの」である。

離人症で「こと」が失われて「もの」だけが残る、という場合の「もの」と「こと」の切りかたは、それとは位相を異にする。この場合の「もの」は、むしろ抽象的に客体化された事物空間における「現象＝いま」であって、あくまでも普遍に対する主語的特殊としての「もの」である。それは抽象的空間の中で、一定の位置と拡がりだけを与えられている。そのような「もの」がある、とわれわれが言うとき、この「がある」ですら、すでにそのような「もの」にとっては余分な述語である。けだし、「がある」は結局のところ、「があるのである」の形に変換可能であって、主観の関与の産物である「である」を含意しているのだから。

以上に述べたことから、「もの」と「こと」の関係を主語的特殊と述語的普遍の関係と見て、述語的普遍の背後には自己存在を構成する存在論的差異の奥行きが拡がっているものと理解する限り、離人症者では「こと」が失われて「もの」だけが残る、という言いかたが可能になるし、逆に、「もの」と「こと」の関係を、そのような主体的自己の奥行きを含んだ具体的個別と、それを捨象した抽象的普遍との関係としてみる限り、「もの」が失われて「こと」だけが残るとも言える。

だから問題は、「もの」と「こと」の用語法にあるのではなくて、この二つの語がさまざまに異なった仕方で現実から切り取ってくる自己関係と世界関係の如何にある。古来の論理学の用語を使えば、われわれは特殊に対する普遍の関係と、それとは違った次元にある具体的個別とを区別しなくてはならない。普遍と特殊との関係は光の世界（「現象＝いま」の世界）に属するのに対して、具体的個別の個別性とは、光の世界では絶対に捉えられない「あいだ＝いま」の場所での出来事である。「現象＝いま」の空間では、「もの」の背後にあるものは述語に包含しきれない剰余として、あくまで不可知なるものに止まる（カントの「物自体」）。「あいだ＝いま」の投げ入れによって、この不可知性は具体的で意志的な実践の場としての「奥行き」ないし「親密さ」に姿を変える。離人症においてこの「あいだ＝いま」が消去されたとき、具体的・個別的な「もの」がその奥行きを失って単なる「現象＝いま」的な対象となり、意志の関与としての「こと」が失われて、単なる抽象的形式としての「こと」だけが残るということになる。

## 五　離人症者における「他人の実感の喪失」

Nは、《他人が人間らしい感じがしない》、《人がいるという実感がつかめない》、《電話での会話も、受話器の向こうに紛れもない「他人」という人がいるのに、私の現実の中では平板で、その人の存在もその人との会話も拡がって行かない》、《紛れもない他人なのに自分の体の延長上で話をしてしまい、気がついてみると、ちょうど鏡を前にして鏡の中の自分（他人）と話をしているときの状態と一緒》、《親しい人も親しくない人もすべて一緒》、《初めての人でも親しみの深さが均一》、《自分でない他人と他人でない自分とがゴチャゴチャ》などという。

Nが「紛れもない他人」の実感と表現しているもの、それはレヴィナスが autrui と呼んでいる主体他者の他者性のことにほかならないだろうし、われわれの言いかたでは、「あいだ＝いま」の場所で出会ってくる個別的他者の奥行きのことだろう。つまりそれは、「現象＝いま」の空間で普遍的に「私でないもの」であるところの l'autre とは、次元的に異なったものである。離人症で「あいだ＝いま」の場所が消去されると、autrui はその「親密な欠如」という性格を失い、おしなべて「親しみの深さが均一」であるような les autres（他者たち）でしかなくなる。それらは、客観的には他人であるのに、主観的には「自分の体の延長上」であって、客観的には外部にある「鏡の中の自分」と変わらないことになる。だから「自分でない他人と他人でない自分とが」ゴチャゴチャになって混乱する。[*] 自己は多数の「他者たち」を主語的特殊として含む単なる述語的普遍にすぎなくなる。

＊　人はここで、直ちにラカンの「鏡像段階」あるいは「鏡像的他者」の議論を参照したい誘惑にから

れることだろう。しかしわれわれの患者が「鏡の中の自分（他人）」という表現を用いるとき、あるいはそういった（鏡像的な）自己と他者とが「ゴチャゴチャ」だというとき、それはかの有名な「シェーマL」における「自我」（moi）と「小文字の他者」（autre）とのナルシシズム的な互換関係とは異なった意味をもっている。ラカンのmoiとautreが交錯する局面は、われわれの言葉でいうとむしろ「あいだ＝いま」の場所、つまり「あいだ＝いま」と「現象＝いま」との差異が（象徴的次元において）成立する以前の局面である。幼児の発達段階からいうと、それは明らかに「主体自己」（Sujet）と「大文字の他者」（Autre）の成立に先立っている。しかし認識の順序でいえばそれはむしろ、SujetやAutreといった「能記」よりも後であって、いわば「事後的」に要請された「所記」的局面である。これに対して、われわれの患者のいう「鏡の中の自分と他人」は、「ナルシシズム的」と呼びたければ呼んでもよい「あいだ＝いま」が、あるいはそれと「現象＝いま」との差異としての「あいだ＝いま」が一旦成立した後に、離人症の機制によって消去されたことによって出てきたもので、これはむしろ「所記」を奪われた「能記」ともいえる位置にある。要するにラカンが「象徴的次元」（le symbolique）と言っているものは、われわれのいう「差異としての〈あいだ＝いま〉」の成立と——ということは「あいだ＝いま」から「現象＝いま」が分離する過程と——同時的なのであって、彼が事後的に「それ以前」に想定した「想像的次元」（l'imaginaire）と、現象的には類似の「自他の混同」が、事実的に事後的な離人症においても生じるということは、興味深いことだと思われる。

主体自己と主体他者の双方を等根源的に成立させる「あいだ＝いま」の消失は、Nがたびたび用いる「接点」とか「境目」とかに関する表現によく表されている。《人と接点を持つのが怖い》、《前は……見ることによって、相手に対して自分の「はどめ」ができていた。今は「見る」ことができないので、自分の中に踏み込まれてしまう。自分と外の世界との境目が混沌としている。自分と世界がつながってしまっていて、周囲からものが飛び込んでくるのに、気持ちの上では遮断されている》、《「接点」がつかめない……その人との「空気の流れ」がわからない。人と人との「あいだ」というものがない》。あるいはまた、《子どもと自分の境目がわからない。相手と自分の境目がわからない》。あるいはまた、《レストランで夫と向かい合っていると、夫の背後にいる無関係の人にまで心が開けてしまう。夫との「二人の世界」ができない》とか、《子どもと二人なのに、一人二役の芝居を演じているよう》とか、《電話の相手はすべて一緒で、こちらから距離を取るのでなく、私の中に飛び込んできては去ってゆく》などの表現も同じことを表している。

Nが「接点」、「境目」と言っているものが、「あいだ＝いま」そのもの、ないしは「あいだ＝いま」の場所での「あいだ＝いま」と「現象＝いま」との存在論的差異を指していることは言うまでもない。この差異は、自他の「接点」として両者をつないでいると同時に、「境目」あるいは「はどめ」として自他を区別し、遮断するものでもある。ちなみに、「見る」ことができないから「はどめ」がなくなった、とNがいうときの「見ること」は、「光の世界」での知覚としての「見ること」の意味ではない。それはむしろ、レヴィナスが autrui を捉える唯一の仕方として述べている「愛撫」に近い。実際、「見る」という行為には「目で摑む」、「目で触れる」といった「触覚的」な作用も含まれている。ほかならぬこの触覚的な愛撫としての「見る」ことによって、普通は、「あいだ＝いま」が開かれるのだが、離人症ではそれが失われているのである。

「見る」ということをレヴィナスのように光の世界での認識の意味に解すれば、見られるものは多数の「現象＝いま」にほかならないことになる。「あいだ＝いま」による接着を失った多数の「現象＝いま」は、ばらばらで無差別の他者たち、les autres の氾濫でしかないだろう。しかもそれは、自他の接点かつ区別である「あいだ＝いま」から切断されているため、自己と他者、自己と世界が「つながってしまって」いて、しかも「気持ちの上では遮断されている」ことになる。「無関係の人にまで心が開け」、「あいだ＝いま」に担われることによってのみ可能な、個別的な「二人の世界」は成立しない。普遍が特殊を包含するだけのこのような没差異的な世界では、自己も他者も抽象的な「こと」でしかありえず、自己の実践的意志の関与した具体的な「こと」としては捉えられなくなる。

## 六　補論——境界例における自己と他者

このような典型的離人症者の世界を、ある意味でそれと対極的な構造を有しながら、部分的にはやはり離人症的な病像を示した一境界例患者のそれと対比してみる。

患者Ｉは初診時四一歳の独身女性で、主訴は抑鬱感と希死念慮を伴う「存在苦痛感」。幼少時より何回かの痛切な「見捨てられ体験」を経験し、それが彼女の性格形成に決定的な影響を与えたと思われる。四一歳のとき、「ふざけ仲間」の若い男性が分裂病に罹患したのを契機に、彼の両親から「息子の病気に有害だから」といって交際を禁止され、絶望的な無力感と抑鬱感に陥って発症した。

Ｉの主な訴えをまとめると、次のようである——現実感がない。時間の感覚がない。なにもかも平板に見える。自分がバラバラになりそうで不安。人とすれ違うとパッと自分を持っていかれる。人込みの中へ行くと、自分がちぎられてバラバラになる。自分の見ている人の数だけ自分がいるみたい。他人が自分に思えて、自分のいまいる場所がわからない。居場所がない。喫茶店などで坐る場所が見つからない。名前を呼ばれるのが怖い。個人としての存在を持つのが怖い。死んで無になれるのなら死にたいが、死んでも「故人」としての存在を負わされるから死ねない。鏡を見るのがいや。自分が形や輪郭を持っていることに耐えられない。他人がときどき別人に入れ替わる。婦長さんが毎日別の人みたいに思える。自分がふたりいて、もうひとりの自分の声が聞こえる。「はやく死になさい」などと言っている。美しいものが怖い。心を動かすものが怖い（この症例の詳細については、本書十二章の「症例Ｂ」を参照）。

Ｉの中心的な症状は、自己が一個の存在者であることについての苦痛である。自分がこの世のなかに「ある」こと、他人から見られ、名指され、鏡に映る「もの」であることに対する苦痛といってもよい。「自分がバラバラになる」という自己喪失の恐怖も、彼女の内面を揺り動かす美しいものに対する恐怖も、結局は自己が寸断されたり揺り動かされたりする「形を持った存在者」であることに対する嫌悪感に帰着する。この恐怖は、レヴィナスのいう「イポスターズ」、つまり存在が存在者によって引き受けられる出来事に対する恐怖あるいは忌避に通じている。彼女が願っているのは、「存在者なき存在」としての「イリヤ」(il y a) に没入すること、つまり個人としての生存を取り消して死ぬことなのだが、死後も残るであろう(故人としての)同一性への嫌悪から、自殺もできない。

Iが望んでいるのは、要するに「もの」のない「こと」だけの世界、「光」の届かない純粋な過剰の世界、「現象＝いま」から純粋に自由な(無差異・無差別の)「あいだ＝いま」だけの世界である。だから彼女は、一個の個人として経験の世界、光の世界に生きている限り絶対的に免れることのできない「現象＝いま」からの限定をすべて忌避し、「現象＝いま」と「あいだ＝いま」との隙間をつなぐ差異を無効化し、「あいだ＝いま」を「現象＝いま」の汚染から守ろうとする。その結果、彼女の経験世界における一切の差異は相対化し、それと同時に一切の同一性も相対化してしまう。Iが経験する自己自身や他者についての「替え玉体験」類似の現象は、「あいだ＝いま」と「現象＝いま」との連絡が断たれたことの表現である。そして、われわれにとって、「現象＝いま」から遊離した

「あいだ＝いま」などというものは（そのような「あいだ＝いま」の「存在」はあくまで仮定《ポストウラート》に止まって）実際には経験不可能であるから、＊この「切断」によって彼女の経験世界における「あいだ＝いま」は無効化されてしまう。Iの示す離人症状（《自分の居場所がない》、《現実感がない》、《時間の感覚がない》、《なにもかも平板に見える》など）は、この「あいだ＝いま」の無効化の現れと見ることができる。

＊「あいだ＝いま」の存在が仮定に止まって経験不能だという表現は、やや不正確である。西田幾多郎のいう「純粋経験」は、「あいだ＝いま」の直接の経験にほかならない。ただ、われわれはこの純粋経験を「同時的」に対象化することはできない。純粋経験は、「我に返った」後に「事後的」に反省しうるのみである。だからそれは、「経験」という概念を「対象的現前の知覚」の意味で用いる限り、「経験以前」であって「経験不能」と言わざるをえない。しかしそれは、カントの「物自体」のような意味で経験不能なのではない。（対象的に経験することのできない「あいだ＝いま」を、われわれがそれにもかかわらず生きいきと「経験」しているのは、本書十二、十三章で述べる「行為的直観」によるものである。）

## 七　分裂病論への示唆

ここで呈示した二症例は、いずれも分裂病ではない。しかし、分裂病を知るためには、分裂病でないものを知らねばならぬ。特に、離人症状は分裂病の表面症状としてもかなりの頻度で出現し（たとえばブランケンブルクの症例アンネ）[11]＊、しかもそれは分裂病の基礎障害との密接な関連において論じられることが多いのであるから、非分裂病性の離人症状についての考察は、分裂病の理解にとって寄与するところが多いと思われる。

＊　アンネの分裂病診断は必ずしも一般に受け入れられていない。単純型ないし寡症状型分裂病の概念が精神医学の「狂気」概念からいかに遠いか、逆にいえば、精神医学的分裂病概念が「狂気」概念によっていかに毒されているかを、この事実が物語る。われわれの見解では、分裂病は本質的・一次的には「狂気」と無縁のものであって、それがたまたま「狂気」にも陥りうるのは、正常人も酒や薬物の作用によってときに「狂気」に陥りうるのと、基本的に同じことである。

「陰性」の病像から「陽性」の病像までに通底する分裂病の基礎的事態を、私は従来から「存在論的差異に根差した自己の同一性の原理的障害」として理解してきた。本論の文脈でいうと、「現象＝いま」によって限定された「あいだ＝いま」に関する――ということはつまり、レヴィナスのいう「実体化《イポスターズ》」に関する――同一性の原理的な成立不全ということになる。「原理的」というのは、必ずしも実際にそうなるとは限らないからである。この「障害」が実際に表面化して「分裂病性疎外」の像を呈するためには、それなりの「事情」が必要なのだろう。もしこの「事情」が生じないまま、一生涯を通じて分裂病像が出現しなかったなら、その人を臨床的に「分裂病者」と呼ぶことはできない。ある人に分裂病の診断を下すかいなかは（したがって彼を精神医学の治療対象とするかいなかは）、きわめて実践的かつ実用的な観点から行われる営為であって、これを理論化することは永遠に不可能であろう。単純型分裂病の概念に対する政治的配慮からの（それなりに正当な）疑念が、すでにこのことを雄弁に物語っている。*

* かつてのソ連では、健全な反体制思想家が「単純型分裂病」と診断されて精神病院に収容されていたらしい。

症例Nは、「あいだ＝いま」を消去することによって「現実」を遮蔽し、症例Iは、「あいだ＝いま」と「現象＝いま」との差異を無効化することによって「イポスターズ」の事実性を忌避している。これはいずれも、患者の側からの積極的な「はたらき」とみることができる。多くの精神医学的症状がそうであるように、この「はたらき」も危機における主体の自己保存作業として理解してよいだろう。

これに対して、分裂病における基礎的事態については、やや違った理解の仕方が必要だろう。つまり、これを幼児期あるいはそれ以前の時期における危機的状況（たとえば「二重拘束状況」）への応答として心因的に解釈しつくすのでない限り、それはなんらかの意味で主体が蒙る事態であって、主体が「作り出す」事態ではないということができる。右に述べたように、分裂病では「あいだ＝いま」と「現象＝いま」との存在論的差異に根差した自己の同一性が危機に瀕している。その根底には恐らく存在論的差異それ自体の成立不全という原発的な事態があるのだろう。それがどのような意味で遺伝的・素因的に規定され、またどのような意味で個体発生以後の生活史によって規定されるのかについては、ここでは問題にすることができない。この原発的事態と比べれば、自己の同一性の障害も疎通性の障害も、さらには「自明性の喪失」や離人症状も、すべてなんらかの意味で続発的副次的な——患者の側からの関与を前提とした——現象である。その限りでは症例NやIの症状との間に本質的な違いはないといってよい。

結局、分裂病性の離人症とこの二症例との違いは、その基礎に存在論的差異それ自体の原発的な障害があるかないかの違いに帰着する。NにもIにも、分裂病者にみられるような原発的差異障害は認められない。原発的差異障害の有無の判断は、結局は患者における自己との関係、他者との関係、世界との関係を、診察者が自らの「言語以前」の自己関係・他者関係・世界関係に映しだして「直観的」に感知する作業に頼る以外には不可能であるし、一般に人間主体どうしの間主観的相互関係というものはすべて、この原発的差異成立の場（「あいだ＝いま」）における「直観的」感知に担われているのであって、「差異成立以後」（言い換えれば言語獲得以後）の多様な経験的諸現象（「現象＝いま」）によって妨げられることさえなければ、この直観的感知はつねに可能であるだろう。

ただしここで「言語以前」の表現に用心しなければならない。それは実は「個別的述語の次元」ということである。西田幾多郎は「有の場所」と「対立的無の場所」と「真の無の場所」を区別した。有の場所とは、述語的一般（普遍）が主語的特殊を含むという普通の意味での論理判断の成立する場所であって、これは「光の世界」における言語の成立する場所に相当する。対立的無の場所では主語が述語に含まれるのではなく、主語が述語を含むようになる。これは主語が普遍に対する特殊の地位から、具体的個別の地位に飛躍したことを意味する。ここでは言語はその分別的指示作用を停止して、譬喩的共示作用のみが残る。普遍的述語は不可能になり、個別的述語のみが可能となる。さらに進んで真の無の場所になると、一切の言語機能が停止して、主語と述語、あるいは個別・特殊・普遍の対立が解体し、絶対的な主客未分の境地に入る。言語は非合理的な「非言語」として、つまり自らの廃絶を宣言する挙措によって、遠回しに、しかも否定的にこの境地を「言表」しうるのみである。*

* 「父母未生以前の自己」その他多くの禅仏教の言表や、リルケの墓碑銘に刻まれた"Rose, oh reiner Widerspruch, Lust, Niemandes Schlaf zu sein unter soviel Lidern"（薔薇、おお純粋な矛

盾、これだけの瞼のもとで、眠る者なき眠りであることの快楽）といった詩的表現は、すべてほぼこの次元のものである。

分裂病の原発的差異障害の生じる場所は、西田のいう「対立的無の場所」である。それはまだ言語を絶対的に拒絶していない。しかしそこではアリストテレス以来の分別的論理を支配している主語の優位はすでに廃絶されて、かわって「述語の優位」が（ただし普遍的述語ではなく個別的述語の優位が）登場している。よく言われる「述語論理」はその一局面を表現したものである。真の意味での「言語以前」の境地に入ると、それはもはや分裂病的ではなくなって、いわば「分裂病以前」になる。実は「あいだ＝いま」は、それ自体は言語以前の「真の無の場所」でありながら、それがそれとして意識されるのは「有の場所」に接した「対立的無の場所」[12]としてであるという、奇妙な二面構造をもっている。この二面構造は私が従来から指摘している自己の内面的差異構造の「非対称性」とも関係していて、そこから「自己が自己自身にとっての最初の他者となる」という、人間の実存にとってもっとも根源的な「対自性」あるいは「自己との対峙 Zu-sich-sein」の構造が成立してくる。そしてこの点の理解が、分裂病の理解を左右するもっとも重要な鍵となるのにちがいない。

このような事情は、分裂病者にとっての他者の出現様態にそのまま反映する。そこで問題になるのは、ひとつには「あいだ＝いま」の「対立的無の場所」としての局面が「非自己化」されて親密さを失い、そのような「あいだ＝いま」を投げ入れられた外部的他者が「親密な欠如」としてではなく「不気味な欠如」として登場してくるという（妄想的な）事態であり、いまひとつには、右に述べた「あいだ＝いま」の二面構造からそこに必然的に発生してくる「あいだ＝いま」それ自体の（つまり自己の根拠そのものの）内部的他者性という（自我障害的な）事態である。前者についてはすでに述べておいたし[4]、後者については、長井[13]がブランケンブルク[11]のいう Anderssein（ひとと違っていること）の観点からすぐれた考察を行っているので、それを参照してほしい。

## 八　おわりに

離人症状は、他のすべての精神医学的症状と同様、現象学的には多義的である。しかしそこには共通して、われわれが「あいだ＝いま」と名づけた現実次元が、患者の経験から「遠ざかって」いるという事態が認められる。あえて図式的な言い方をすれば、症例Nのような離人神経症においては、耐えがたい苦痛の場としての「現実」を「感覚遮断」するために「あいだ＝いま」が消去されている。これに対して症例Iのような境界例では、過剰な「あいだ＝いま」の充溢にとって「現象＝いま」との差異（レヴィナスのいう「イポスターズ」）は苦痛な制約として感じられ、これを忌避するために経験次元における「現象＝いま」の固定点から遊離した「あいだ＝いま」が、逆説的に経験の手から逃れ去って到達不能となっている。分裂病の離人症状ではそのいずれとも違って、「あいだ＝いま」と「現象＝いま」との差異の原発的な成立不全のために、自己の親密な内面空間としての「あいだ＝いま」が経験的に充分に構成されえないと言ってよいだろうか。

「あいだ＝いま」というのは自己と非自己の「あいだ」に開かれる場所であるから、その「異常」は当然、自己に対する他者の出会いかたに反映する。あるいはむしろ、自己は場合によっては、他者との出会いかたを「調整」するために「あいだ＝いま」の「開きかた」を変えることもあるだろう。神経症レヴェルの離人症は、そのような「調整」の努力を経て成立するものかもしれない。

本論においては、神経症・境界例・分裂病のそれぞれにおける離人症状について、主として患者に対する他者の出現様態を比較しながら、その「障害の座」を明らかにしようと試みた。このような議論に際して完全に排除することの難しい物象化の危険を最大限に避けようとしたために、議論が抽象的になって明晰さを欠いたのではないかと危惧している。

## 文献


（1） Kimura, B.: Zur Phänomenologie der Depersonalisation. Nervenarzt, 34; 391 (1963)〔木村

敏訳「離人症の現象学」『木村敏著作集1』弘文堂、二〇〇一年〕。

（2）木村敏『自覚の精神病理』第一章、紀伊國屋書店、一九七〇年、『木村敏著作集1』弘文堂、二〇〇一年。

（3）安永浩『分裂病の論理学的精神病理』第一章、一八―一九頁、医学書院、一九七七年。

（4）木村敏「他者の主体性の問題」村上靖彦編『分裂病の精神病理12』東京大学出版会、一九八三年、『木村敏著作集2』弘文堂、二〇〇一年〔本書二章〕。

（5）Husserl, E.: Cartesianische Meditationen. Husserliana I, Nijhoff, Den Haag (1963)〔船橋弘訳『デカルト的省察』世界の名著51、中央公論社、一九七〇年〕。

（6）Sartre J.-P.: L'être et le néant. Gallimard, Paris (1943)〔松浪信三郎訳『存在と無II』人文書院、一九五八年〕。

（7）Schütz, A.: Der sinnhafte Aufbau der sozialen Welt. Suhrkamp, Frankfurt (1974)〔佐藤嘉一訳『社会的世界の意味構成』木鐸社、一九八二年〕。

（8）Levinas, E.: Le temps et l'autre. PUF, Paris (1979)〔原田佳彦訳『時間と他者』法政大学出版局、一九八六年〕。

（9）木村敏『時間と自己』二四頁、中公新書、一九八二年、『木村敏著作集2』弘文堂、二〇〇一年、一四四頁。

（10）西田幾多郎「場所」全集第Ⅳ巻、岩波書店、一九六五年。

（11）ブランケンブルク『自明性の喪失』〔木村敏・岡本進・島弘嗣訳、みすず書房、一九七八年〕。

（12）たとえば、木村敏『自己・あいだ・時間』一六四―一六五頁、弘文堂、一九八一年。あるいは木村敏「自己と他者」『岩波講座・精神の科学1』一八九―一九〇頁、岩波書店、一九八三年〔本書三章、一〇五―一〇七頁〕。

(13) 長井真理「Anderssein の意識について」高橋俊彦編『分裂病の精神病理15』東京大学出版会、一九八六年。

(14) 木村敏『時間と自己』一五一、一五四、一九一頁、中公新書、一九八二年、『木村敏著作集2』弘文堂、二〇〇一年、二三七、二四〇、二六七頁。

(15) 木村敏『あいだ』八六頁、弘文堂、一九八八年、『木村敏著作集6』弘文堂、二〇〇一年、一六八頁、ちくま学芸文庫、二〇〇五年、八八頁。

高橋俊彦編『分裂病の精神病理15』五七―七九頁、東京大学出版会、一九八六年。

# 九章　内省と自己の病理

分裂病あるいはその近縁状態における「内省」の問題や、とくにその過剰については、既にヴィルシュ、コンラート、ブランケンブルクなどが論じており、わが国では最近、長井によるすぐれた考察が発表されている。われわれが患者における自己ないし自我の病的変化について考察しようとする場合、長井も言うように、われわれは主として患者自身の内省を情報源とせざるをえないのであって、精神病理学的な自己論が多くの場合分裂病論として展開されるのも、分裂病と内省との深い関係を示唆することかもしれない。

長井は、分裂病近縁状態において患者が訴える「内省過剰」の問題を、一、われわれのだれもが常に遂行している後からの自己観察、つまり「事後的内省」の量的亢進、二、健康者では通常意識されない「自己自身との同時性における自己」についての自己観察、つまり「同時的内省」の絶え間ない出現、の二点から考察している。

例えば、長井の引例を用いると、患者が「自分は世間知らずだ」とか「自分はゆとりのない人間だ」とか言う場合の内省は「事後的」であり、これはわれわれが普通に行っている「反省」と形式的に同一の作用である。これに対して、「人と一緒にいるといつも、みんなの中にいる自分と、それを客観的にみている自分とふたりいる。どんなに夢中になっても、外からみている自分がいていつも醒めている。心から人の中にとけこめない。外の自分がいつも自分を管理しコントロールしている」とか、「絶えず自分で自分を見つめている。人と話している最中でも自分ばかり見つめていて、相手が何を話しているかよくわからない」とかいう訴えの主題になっているのが「同時的内省」である。

長井もいっているように、事後的内省の場合には「内省している自分」（ノエシス的自己、長井の用語では「みつめる自分」）と「内省されている自分」（ノエマ的自己、「みつめられる自分」）とが明確に分かれていて、両者の間に主体客体の関係が成立するが、同時的内省の場合にはこの関係がはっきりしない。それを患者が、「自分が自分を見ている」という形で言語化する限り、そこには「見ている自分」と「見られている自分」の二つの契機を考えなくてはならないけれども、この「見られている自分」も、事後的内省のときのそれのように客体的・ノエマ的な自己として構成されているのではなく、あくまでそのつどの意識の主体的行為者である。長井の表現を借りれば、それは《「事後的内省」におけるような、「すでに世界へと現出しおえた自分」の姿ではなく、「まさに今」、現出せんとする自分》である。つまりそれは、一方の主体的自己がもう一方の主体的自己に常に相伴いながら、一方が他方を「背後から」観察しているのだといってよい。そこには明確な客体的・ノエマ的自己といえるようなものは形成されず、ノエシス的自己それ自体が二つに分離して、互いに立場を替えながら相互に観察しあっているといってもよい。健康者においては、このようなノエシス的自己の分割による同時的内省を長時間持続することは極めて困難であって、かなりの努力を必要とする。

長井は、このような同時的内省が二つの主体の同時的成立を特徴としていることから、これが通常は他者の主体性の把握として行われる意識構造と形成的に近似していることを指摘している。われわれが自分の目の前にいる他者を一個の客体としてではなく、そのまったき主体性において体験する際には、われわれはその他者との同時性において持続を共有している（シュッツ）。自己と他者とのあいだで共有されるこの持続の同時性が、両者の主体性の同時成立を可能にする。そしてほかならぬこの同時性と、「同時的内省」における同時性とのあいだに、形式的な近似性が認められるというのである。

この指摘は重要であって、この構造のために同時的内省を構成している二つの自己のうち、片方が容易に「他者性」をおびることになる。「見ている自己」のほうが他者性をおびると、そこから「他人が自分を観察している」という注察念慮が発生してくることになるし、「見られている自己」がその意志主体としての能動性を保持したままで他者性をおびると、「見ている自己」は自己自身の内部に他者性をおびた意志主体を認めることになって、ここから「自分は他人によって動かされている」という作為体験が発生してくることになるだろう。(長井は、作為体験についてはこれと違った理解を述べている。)

カントは、《「われ思う」が、あらゆるわたくしの表象に伴いうるのでなければならない》と言った(『純粋理性批判』B131)。これをわれわれは、われわれの意識作用は原則的に必ず同時的内省が可能である、という意味に解してよいだろう。この「純粋統覚」はしかしながら、実際につねにわれわれによって意識されているわけではない。われわれはむしろ、実生活のかなりの部分を「無意識」に過ごしている。この「われを忘れた」状態においては、「われ思う」の純粋統覚はその機能を中断している。しかし、われわれが目覚めている限り、この「われを忘れた」「無意識」の状態においても、心的活動は連続的に営まれていて、「事後的」には、つまり「われに返った」のちには、そのつど内省の対象となりうる。この事後的内省はそれ自体一つの「表象」であるから、それにもつねに同時的内省が、つまりカントのいう「われ思う」が伴いうるのでなければならない。そして「私はいま事後的に内省している」ということが、原理的には逐一意識されうるということになる。しかしこのことは、普通それほど自明のこととしては起こらない。

フロイトは「心的過程それ自体は無意識である」といった。これは、眼は眼自身を見ることができないし、光それ自体は明るくない、ということと同じ趣旨である。このそれ自体「無意識」な心的過程は、現在意識の光をあてられている部分(意識系)、随時意識可能な部分（前意識系）、そして抑圧によって意識化を拒まれている部分（無意識系）の三層構造を持っている。ということは心的過程はそれ自体無意識であるけれども、原理的には、つまり抑圧を受けさえしなければ、意識化可能だということである。とすると、この「意識化」の遂行者が誰であるのかが改めて問われなくてはならない。

この「意識化」によって生ずるのが「表象」であると考えれば、カントのいうようにそこには必然的に「われ思う」が伴いうるのでなければならない。言語発達以前の幼児においてもフロイトのいう「それ自体無意識の心的過程」は営まれているのだろうし、成人における「事後的内省」の前段階としての、過去志向ないし記憶に基づいた行動の調整はなされるだろう。しかし幼児においては、「われ思う」の意識を伴いうるような表象はまだ形成されていないと考えなくてはならない。言い換えると、表象が産出され、それに原理上「われ思う」が伴うことにより同時的内省が可能になるのは、言語形成以後のことではないかと考えられる。

ヴィクトール・フォン・ヴァイツゼッカーはそのゲシュタルトクライス論において、有機体が個体としての統一を維持するために、環境世界に対する知覚と運動の機能を絶えず変化させながら、環境世界との密接な有機的関係、つまり彼のいう「相即」(Kohärenz)

を保ち続けていることを述べ、このような有機体と世界との出会いの根底をなす原理を「主体」(Subjekt)と名づけた。彼のいう「主体」とは、意識や心的活動とは無関係に、生物一般について、従って言語形成以前の幼児についても当然要請される原理である。有機体とその世界との相即関係は決して安定した連続的なものではなく、つねに突然の変化によって中断され、有機体はそのつど世界との新たなコヘレンツの、つまり新たな主体の確立を迫られる。このコヘレンツの中断のことをヴァイツゼッカーは「転機」(Krise)と呼ぶ。主体とは有機体に最初から備わっているものではなく、《クリーゼにおいて消滅の危機に瀕したときにはじめてそれに気づく》ようなものである。ということはつまり、主体とは有機体と世界との関係が連続性を保っているかぎり、改めて確立したり、「気づい」たりする必要のないものだということでもある。

生物は環境世界からそのつどさまざまな規定を受けて生きているが、この規定の根拠そのもの(つまりそのつどの「相即」の構造)は決して認識の対象とすることができない。このような客観化不可能な「根拠」への関わりのことをヴァイツゼッカーは「根拠関係」(Grundverhältnis)と呼び、この根拠関係それ自身が、実は「主体性」(Subjektivität)なのだと言っている。ヴァイツゼッカーの生物学的な言い方を、ハイデッガーの表現を借りて人間学的に言い換えるなら、現存在が一個の存在者として、自らの存在の根拠とのあいだに張り渡している存在論的差異としての超越が、主体性だということになる。ハイデッガーは現存在の特徴として、それが存在するにあたって自らの存在それ自体に関わっているという点を挙げているが、われわれはこれを、現存在とは絶えず自らの主体性を生きており、実存の危機に直面したときにはこれを内省的に意識しうる存在者だといいなおしてもよいだろう。

内省において、現存在それ自身の内面にひとつの距離あるいはひとつの亀裂が生ずる。それはさしあたり、内省する側と内省される側との関係と言っておいてもよいが、実際にはそのような二つの独立の項があらかじめ存在するわけではない。この関係の一方は、ヴァイツゼッカーもいうとおり、対象として認識することのできない実存の根拠それ自身であって、いってみればそれは現存在と世界との関係そのものである。そしてこの「関係としての根拠」との関係こそ現存在の主体性ないしは自己性にほかならないのであってみれば、そこに成立しているのは「関係が関係それ自身と関係するような関係」（キルケゴール）のみだということになる。西田幾多郎が「自覚」ということを、「自ら無にして自己の中に自己の影を映す」こととして考えたのも、同じ意味においてであった。

この両方の「側」のあいだ、「映すもの」と「映されるもの」のあいだには、「関係」だけがあって、主客の区別は存在しない。しかしそれはもはや、「関係以前」の「主客未分」の状態でもない。そこにははっきりとひとつの亀裂が生じて、「映すもの」と「映されるもの」とが分離している。自己が主体として自覚されるということは、自己のうちにこのような内面的差異が発生するということである。サルトルが「自己への現前」としての「意識」について「それがそれであらぬところのものであり、それであるところのものであらぬ」という有名な「対自」の構造を記述したのも、自覚ないし内省の作用それ自体の成立の条件としての、この「内面的差異」に着目してのことだった。

ついでに言えば、この「内面的差異」は、ヘーゲルからラカン、デリダ、ドゥルーズらのポスト構造主義へと受け継がれた概念である「欲望」のことでもある。自己が自己自身を対象とするヘーゲルの「自己意識」において、自己は「他」であるところのもう一方の自己とのあいだに関係を現象させている。ところが、自己意識の「真相」は自己自身との統一である。自己意識は、この統一を自己の「本質」として目指さなければならない限りにおいて「欲望」なのである。「欲望」は、「欠如」あるいは「否定」を必然的な構成契機とする。自己が自覚的に自己自身でありうるのは、欠如あるいは否定としての内面的差異を生む内省の作用によってのみであり、そのために自己は欲望という運動として自らを現象させることになる。

ヴァイツゼッカーのいう「根拠それ自体との関係」が、この「欲望」としての主体性である。それはまた、そのつどの実存的危機状況において、個体がその統一を維持するためにつねに新たに世界とのあいだに張り渡すコヘレンツの原理でもある。こうして自己の主体性は、一方では自己と世界との関係の原理であり、他方では自己自身との関係の原理でもあるという二面性をもつことになる。「自己と自己とのあいだ」が「自己と世界とのあいだ」でもあるというこの二面性は、哲学においても精神病理学においても、数々のアポリアを生んできた。例えば、ヘーゲルの自己意識における主人と奴隷の弁証法がそれである。これを主人と奴隷と名付けられた二つの相互に他者同士の人格間の関係と見るか、自己意識の内部における一方の自己と他方の自己との関係と見るかによって、そこから引き出される理解や帰結はかなり違ったものになるだろう。

精神医学においてこの二面性が特に問題になる一例として、離人症という現象を挙げておこう。典型的な離人症状では、世界を構成する事物がその実在性を失うのと同時に、自己と呼ばれるべきものも実感されなくなる。「自己」や「世界」を実体的に表象しているかぎり、この両者の同時喪失の本態は理解できない。それのみか、「現実が感じられないと言っている自分があるではないか」とか、「自分がないと感じているのも自分ではないか」といった不毛な議論が医者と患者の間に起こりかねない。離人症において失われているのはほかでもない、「欲望」としての自己である。患者は堪え難い現実への直面を忌避するために、その自己意識から「欲望」を消去する。ヘーゲルは、「欲望の対象は生命的なものである」という。この「生命的なもの」を消し去ることによって、世界との相即的な関係も、自己の根拠との関係も、患者の内省においてその「いきいきとした」現実性を失うことになる。離人症は、肉体の死を伴わない自己の自殺であると言ってよい。

分裂病における自己意識の問題に戻ろう。ブランケンブルクの症例アンネの分裂病診断については、わが国においてしばしば疑義が提出されている。アンネにおける自己疎外あるいは「自然な自明性の喪失」を古典的な離人症体験から区別する点として、ブランケンブルクは彼女の自己意識から「現実性」が失われていないことを挙げている。言い換えれば、彼女にあっては、「生命的なもの」としての自己自身との統一を求める「欲望」としての自己は消去されていないということである。「関係」あるいは「差異」としての自己は、離人症の場合のように単純に抹消されているのではない。そのかわり、彼女の自己は古典的な離人症には見られない仕方で「他性」を帯びている。この「他性」は、平均的な分裂病者の妄想体験に見られるような「他者性」ではない。注察念慮、関係念慮、作為体験、思考伝播などの分裂病特有の「自己主体の他者への譲渡」を、彼女は少なくとも完成した形では経験していなかったようである。むしろ彼女における自己意識への「他性」の侵入は、「自分はほかの人たちと違っている」という「異他性」(Anderssein)の意識という形をとっている。

しかしこの点は、やはり通常の離人症との決定的な相違点である。離人症では「世界」との主体客体関係は変化しても、主体他者との間主観的関係には通常、本質的な異常は認められない。これに対して分裂病は、本質的に間主観的関係の病態である。ここでは自己は、自己自身と他者との間主観的(相互主体的)関係それ自体の原理として、あるいはこの関係への関係として構成される。だからこの場合、自己の構成には他者の主体性あるいは他者性が必ず関与してくる。分裂病という事態では、患者の自己と周囲の他者との相互主体的な相即関係が持続的に危機に曝されていて、患者は自らの存在の根拠とのあいだに安定した「根拠関係」をもつことができない。この持続的なクリーゼが、一部の患者において持続的な内省への強迫を生むことになる。この持続的内省によって、患者は消滅の危機に瀕した自己の主体性を建て直し、確保しつづけようとする。この自己関係は、しかし常に他者主体との関係の反映である。自己関係が自明性を失っていればそれだけ、この関係への関係において見出される自己は、「自己ならざるもの」としての性格を、つまり「他性」を帯びてくる。分裂病者の「同時的内省」が、主体的他者との間主観的関係に近似した構造をもつのは、単なる偶然ではない。

この「他性」がはっきりと「他者性」の様相を呈して、自己の主体性に対する内面的な脅威として体験されるのが、普通の分裂病だろう。アンネのような非妄想型の患者では、それが「他者性」の形をとらず、むしろ Anderssein として、つまり「ほかの人たちと違っている」という意識として現れてくる。この「ほかの人たち」というのは、無論、主体他者のことではない。それはむしろ、現存在が「自己」を構成するにあたって常にそれとの関係に依拠しなくてはならないところの、ヴァイツゼッカーの意味での「根拠」としての間主観性そのものを指している。「ほかの人たちとの違い」とは、自己がそこにおいて構成される「根拠への関係」が普通と違っている、自明性を失っているというほどの意味である。これはやはり、分裂病において世界の間主観的・相互主体的構成が障害されていることの、一つの端的な表現と見なくてはならない。

分裂病における内省の特異性をいますこし浮き彫りにするために、最後になお二つの代表的な精神病像として、境界例とメランコリーについて簡単に触れておこう。

アンネの鑑別診断でも常に引き合いに出される境界例においては、分裂病と同様に自己の同一性が中心的な問題になるし、多くの場合に過剰な内省も認められるが、その内省の主題となる自己構成に、他者との間主観性が直接に関与してくることはない。境界例患者の挫折がほとんどの場合、他者との具体的関係の破綻に端を発していることは言うまでもないが、そのような発病状況からみると意外なくらい、患者の自己意識は自己自身を中心にして、自己完結的に出来上がっている。周囲の他者とのあいだに安定した関係を維持することができず、他者に対する激しい怒りを言語や行動によって表現し、時折みられる挿間性妄想状態において他者をめぐる病的体験が豊富に出現するのとはうらはらに、自己自身についての彼らの陳述の中には、決してと言ってよいくらい「他性」の影は忍び込んでこない。一般に言われていることとは矛盾するかもしれないが、境界例の病理は、分裂病とは逆の意味で、自己の構成的原理としての間主観性のある種の稀薄さにあると考えるべきかもしれない。

メランコリー患者の自己同一性は、クラウスがはっきり指摘しているように、社会的な役割同一性にほぼ完全に吸収されている。彼らが出会う他者も、実存としての他者主体であるよりも、自己の役割の補完者としての役割他者である。このような役割関係の中で、ポスト・フェストゥム的基礎構造をもったメランコリーの病態がどのような経緯をたどるかは、これまで何回も述べてきたので繰り返さない。分裂病者の内省と違って、メランコリー患者の内省がまず例外なく「事後的内省」の形をとることも、改めて言うまでもないだろう。問題はただ、メランコリー患者の妄想形成である。ここで自己意識あるいは「同時的内省」はどのように関与しているのであろうか。

グラッツェルは、躁鬱病における「体験変化」の中心に「負い目の確信」を置き、この変化を「妄想的」とみなすなら、躁鬱病はすべて「妄想性精神病」と言えるのではないかと述べている。この「負い目の確信」という堪え難い意識を患者が「外面化」して、自我の負担軽減を図ったものが、いわゆる鬱病妄想の三大主題である。この外面化された体験変化がさらに「外部投影」を受けて、シャイトのいう「責任の向き」が他者に向けられると、自分を被害者とする迫害妄想が成立することになる、とグラッツェルはいう。

健康、財産、社会的評価のいずれの主題をとっても、「取り返しのつかないことをしてしまった」という「負い目の確信」がすべてのメランコリーの基礎にあることは間違いない。しかしこの「確信」は、非妄想型のメランコリーにおいては意識の前景に現れてこない。それが病的体験の形をとるためには、そこに内省の契機が、それも「事後的」ではない「同時的」な内省の契機が加わらねばならないだろう。つまり自己は、自己自身と自己存在の（ここでは負の価値を帯びた）根拠との「妄想的」な関係を自覚する必要があるだろう。そしてこの「対自」構造が「罪あるもの」としての自己と「罪なきもの」としての自己とのあいだに、あるいは「責められる」自己と「責める」自己とのあいだに、内面的な相互主体関係を作り出す。自己意識一般について言いうる上述の構造連関に基づいて、その一方が容易に他性や他者性を帯び、そこから「外面化」や「外部投影」が生じうることは理解しやすいところである。

このようにしてメランコリーにおいても、それが妄想を産出するかぎり、同時的内省が働いて一種の内面的差異が生じているということができるだろう。しかしこれが分裂病と決定的に違う点は、この同時的内省それ自体が訴えの前景に出て来ないことである。同時的内省は「無意識」には常に営まれている。そしてそれを構成している二つの契機のうちの一方は容易に他性や他者性を帯びてくる。それにもかかわらず、メランコリーでは、この内省の対自構造それ自身が主題化されることはない。言い換えると、この対自構造それ自体のうちに必然的に含まれている「自己の他性」が危機的な形で体験の主題とされることはない。だからメランコリーの妄想に出現する他者は、いってみれば「他性を帯びない自己」が他者化されたものとしての「他性を帯びない他者」、つまり患者の日常生活のなかで患者の役割的自己の補完者として出会って来る個別的な具体的他者の姿をとることになる。
このように考えれば、分裂病者の内省の特異性は、その自己意識に「他者」が出現してくる点にあるのではなくて、それとは区別された意味での「他性」が出現してくる点にあると言ってもよいだろう。分裂病を分裂病たらしめている本質的変化は、自己の自己性を構成している内面的差異の一方の契機である「他性」が、自明な自己の同一性へと統合されずに「他性」のまま露呈している点にある。

一九八六年九月二〇日、河合文化教育研究所（名古屋）主催の日独シンポジウム「自己——精神医学と哲学の観点から」で行なわれた報告。

# 十章　自己の病理と「絶対の他」

## 一

精神科の「病気」は、自己が自己自身であることの病いだということができる。このことはただ症状論的に――例えば精神分裂病において「自己喪失」の体験が出現しやすいというようなことから――確認できるだけではない。分裂病患者が発病に至るまでに辿った内面の歴史をつぶさに聞いてみると、それはまぎれもなく、「自己」の確立を求めて挫折した道程の記録となっている。同じことが――それぞれに異なった意味においてではあるけれども――神経症にも躁鬱病にもパラノイアにも言える。それらの違いは、それぞれにおいて求められている「自己」のイメージが違うという点に帰着するだろう。

しかし「自己」といっても、人は自分ひとりだけで「自己」であることはできない。自己が自己自身であるということは、さしあたって言っておけば、自己が他者との関係の中で自己自身となるということである。だから精神科の「病気」とは、「患者」と呼ばれる一人の人物が病む、自己と他者のあいだの「関係の病い」であり、精神医学とはこの関係の「治療」をめざした学問であるということができる。

勿論、自己と他者の関係がすべての精神症状においてそのまま表面に現れているわけではない。それはときには、自己と世界との関係、自己と自己自身との関係といった現れかたを示す場合もあるだろう。しかしそのような場合でも、その根本には自己と他者の関係という問題が隠れている。自己と他者の関係を前提にしないような自己と世界の関係や、自己と自己自身との関係などというものはありえない。

自己と他者という、そもそも相互に対称的な二項としては考えられない二つの概念のあいだの関係について考える場合、「自」と「他」の概念を基本的にどう捉えるかによって、形式的に次の二通りの観点のどちらかを出発点とすることになる。

1　自があってはじめて「自ではないもの」としての他が成り立つ。

2　自は「他ではないもの」としてはじめて自として成り立つ。

普通の体験様式においては、この二つの見方が意識の中で交互に図になったり地になったりしながら相伴って成立していて、一方だけが突出するようなことはない。他人というのは自分とは別個の人のことだというのも、自分は他人とは別個の存在だというのも、同じように自明なこととして理解されている。* これに反して種々の精神病的な状態では、両者の一方が他方を排除するような仕方で遊離独立し、体験構造の全体を支配するようになる。

＊ 周知のように安永(1)は1の観点を通常の体験の基本構造と考えて、その「逆転」である2を分裂病のみに特異的な体験構造とみなした。後述のように、われわれも2の見方が分裂病の基本的な病理と密接な関係を持つと考えているけれども、それはあくまで2が1との相補性を失って遊離独立している限りのことである。以前にも書いたことがあるように(2)、宗教体験や芸術体験のような場合には健康者においても2の契機が相対的に優勢になってくる。

## 二

右の1の見方、つまり自己の側から「自己でないもの」、「自己とは別のもの」としての他者を見る見方は、元来、われわれの日常的な常識の上部構造を支配している「自然な独我論」の見方である。この場合、「ここ」にいる自己がパースペクティヴの中心として絶対的な基準となり、他者は外部空間の「そこ」あるいは「あそこ」という相対的な地点に定位される。ここでは、「自己でないもの」の「ない」は単に自己からの外面的な分離、相対的・空間的な区別を言い表しているにすぎず、本来の否定の意味を持たない。むしろ、このような他者は常に自己の世界の延長線上に、自己世界のコンテキストの内部で表象される。他者は自己の分身として「他性」を奪われて自己化されると言ってよい。

哲学的な他者認知論においても、例えばフッサールの「感情移入」(Einfühlung)による「他我《アルター・エゴ》」の構成の理論などは、この常識的な見方に沿ったものということができる。このような他者理論が精神病理学的な他者の問題に応えられないものであることについては、すでに他の論文で述べておいた(3)。

精神病的な事態において1の見方が2との均衡を破って優勢になるのは、いわゆるパラノイア型の妄想においてである。次に典型的なパラノイア型妄想の実例を示す*。

* パラノイアの概念規定については、精神医学の内部で必ずしも統一が得られていない。私がここで「パラノイア型妄想」という場合、疾病分類的な一単位として帰趨が論議の的となっている「パラノイア」の妄想症状というよりはむしろ、現象学的にみて分裂病の妄想とははっきり異なった構造をもつ特異な妄想症状を指している。
　疾病概念としてのパラノイアとの関連でいうと、ここでいうパラノイア型妄想が多くのパラノイア患者に認められるのは言うまでもないが、これが特別な純粋さで出現するのは、クレランボー(4)が「解釈妄想病」(délire d'interprétation)から分離して「熱情精神病」(psychoses passionnelles)と名

付けた一群の妄想病、すなわち「恋愛妄想病」(délire érotomaniaque)、「嫉妬妄想病」(délire de jalousie)、「復権妄想病」(délire de revendication) の三つにおいてである。元来クレランボーは、当時の精神医学においてかなり広義に用いられていたパラノイア概念を厳密化する目的で、これらの「熱情精神病」群を本来のパラノイアである「解釈妄想病」から分離独立させたのだが、現象学的な観点から見ると、彼のいう解釈妄想病や古典的ドイツ精神医学のいうパラノイア(その教科書的な代表例が、迫害妄想に基づいて多くの人を殺害した首席教師ヴァーグナー[5]だとされる)に出現する迫害妄想は、ときとして妄想型分裂病の妄想症状と十分に区別しがたい場合がある。治療的な見地から見ても、原発的な迫害妄想の患者と分裂病者とはいくつかの共通点を持っているのに対して、「熱情妄想」患者は明らかに別個の単位をなしている。ただし「熱情妄想病」で発病してそれに迫害妄想が合併した症例では、迫害妄想も純粋にパラノイア型の構造を示す。

患者は初診時三六歳の既婚女性で、二児の母である。貧しい家庭の出身で、幼いときから負けず嫌いの努力家であった。自分を幸福にしてくれるに違いないと見込んだ男性と結婚し、夫の出世のために献身的に尽くしたが、夫は期待通りには出世してくれなかった。やがて夫に愛想をつかして離婚を決意し、子どもを連れて夜行列車で帰省する途中、隣席に座った青年が下車するとき、「私が幸せにしてあげるから早く別れていらっしゃい」という意思表示をしたと直感した。同時に、この青年は以前からの知人の弟で、患者が常々空想している「運命的に結ばれるはずの男性」だという確信を抱いた。その後その青年から、声のような、電波のような、あるいは他人からの合図のようなもので、しきりに「連絡」が入り、それに導かれて上京してうろうろしているところを警察に保護されて精神科に入院した。

患者によると、その青年は彼女自身の性格と非常によく似ていて、しかも自分の夫であるにふさわしい美徳のすべてを備えているという。また現実の夫は、その青年がなにか大きな政治的使命を帯びていて表に出られないために派遣した影武者であって、仮に同居しているに過ぎない、ウジムシのようないやらしい人物だという。当時妊娠中の第三子は、夫の子どもではなく、その青年との超自然的交渉によって出来た子どもである。患者はその青年を知人の弟と確信しているので、その実在の人物宛てに頻回に手紙を書き、「早く姿を現して帰ってきてほしい、あなたの子どもが生まれるのだから名前をつけてほしい」と要求する。

これは典型的な恋愛妄想の実例だが、この妄想ははっきりとパラノイア型であって分裂病型ではない。事実この患者のその後の経過を見ても、分裂病的な人格構造の変化は一切認められていない。

この妄想において、件の青年というのは患者の自己の分身以外のなにものでもない。患者は以前から願望妄想的な自己世界のコンテキストを作り上げていた。夫婦喧嘩の興奮がさめぬままに、恐らくは不眠の続いていた状態で乗り込んだ夜行列車の中という、知覚や判断の極めて不安定な状況の中で、彼女は偶然に乗り合わせた青年を別の実在の人物と同一視したうえ、その人物の意味をすっかり改変して自分の妄想の世界に取り込んでしまう。しかもその際、この人物の「他性」を抹消してこれを「自己化」してしまう。自己の「分身」であっても自己自身ではないかぎり、それはあくまで他者であり、自己の外部の存在である。しかしこの「外部」は、自己の内部の延長にすぎない。「自ではないもの」として構成される他者が、自己にとって否定的な真の外部性をもちえないのは、そのためである。

　この症例に限らず、一般にパラノイア型の妄想では、患者は妄想の中に登場してくる他者に関して、非常に詳しい「物語」を作り上げる。それも、その人物の外面的な行動だけではなく、その人の意図や判断などの内面の動きについてまで、こと細かな点にわたって断定的に描写するのが特徴的である。本来、このような細部にわたる物語というものは、自己自身の――現実の、あるいは架空の――経験談としてでなければ不可能である。そういった物語を他人について構築するのがパラノイア型妄想の最大の特徴であって、ここでは他者は絶対的かつ全面的に既知の存在として、元来は自己にのみ想定しうるような存在様態を持つことになる。

　しかし実は自己についてですら、それが「絶対的かつ全面的に既知の存在」でありうるのは、自己がいわば「パラノイア型」の自他関係の中に住みついていて、1の意味での相対的他者としか出会わない限りにおいてのみのことだろう。だから1の観点というのは、自己が真の他性を帯びた絶対的他者を排除した上で自己自身と出会う出会いかたと見ることもできる。

三

パラノイアと並んで、妄想的な他者の出現するいま一つの重要な精神病は、いうまでもなく精神分裂病である。しかし分裂病の場合、その病的体験（狭義の妄想以外の異常体験も含めて）に登場する他者は、右にパラノイア型妄想について述べたような存在様態をまずとらない。つまり他者は、自己の外部に「自己でないもの」として現れるのではなく、自己の最も内面的な部分、いわば自己の中心部に、自己存在そのものの自己性を根本から疑問に付するような仕方で出現してくる。勿論、分裂病者であっても外部の他者について妄想を形成することはある。道路を歩いていて誰かに尾行されているとか、つねに自分に対する監視の目が光っているとかの妄想を述べる分裂病者は非常に多い。しかしそのような場合でも、それらの他者がパラノイア型妄想の場合のように「既知性」の相のもとで妄想化され、物語られるということは原則としてない。そういった外部的な他者は、むしろなにか正体の知れない秘密組織のメンバーとか、絶対に真意をつかめない影の人物の手先とかいう形で、絶対的な未知性ないし不可知性を帯びている（そしてその分だけ、分裂病者にとって彼自身の自己も「未知性」ないし「不可知性」を帯びている）。

このような内面的他者、自己の成立の根拠にかかわる他者を理解するためには、さきに挙げた1の見方では全く不十分であって、どうしても2の見方、つまり自は「他ではないもの」として初めて自として成り立つという見方が必要となる。この「他」は、まだ「他者」（der Andere）としての具体性をもっていない。それはむしろ自己の「自」としての存在規定にとって不可欠の契機であり、自己が「それではないもの」としてのみ成立しうるという意味での自己の否定的な根拠なのであって、「他」（das Andere）そのものと言うべきである。

この見方では、自己はもはや自他の区別にとって絶対的な基準にはなりえない。他のほうがむしろ、それの否定として自が成立してくるような絶対的な出発点となる。しかし、このような他は、自己にとって絶対的に不可知な存在にとどまっているのだから、自己の自性がそれの否定として成立するということは、自己がいわば二重の宙吊りの状態に置かれることを意味する。分裂病者が自らの自己について抱く大きな疑問は、この自乗された不決定をそのまま反映していると見るべきである。

この絶対的な他は、概念上は自己外部的な「他者」と別次元に置かれるべきものだとはいえ、それでもやはり、これを自己以外の他者あるいは他人というものの存在から切り離して考えることはできない。よく持ち出される思考モデルとして、絶海の孤島に生まれ育って自分以外に人のいることを知らない人があったと仮定すると、その人にとっては「自己」の否定的契機である「他」などというものは原理的に問題になりえないだろう。ただしその場合は、当然のことながら「自己」という概念も――したがってここで問題にしているような形での分裂病という病態も――彼にとって無縁のものでしかないだろう。

通常の対人関係では、現実に自己に出会ってくる他者の一人ひとりがこの絶対的他性の触媒となる。具体的な他者が、自己の内面的他性を発動させると言ってもよい。パラノイア患者は一般に「人怖じ」しないのに、分裂病者は他人との接触をできるだけ避けて自閉的な生きかたを求めようとする傾向がある。これは、他人と会うことによって自己の内部に他性が目覚め、自己の自己性、自己の根拠が疑問に付されるのを恐れるからである。*

* ただここで、元来「分裂病型」の構造をもつ人が、自己の内面的他性に対する不安を「防衛」するために、行動様式としては「パラノイア型」を扮技して自己のみならず他者の他者性すらも「自己化」し、ここからパラノイア型の妄想が発生してくる可能性が理論的には考えられる。今後、臨床との立ち入った照合が必要だろう（一九九〇年追記）。

分裂病になる人は、子どもの頃から「いい子」だったと言われることが多い。現在私が診ている二一歳の女性は、中学生までは明るい人気者で、「人の悪口を絶対言わない、嘘は絶対につかない、誰にでも親切」という三つの際立った特徴を持っていたという。この種の「うらおもてのなさ」は、かなりの数の分裂病者に認められる特性であって、自己の内面における自他の「弁証法的」な関係が十分に成立していないことと深いつながりのあることだろうと思われる。

分裂病発症の直接の誘因となる事態が、多くの場合、自己の自立とか他者との内面的関係とかを主題としていること(受験、就職、恋愛、友情など)も、従来からしばしば指摘されている事実である。これらの事態はすべて、自己がそれまでの「うらおもてのない」幼児的で無主体的なありかたから脱皮して、独立独歩の主体確立を迫られる状況として理解することができる。

発症後に出現する症状の中で、自分のこころの中が周囲の人たちに読まれているという「思考察知」と、自分の行動はすべて第三者の意志に操られているという「作為体験」とが、特に分裂病特異的な症状として診断的にも重要である。これらの症状においては、自己の内面(思考や意志)を決定する審級、あるいはそれらの思考や意志が働いている「場所」としての自己が、自己性を奪われて他性を帯びるため、自分の考えていることが(そのつどすでに)「他人が考えたこと」として体験され、「だから皆が知っている」ということになるし、自分の行なっていることはすべて(そのつどすでに)「他人の意志が働いて」

行われていることとして体験されることになる。

ただし、ここでも念のために付言しておくと、「思考察知」の症状で自分の考えを知っている「他人」、「作為体験」の症状で自分の行動を操っている「他人」は——一部の患者はそれを彼らの周囲の特定の他者として述べることはあるにせよ——けっして具体的で相対的な外部の他者ではない。それはいわば、「だれ」として同定しうるような人物ではなく、患者の自己の自性がそれの否定としてのみ成立するような絶対的他性そのもののことである。これが一般の患者によって「他人」として体験されるのは、右に述べたように通常の人間関係においては具体的他者がこの他性の触媒となっているからに過ぎない。

さきほどの（うらおもてのない）分裂病の女性患者は、「外出するのに勇気がいる。周囲から頭を押えつけられている感じ。あの人はこういう人間だと決められていて、そこからはみ出したいのにはみ出せない。それを抜けようとすると雑音が聞こえてくる。なんとなく雰囲気が伝わってくる」、（どこから？）「自分の範囲の暖かいところの、その外部から」、（暖かいところとは？）「以心伝心ができているところ。その外に出たときに不安になって寒くなる」、「人とすれ違うとき、自分を読まれる。道を歩いていて、向こうから来た人に、さしこまれた、つけこまれた、と思うことがある。雰囲気が相手に伝わる。ひどくなると心が読まれるようになる。他人に踏み込まれると自分を見失って落ち込んでしまう」などと語っている。

この場合、自己の具体的な思考内容や行動が、そのつどすでに「そこで」営まれている場所としての「他」は、すでに述べたように、自己を絶対的基準として考えられた相対的な「他者」ではありえない。むしろそれは、自己の心理的あるいは内面的な活動のいちいちが、それの(「先験的完了態」における)働きとして実現されるという意味で、「自己以前のなにか」であり、自己の具体的内容がそれの自己実現としてのみ成立してくるという意味で自己の絶対的な根拠であるということができる。この「場所」であり「根拠」である「なにか」は、通常の健康な日常生活においては十分な自己帰属性を与えられているために、「他」として経験されることはない。しかしそれは一般に他者というものが、エリクソンのいう「基本的信頼感」のもとに経験されていて、自己が右に「二重の宙吊り」と表現した不安定感を抱かずにすんでいる——あるいは、本来自己の自性を構成しているはずのこの不安定性を隠蔽し、忘却している——かぎりのことである。

そのことを右の患者は「自分の範囲の暖かいところ」と表現する。患者は幼児から母と「一心同体」の共生関係にあって、どこへ行くのも母と一緒なのだが、普通はこの母とのあいだでは「以心伝心」ができるので「暖かいところ」の外へ出る必要はない。しかし、患者がこの母からすらも独立を求めようとすると、「母が私に入り込んでくるので私がなくなってゆく、母が私を殺そうとする」という気持ちも生じてくると言う。彼女が「あの人はこういう人間だと決められていて」と言うのは、この「なにか」がそのつど自己の内容を、自己に先回りして限定してしまう「自己以前」の審級であることを指しているのだろう。

## 四

このような絶対的他性を自己との関連において問おうとするとき、われわれはどうしても西田幾多郎のいう「絶対の他」の概念を避けて通ることができない。これまでの哲学において、われわれが問題にしているような自己の根拠としての絶対的他性を明確に主題化したのは西田哲学が最初であったし、それ以後の哲学的他者論をみても他性を自己性との関連において西田のように明確に問題にしている学説はないと思われるからである。

彼は、《自己が自己に於て自己を見ると考えられる時、自己が自己に於て絶対の他を見ると考えられると共に、その絶対の他は即ち自己であるということを意味していなければならない》(「私と汝」、VI・三八六)、そして《私が私の自己の中に絶対の他を見るということは、逆に私が絶対の他を見ることによって私が私自身を見るということを意味する》(同、四〇六)と言う。

しかしこの「絶対の他」は、ただこのように自己の自覚の根底をなすだけでなく、自己と他者、私と汝が共にそこでそれぞれの自己を自覚する間主観的な場所でもある。《自己が自己自身の底に自己の根柢として絶対の他を見るということによって自己が他の内に没し去る、即ち私が他に於て私自身を失う。これと共に汝もまたこの他に於て汝自身を失わなければならない。私はこの他に於て汝の呼声を、汝はこの他に於て私の呼声を聞くということができる》(同、三九八)。しかしこのことは、「絶対の他」が自己と他者を単に「媒介」することではない、と西田は言う。《何等か他に媒介するものがあって、自己が他となり、他が自己となるのではなく、自己は自己自身の底を通して他となるのである。……私と汝とは絶対に他なるものである。私と汝とを包摂する何等の一般者もない。……絶対に他なるが故に内的に結合するのである》(同、三八〇)。

通常、自己の自己性あるいは同一性は、「自己は自己である」、「私は私である」のトートロジーでもって言い表される。しかし右に見るような「絶対の他」としての自己の自覚は、このトートロジーを決定的に超えている。勿論、この等式においても、主語としての「自己」と述語としての「自己である」とのあいだの位相的差異を問題にすることによって、「差異における同一」あるいは「他を含んだ自己」としての自己性を論ずることは可能である。わたし自身も、以前の多くの論文においてはこのトートロジーの不成立によって分裂病を考えてきた。しかし、分裂病を真に分裂病たらしめている他者の絶対的他性の問題を、このトートロジーのみによって十分に扱い切れるかどうかは疑問である。

これに対して、西田が自覚あるいは自己同一性の意識構造を言い表す基本命題は、「自己が自己に於て自己を映す」という形をもっている。ここに言われている三つの「自己」を、「映すもの」、「映す場所」、「映されるもの」と言い換えてもよいだろう（この「映す」という言い方は反省的な自己意識の次元のものであって、これが直観の面で捉えられると「自己が自己に於て自己を見る」という言い方が用いられる。また、その論理構造は「自己が自己に於て自己を限定する」と言われ、その対他構造は「自己が自己に於て自己を表現する」と言われる。「映す」、「見る」、「限定する」、「表現する」などの語法はそれぞれに深い背景をもっているが、ここでは多くの場合、「映す」で代表させておく）。

　いま、この命題を「xがyにおいてzを映す」というように公式化してみると、分裂病で問題になってくるいわゆる自己同一性の問題は、映すものとしてのx、映す場所としてのy、映されるものとしてのzが、いずれも私自身の「自己」と呼ばれうる根拠は何かという問いとして表すことができる。

　実は、この「自己」という概念は、その人称性に関して特徴的な曖昧さをもっている。日本語では普通、この語はほとんど一人称で――「私自身」ないし「自分自身」というほどの意味をもった語として――用いられるが、これにほぼ対応するものとされている英語のselfやドイツ語のselbstでは一人称性がかなり希薄になって「そのもの自身」という三人称的な意味合いが強くなる（英語でmyselfやitselfなど、人称性を表す語を付加する必要があるのもそのためである）。西田が「自己」の語を用いるとき、そこで元来の日本語における一人称的な「自己」の概念と、三人称性を帯びた西洋のセルフの意味とが重ね合わされていることに注意する必要がある。そのためにそこから独特の両義性が発生することになった。勿論この「重ね合わせ」が可能になった背景には、言うまでもなく日本人特有の自己意識の持ちかた、つまり一人称的な「我」を三人称的な「物」に即して見るという自覚の仕方があるのであって、その意味ではこの両義性それ自体が西田の思索にとって——そして当然われわれにとっても——積極的なストラテジーとしての重要性をもってくる。いずれにせよ「自己が自己に於て自己を映す」と言われる場合の三つの「自己」は、差し当たっては jemeinig な「私自身」あるいは「経験的自己」ではないという点を明確にしておかなくてはならないだろう。

この両義性が西田に、この命題をさまざまに言い換える可能性を与えている。例えば《反省とは、場所が自己の中に自己を映すことに他ならない》(「場所的論理と宗教的世界観」、XI・三八三)というのが一つのヴァリエイションである。ここではいわば、基本公式のxとyが入れ換わっている。基本公式で「映す場所」としてyのところにあったものが、「映すもの」としてxの位置に置かれている。この場合のyおよびzの位置の「自己」は、差し当たっては「場所自身」のこととして三人称的に読むべきだろう。「反省」という、それ自体一人称的な自覚に関わる事柄が、「場所が場所自身の中に場所自身を映す」こととして、いわば一人称的自己の「外部」の出来事として述べられている。しかしこの「外部」は、先程の1の見方における「外部」とはまるで違って、自己の「内部」の単なる延長ではない。それは言ってみれば「自己の底」という意味で内部のそのまた内部にあるような外部であって、西田が《自己が自己を知るということは自己に於て絶対の他を認めることである》(ここではzが「絶対の他」と言われている点に注意!)という場合の「絶対の他」のことにほかならない。

この点は、この命題の別のヴァリエイションからもう少し立体的に見ることができる。それは、《我々の自覚的自己とはかかる自己自身を映す世界の配景的一中心たるに過ぎない》(「物理の世界」、XI・四六)、あるいは《我々の自己とは世界が自己に於て自己を映す、世界の一焦点たるに他ならない》(「場所的論理と宗教的世界観」、XI・三七八)などの表現である。ここでもやはり、「自己自身を映す世界」とか「世界が自己に於て自己を映す」とかの形でxとyの交換が行われている。この場合、「世界」は「場所」と同じ一つの「外部」を指している言葉だと解して差し支えない。また、「配景的」の語を「パースペクティヴ」の意味に解するならば、ここには明らかに、パースペクティヴの基点となる(同一性のかなめとなる)身体をもった一人称的な自己が、世界(場所)の自己表現の焦点として見て取られている。そうするとここに言われていることは、「世界がパースペクティヴの基点である私の〈いま・ここ〉を焦点として世界自身を映す、そしてこの世界の自己表現の〈いま・ここ〉が私の(一人称的な)自己である」というほどの意味である。ある種の外部が、内部を「焦点」としてそれ自身を映し出す。そのような外部を「絶対の他」として自己の根拠に見出すことによってこそ、自己は自己として成立する。

自己自身を映すもの（x）と、それが映される場所（y）とは、私の一人称的な自己を焦点として、互いに「それ自身」の関係に立つ。xがyの「それ自身」であり、yがxの「それ自身」である限りにおいて、xがそれ自身を映すこととyがそれ自身を映すこととは、一人称的な「私」の自覚として「自己同一」を形成する。しかもその場合に、映されるもの（z）は、自己であると同時に「絶対の他」でもある。私が私自身であるというトートロジーが可能になるのは、このようにして、私にとって「絶対の他」である「場所」が、私を「焦点」としてそれ自身を表現するからだ、と言ってよい。

さきに、場所あるいは世界が自己の中に自己を映すという場合の「自己」は、差し当たって三人称的だと述べておいた。西田自身、《すべて生命は世界が自己自身の内に自己表現を含み、自己自身を形成することから始まる》（「場所的論理と宗教的世界観」、XI・三八六）と書いているように、「世界の自己表現」は生命一般に属する「自然な」働きである。そこにはまだ、「私の自己」というような一人称性はいささかも含まれていない。この自然な、「おのずから」の働きが、身体的自己（「身《み》ずから」）を「焦点」とすることによって俄かに一人称性を帯びてくる。「おのずから」が「みずから」へと収斂し、「みずから」が「おのずから」の焦点として自己自身を映すためには、「映す」という働きが、映すものと映す場所とを、つまり絶対に異なった二つの次元を一つにするということが必要となる。自己を映す作用の主体と映す場所という、互いに絶対の他の関係に立つものの間の、いわば「絶対矛盾的自己同一」の関係は、「おのずから」と「みずから」との差異を架橋する「映す」作用の自己帰属性によってのみ「まとまり」を与えられている。またその限りにおいてのみ、映されるものが「私の自己」として意識される。

## 五

分裂病の精神病理学的な意味での基本障害は、「私」の自覚において、上記の基本公式のx、y、zの全体が一人称的な自己性へのまとまりを失い、その分だけそれぞれが三人称的他者性を帯びてくる点にあると言うことができる。三人称的他者といっても、それはパラノイア型妄想に出現する他者のように自己の相対的外部に位置するのではなく、一人称的自覚の構成契機が三人称性を帯びるという意味で、あくまで自己の根拠（内部の内部）そのものの「他化」である。

この場合、「他化」が具体的にどのように経験されるかは、患者の自己意識の組み立てかたによって様々である。あえて演繹的に図式化していうと、x（とz）が他化して「他者が自己において他者自身を映す」の形をとると、自分の行動や意識がすべて第三者の意志によって操作されているという「作為体験」として経験されるだろうし、yが他化して「自己が他者において自己を映す」という形をとると、自分の意識内容がすべて他者に意識されているという「思考察知」として経験されることになるだろう。

先に紹介した分裂病の女性患者が、「人とすれ違うとき、自分を読まれる。道を歩いていて、向こうから来た人に、さしこまれた、つけこまれた、と思うことがある。雰囲気が相手に伝わる。ひどくなると心が読まれるようになる。他人に踏み込まれると、自分を見失って落ち込んでしまう」と語っているのは、このような事態を指している。そのほか、例えばある男性患者は、「ぼくはサイコ機械です。サイコ機械はM先生、T先生です。サイコ機械はぼくの中に入って、こうやって（紙の上に字を書く動作）ぼくの手を使って連絡してくるのです。それはぼくなのです。トポロジー的な場の転位なのです。ぼくがぼくの場の内部で旅をするわけです」と語ってくれたが、この言表の一言一句が、右に述べた自覚の構造を（その不成立という相において）語り出していると言ってよい。

分裂病者は一般に、自己意識あるいは反省が過剰だと言われる。ことに「内省型」と呼ばれる種類の患者は、常に強迫的に自己自身を見つめていて、それが彼らの円滑な人間関係を阻害している。このような病的な反省の中には、形式上、われわれの通常の反省と区別し難いものもあるが（例えば自分の性格や行為を「振り返って」反省する「事後的内省」）、その外に、自分のあらゆる意識や行動を逐一、それも持続的に意識し続けているという、通常人にはほとんど認められない種類の病的反省が含まれている。長井は[6]、このような(いわばカントのいう「超越論的統覚」としての"Ich denke"が、実際にすべての表象に伴っているような)反省を「同時的内省」と名付けて、これを「事後的内省」から区別した。

例えば、長井のある患者は、「絶えず自分で自分を見つめている。人と話してる最中でも自分ばかり見つめていて、相手が何を話しているかよくわからない」と言う。長井によると、この同時的内省の構造は、「見つめる自分」と「見つめられる自分」とのあいだに主体客体関係が成立している事後的内省とは違って、むしろ一方の主体的自己がもう一方の主体的自己を観察しているのであり、通常は自己が他者の主体性を経験しているときに見られる意識構造と似ている(シュッツが言っている「持続の共有」の意味で)。ということは、「見つめられる自分」(先の公式ではz)が、一応「自分」とは呼ばれているものの、すでに萌芽的には三人称性を帯びて他化しているということであろう。

勿論このような一人称的自己の三人称化は、単に自己意識の内部での病的変化として理解することのできないものである。ここに出てくる他性が、日常の現実世界における相対的他者の他性とは異次元の、自己の存在構造それ自体に含まれる否定的契機としての絶対的他性であるとはいっても、それが自己を構成するためには、そこに必ず外部的他者の関与が必要となる。西田が、《自己の内に自己を見るという自覚に於て、内に見られる絶対の他と考えられるものは物ではなくて、他人というものでなければならない》（「私と汝」、Ⅵ・三八九）と言っているのもそのことである。絶対の他において互いに応答し合う私と汝は共通の一般者のようなものに通約できない「個物と個物」の関係に立つ。

分裂病者が自己の他化を経験するのも、いつも「他人」に遭遇してのことである。先の女性患者が、「人とすれ違うとき」とか「道を歩いていて、向こうから来た人に」とか言っているのは、分裂病的な他化の現象の発生しやすい場面を如実に物語っている。彼女が他人に「踏み込まれる」のは、「以心伝心」のできている「暖かいところ」の「外部」においてだという。彼女の場合、母親とは一心同体の共生関係にあって、通常は「暖かいところ」を共有することができる。彼女はこの「暖かいところ」のことを、「自分の範囲」とも言う。「自分の範囲」の外部からふと出会ってくる他人が、彼女の自己の内部に「他性」を発生させるのである。

「以心伝心」の困難な他人の意識の不可知性、言い換えるとそういう他人と「配景的」なパースペクティヴを交換し共有することの不可能性、あるいはまた同じことだが、互いの「みずから」の身体拘束性といったものが、自己の内部に「他ではないもの」としての「自」を自覚させ、それと同時に、そのような「自」の否定的根拠としての「他」の絶対的他性を目覚めさせると言ってよい。われわれの一人ひとりの内部で、通常はまったく無反省に営まれているそのような自覚の作用が、分裂病者においてはこの上なく大きな疑問として露呈されてくる。

これは逆に言うと、「以心伝心」のできる「暖かいところ」には他性の契機を自覚の構造の中に持ち込むような「他人」は存在せず、基本公式のx、y、zが無問題的に互いに「それ自身」になりきっていて、したがって本来の意味での「自己」の成立も期待できない、ということになる。自己が他人と出会った瞬間に、自己はこの「自分の範囲」から外へ出て、「絶対の他」を自己の根底に受け入れることによって自己自身にならねばならぬ。分裂病者にとって絶望的に困難なのは、この自己構成の営みなのである。

だから、「絶対の他」に関する問題が分裂病論をめぐってあらわになるからといって、分裂病者がこの「絶対の他」をはっきりと経験していると考えるのは正しくないだろう。むしろそこでは、自己と他者のあいだに互いに絶対の他といえるような関係が成立せず、一方では以心伝心の自他未分の状態のみが、さもなくば自己とはいえぬ自己と、他者とはいえぬ他者との相互不信に満ちた相剋のみが意識を支配することになる。むしろこの絶対の他の不成立こそが、分裂病の本質ではないかと思われるのである。そしてそのことの背景には、後に分裂病を発病する人が幼児期以来繰り返し持ち続けてきた他者経験の特異性というものが(勿論、なんらかの遺伝素因との共鳴において)作用しているのであろう。互いの関係において絶対の他を成立させないような人間関係が、従来から様々な仕方で概念化されてきた「分裂病因性」の家族病理の本質をなすと考えることができる。

## 六

最後に一つ、付言しておきたいことがある。それは最近の分裂病論において俄かに注目されるようになったラカンの学説[7]のことである。多少ともラカンに通じた人ならば、ここで展開したわれわれの議論とラカンの分裂病理論とのあいだにある種の対応関係を見出すことは容易だろう。右に述べた「以心伝心」のできる「暖かいところ」はラカンならば「想像的他者との鏡像関係」に相当するだろうし、「絶対の他」をラカンの「大文字の他者」に引き移して考えようとするのも自然なことである。ラカン自身も、この「大文字の他者」のことを、そこではじめて「主体」が成立するような「間主観性」の「場所」として構想している。原初の鏡像的な母子関係に介入して、小文字aで書かれる他者（鏡像他者＝母）にとってのファリュスである自我を、ファリュスの真の所持者である父とのエディプス的相互関係に立つ「ファリュスを持つ主体」にまで引き上げるのは、シニフィアン「父の名」の働きであるが、これが分裂病者においては最初から排除されていて、そのために主体は、大文字Aで書かれる他者（絶対的他者）の場所における法と言語構造の分節を受けた象徴的な主体として成立しえず、一方この排除されたシニフィアンは、精神病状態における病的症状として（主として幻聴の形で）非合理な現実面に回帰してくる、というようにラカンの分裂病論を要約してもよいだろうかと思われる。

しかし、われわれの見方からすると、自我がファリュスを持つ主体として成立する場所としての「大文字の他者」、つまりおのずからをみずからへと集約することによって「自己が自己に於て自己を映す」ことを可能にする「絶対の他」は、それ自体、決してまだ「シニフィアンの場所」として言語的に構造化されてはいない。

ラカンが「ファリュス」と見たもの、それはわれわれにとっては「みずから」の「身《み》」のこと、身体として対象化され「いま・ここ」として概念化される以前の、存在の一種不透明な濃縮状態のことではないのか。あるいはこれをメルロ＝ポンティの言葉を借りて「肉《シエール》」と言ってもよいだろう。あるいはまた別の角度から見れば、それはものとの対比におけること、ことばによってすくい取られる以前の、純粋経験としてのことそのものである。この直接的なことがラカンならば「父」として表現するであろう他者の他性によって触発され、シーニュとしての「自己」にまで間接化される。この「自己以前の自己」は、ファリュスとしての、身としての存在を「持つ」ことによって、自らをパースペクティヴの一焦点として形成し、内部と外部を分けると同時に、内部の内部に外部（絶対の他）を導き入れて、差異における同一性としての自己を構造化する。

つまり、分裂病者において原初的に排除されているもの、それはラカンが言うようになんらかの「原初的シニフィアン」なのではない。* 最初から疑問に付されているのはむしろ、絶対の他が、「みずから」としての自己を焦点としてそれ自身を映し出す働きそのものである（これはラカンのいう「シニフィカシオン」、つまり了解の対象となる意味とも違って、人間存在にとっては抗い難く課せられた原事実ともいうべきものである）。世界の自己表現という生命一般の「おのずから」の働きが、「その存在において自らの存在に関わらざるをえない」人間的存在において、自己と他者、私と汝の出会いによって分極され、おのずからとみずから、ことともの、「映す場所」と「映されるもの」、あるいはハイデッガー的に言うと「あることそれ自体」と「存在者」、などと表現されうる互いに異なった次元間に、ある種の「存在論的差異」が開かれる。この差異開設の作業そのものが有効に働かないとき、それがときとして分裂病という結果を生むことになる。この差異は、われわれが一個の身体的存在者としてしかこの世にありえないことの必然的な結果であるけれども、それでもこの差異が、「他」から区別されるという意味での「自己」の形で自覚されるということは、自明のことではない。そこにはどうしても、「絶対の他」による触発が必要である。というよりむしろ、この差異それ自体が絶対の他なのであって、この絶対の他がそれ自身を「自己」の形で表現しなければ、われわれにとって自己というようなものは与えられない。この絶対の他は、まだいかなる意味においても「シニフィアン」として限定しうるようなものではない。そこにあるのはただ、一切の限定に先立つ差異の差異産出運動のみである。差異が差異それ自身との差異において無制約的にそれ自身を映し出す、この運動のことを「絶対の他」というのだと言ってもよい。

＊「絶対の他」が「排除」されているのは、むしろ最初に述べた「パラノイア型」の妄想においてである。そこでは出会ってくる他者の他者性が抹消されて、自己世界の延長線上で（自己の「鏡像」として）物語られていた。分裂病でも、「妄想型」あるいは「パラフレニー」と呼ばれる病型では、他者についての細部にわたる物語形成の見られることがある。症状面で考える限り、そこではパラノイア型妄想と類似の「妄想的独我論」の支配が認められると言ってよい。ラカンの分裂病論の典拠となったフロイトのシュレーバー症例は、まさにこの病型に属していた。しかしこのような妄想形成は、分裂病一般にとっては決して特徴的なことではない。

このような妄想形成を患者の「防衛」と見る解釈については、ラカンも反対の意見を述べている。われわれも、これを精神分析の言う意味での「防衛」として単純に理解することには反対である。しかし、他者の絶対的他性の脅威に曝された分裂病者が、これを病的に「無視」して、一切を自己と相対的他者との（妄想的）関係のレヴェルに還元しようとする機制が、発病によって二次的に生じたものであることは確かである。

念のために言い添えておくと、ラカンが「パラノイア」ないし「パラフレニー」と呼んでいるのは、われわれの用語では分裂病にあたる。われわれの言う「パラノイア型」の妄想を、ラカンは本来精神病と見なかったようである。

差異が絶対の他として、差異それ自身との差異として自己を映す。このことは、差異を

「関係」と読み換えれば、次のようなことになるだろう。

キルケゴールは(『死に至る病』の冒頭で)「関係が関係それ自身に関係する関係」としての自己を「この関係を置いた他者に関係する関係でもある」と言うのだが、ここで言われる「他者」は、人としての有限と神としての無限との矛盾的同一としてのキリストである。しかしそれはわれわれにとっては、それ自体一個の自己である相対的他者が、彼自身にとっても私にとっても「絶対の他」であるという矛盾、言い換えればそのような他者それ自身を彼の存在の場所において映し出している差異ないし関係のことと考えてよい。そのような絶対の他としての差異が、私の自己に関係することによって、私の自己を関係それ自身への関係あるいは差異それ自身との差異として創立する。だから、私の自己を自己として構成している関係あるいは差異は、他者それ自身を構成している関係あるいは差異でもあるのだし、これが自己と他者との間の関係あるいは差異、つまり間主観性として現象することになる。この差異あるいは関係の(「シニフィアン」設立以前、「主体」成立以前の)自己産出運動が、分裂病者においては有効に働いていない。先に、絶対の他の不成立こそ分裂病の本質ではないかと書いたのも、その意味においてであった。

分裂病は、自己が自己自身でありうる可能性に関わる病いであり、絶対の他が成立しえていないことを本質とするような病いである。ということはとりもなおさず、分裂病が関係の病い、差異の病いであり、「関係」あるいは「差異」の姿で「自己以前」を「自己」

へと創立する時間の病いであることを意味する。ラカンの学説には（これは構造主義一般について言えることだろうけれども）、通時性という意味での時間とは絶対的に異質なこの「差異産出の動きとしての時間」についての着目がまったく見られない。彼の描き出すさまざまなシェマを見てもわかるように、彼の思考様式は一貫して偽空間的・無時間的である。しかし、「自己以前から自己へ」の（単なる通時的ないし論理的過程にはとどまらない）時間的契機を考慮することなしに自己の問題や分裂病の問題を扱うことはできない、というのがわれわれの立場である。

「大文字の他者」という主体成立の場所における原初的シニフィアンの排除と、それの症状面への回帰によって分裂病を説明しようとしたラカンの学説は、西田哲学のいう「絶対の他」の不成立と自己の他化によって分裂病を考えようとするわれわれの立場と、一見ごく近いように見える。しかし、ラカンが主体成立の機微を考えるのに際して、通時的時間には還元できない時間性、西田ならば「現在が現在自身を限定する」と言うだろうところの極限的な瞬間における微分的な時間的差異の差異産出作用を考慮せず、すべてをシニフィアン相互間の平面的・「類言語的」な差異構造に還元してしまったために、ラカンの扱いうる「分裂病」は、一方ではシニフィアンとしての自己同一性の崩壊（「寸断された身体」など）、他方では既にそれ自体シニフィアンとして象徴性の次元にあると言わざるをえない諸症状（例えば言語性幻聴や新作言語に代表されるような諸症状）からなる「分裂病像」に過ぎず、これらの症状を出すことによって応急的にでも世界との関係を保とうとしている患者の自己、患者の人間的主体の垂直的歴史性は一切不問に付されてしまっている。このことは、彼の分裂病論が彼自身の臨床経験によるよりは、むしろ患者シュレーバーの『回想録』の読解という、いわば病跡学的な手法によっていることと無関係ではないだろう。そのために、患者自身との長期に及ぶ治療的対話からのみ跡づけられうる真の意味での間主観的な自己形成の機微は、ラカンによっては捉えられていない。

　これに対してわれわれは、分裂病が鏡像的イメージの次元や象徴性の次元でどのような症状によって表現されるかにかかわらず、その根底にあって絶えずそれらの症状を産出し続けている自己（＝差異＝時間）の、自己自身との関係の特異性を見て取ろうとする。この関係それ自身は、まだシニフィアンとして限定することができない。分裂病が人間だけに見られる現象だということと、言語的象徴機能が人間だけに特異的な営為だということから、両者を単純に短絡させて考えるのは正しくない。むしろ両者の共通の根として、人間存在が「自己が自己において自己を映す」という自己自身との（ということは同時に他者の他性との）差異における関係としてのみ成立しうるという、より根源的な事態を考えねばならぬ。

　このように分裂病を関係の病いと見る立場からは、必然的に一つの治療的帰結が導かれる。薬物療法、精神療法、その他どのような治療を行なったとしても、患者がその間により安定し充実した人生を歩み始めた場合、それは必ず、治療者との間の長期間の人間的対話によって支えられていると言ってよい。治療者が患者の中に「絶対の他」を見出してそれと関係を設立し、この関係そのものを彼自身の自己の場所として生きるとき、この関係は逆に患者の内部にも(当初はきわめて弱々しいものであるかもしれないけれども)、必ずなんらかの応答を生じるはずである。患者の自己が絶対の他との関係として育ってくる可能性は、治療者が患者にとって絶対の他となることによってのみ与えられるのだし、このことは治療者が自らの内部において、絶対の他との差異としての自己を生きることによってのみ可能となるだろう。

治療者と患者とが互いに相手の中に絶対の他を認めるという治療関係は、相手に対する一種の畏怖、ある種の「恐れと戦き」を絶対の要件とする。精神分析が患者のすべてを既成の理論で説明しつくせると考えたり、人間学が患者の内奥の動きに至るまで意味として了解しうるものと考えるならば、絶対の他は見えてこない。しかし、分裂病に対してなんらかの本質的な有効性を持ちうる治療手段があるとすれば、それはこのような絶対の他との対話に基礎づけられた(西田が宗教の本質として語っている「逆対応」と同質の構造を持った)治療的関係のみだろう。そして逆に、そのような「逆対応」的な治療関係のみが、分裂病の病理への「絶対の他」の関与を教えてくれると言ってよいだろう。

## 註

（1）安永浩『分裂病の論理学的精神病理――「ファントム空間」論』一五頁、医学書院、一九七七年。

（2）木村敏『分裂病の現象学』二一二頁、弘文堂、一九七五年、『木村敏著作集1』弘文堂、二〇〇一年、二八六頁。

（3）木村敏「他者の主体性の問題」村上靖彦編『分裂病の精神病理12』二一五頁、東京大学出版会、一九八三年、『木村敏著作集2』弘文堂、二〇〇一年（本書五八頁）。

（4）クレランボー〔木村敏夫他訳『熱情精神病』金剛出版、一九八四年〕。

（5）Gaupp, R.: Der Fall Wagner, Zeitschrift für Neurologie und Psychiatrie, 60 ; 312 (1920)――この症例についての紹介は、例えば内沼幸雄『対人恐怖の人間学』三三三頁、弘文堂、一九七七年。

（6）長井真理「内省の構造」村上靖彦編『分裂病の精神病理12』二〇四頁、東京大学出版会、一九八三年。

（7）ラカンの分裂病論については、Lacan J.: Les Psychoses. Le Séminaire, III. Seuil, Paris (1981)〔小出浩之他訳『精神病』岩波書店、一九八七年〕の他、解説書として de Waehlens, A.: La Psychose. Nauwelaerts, Louvain (1972) と小出浩之『シニフィアンの病い』岩波書店、一九八六年、八七頁以下を参照。

＊　西田幾多郎からの引用はすべての本文中に論文名と全集の巻・頁数を記載した。

＊＊　本論文は、昭和六二年六月六日、京都大学文学部で開かれた「西田・田辺記念会」での講演「精神医学における自己の問題」に加筆したものである。

『現代思想』青土社、一九八七年一〇月。

# 十一章　現象学的精神病理学と〝主体の死〟——内因の概念をめぐって

## 一　内因の概念と精神病理学

精神病理学はいわゆる内因性精神病のみを研究対象にしているわけではない。神経症や性格障害も身体因性の精神障害も、言うまでもなくその対象になりうるし、内因性精神病の精神病理学は事実その方法の多くを「非内因性」疾患の精神病理学的知見に負うている。しかし精神病理学、ことに人間学的・現象学的と呼ばれる精神病理学が、その誕生以来つねに中心的なテーマとして求め続けてきたのは、ほかならぬ精神分裂病と躁鬱病、それにその周辺疾患という内因性精神病の理解であったし、またそれが精神医学の他の諸分野とは際立って違った（例えば哲学的概念の頻用といった）特徴を備えているのは、それが「内因性」の病態を扱おうとしていることと無縁ではないように思われる。さらに言うならば、現代の精神医学において「内因性」という大時代な概念が——合理的・客観主義的な精神医学からみれば許しがたく曖昧なこの概念が——まだ残されているということ自体のうちに、精神病理学の「隠れ家」があるのかもしれない。ということは逆に、「内因」の語にまつわるネガティヴな性格をそのまま反転してポジティヴなものにしてやれば、それがそのまま精神病理学のレゾン・デートルになるのではないか、ということでもある。

周知のごとくテレンバッハ（一九六一）は、「内因性」(endogen) という概念を「内なるものとしてのエンドン (Endon) の変動に起因する」という意味としてポジティヴに規定しなおそうとした。その際、彼のいうエンドンとは、「生命的事態の基本形態としてのリズム性」をになう「メタ身体的・メタ心理的」な存在次元としてのピュシス、つまり「みずからをおのずから産出するもの」としての「自然」のことであった。《エンドンとは、生物学の対象となるごとき「無人格的」なものでもなく、また内面性とか価値への関与とか、精神的現実が生命をおびたものとかいう意味での「人格的」なものでもない。エンドンは、それをはじめて可能にし、それに形を与えるのだから、そういったもの「以前」である。またエンドンはそれの影響をうけ、それに住まわれ、それによって形成されうるものであるから、そういったもの「以後」である》。このような、生物学的次元にとっても人格的次元にとっても「それ以前」であると同時に「それ以後」でもあるような「内的自己産出」あるいは「生成」の次元が、彼にとっては内因性精神病の成因的領域なのであった。

このテレンバッハの内因論には一つの限界がある。彼は『メランコリー』の第一版（一九六一）で上のようなエンドン概念を提出したのちに、その第二版において、「内なるもの《エンドン》」は状況から独立に単独で「内因性」の変化を起こすのではないから「内因性精神病」(endogene Psychosen) という言いかたは不正確であって、「エンドン・コスモス因性精神病」(endo-kosmogene Psychosen) と呼ぶべきだという見解を述べている（テレンバッハ一九七四）。この補足を見るかぎり、彼がもともと考えていたエンドンのなかには世界との関係性の契機が含まれていなかったと見てよい。そのような無世界的・没関係的な次元にあとから「コスモス」という語を付け加えてみても関係性の契機が回復するとは思われない。この限界は、彼がさしあたって内因性鬱病にのみ着目して、いまひとつの大きな内因性精神病である精神分裂病を考慮に入れなかったことによるのではないかと思われる。

本誌（『精神医学』）の二〇周年記念論文（木村一九七九ａ）の中で、私は分裂病の「内因」の意味として「自己」あるいは「あいだ」の問題を取り出しておいた。《分裂病病前野およびそれ以前の無症状の幼児期を通じて、自己と世界、自己と他者の「あいだ」における自己存在の問題が一貫して中心的な主題となって》いるのであって、《この「人間の条件」こそが或る人を分裂病たらしめる根拠になっているとするならば、分裂病が「内因性」の精神病であるという意味は人間学的にはむしろ、「人間の条件そのものに根ざした」異常事態を指して》おり、《或る人がほかならぬ人間であるという事実そのものが、その人を分裂病者たらしめる可能性を与えているのである》。勿論ここで「人間」とは、生物学的な「ヒト」の意味で言われているのではない。それは「人と人とのあいだ」に出で立って、自己と他者の関係のうちに存在の場を見出している「主体」としての人間のことである。このような「関係」の病因的な意義は、分裂病像のうちに単に症状レヴェルでの対人関係の障害を確認したり、その病前野にあれこれの life events を探索したりするような記述的な方法とか、まして分裂病の根本的な成因として何らかの可視的な変化を想定する思弁的な合理主義とかの目から見ると、「隠されたもの」以外のなにものでもないだろう。この「隠されたもの」を明るみに持ち出して主題的に考察の対象とすることが、精神病理学の仕事なのである。

関係としての自己を内因の座と考えることにより、分裂病の成立へと導く生活史の道程は一応無理なく説明できる。一方メランコリー型の鬱病については、テレンバッハの説を社会学的役割理論で補足したクラウス(一九七七)の学説によって、同様に役割関係における同一性としての自己を内因の座とみなす可能性が開かれた。この学説についてはこれまでたびたび紹介したから、ここでは繰り返さない。

## 二　〝主体の死〟？

自己と自然との深い共属関係については、これまですでにたびたび述べてきた（近くは木村一九八七b）。だから内因の座として自己を考えるわれわれの観点と、「自然」を考えるテレンバッハのそれとは矛盾しない。ただ、そこに「関係」という視点を加えることによって「自然」の意味は当然変わってくる。テレンバッハがいう「生命的事態の基本形態としてのリズム性」は、「内なるもの」としての自然が「関係としての自己」へと「外出」する出口に過ぎないことになる。「おのずから」としての自然はいわば関係以前の存在のありかである。そこにはまだ自己も他者も関係もない。しかし、ひとたび身体を与えられ、「身《み》ずから」としての自己を他者に面して構成すべく定められた主体にとっては、自己とは他者との差異あるいは他者との関係としての自己以外の何ものでもありえない。そのような関係としての自己を構成する際に必然的に通過しなくてはならない「み」すなわち身体的自然を、テレンバッハはエンドンと呼んだのだと理解してもよい。

自然が自己へと「外出する」という言いかたは、精神病理学を生み出した西欧的思想の枠組みから見ると不条理である。そこでは自然はあくまで外部であり、自己はどこまでも内部でなければならない。特に現象学的精神病理学の直接の母胎であった実存思想においては、内面性としての自己主体が関心の焦点であった。ブランケンブルク（一九八六）は、生物学的自然を含めて自然現象のあらゆる「発展」（Entwicklung, Evolution）は「内向」（Inversion）という形をとり、「内面化」（Verinnerlichung）ないし「内側への折返し」（Einstülpung）であるが、それと同様に「存在が人間の自我ないし自己においてそれ自身へ到来する（Zu-sich-selbst-kommen）」という西欧思想の考えも、存在の「内面化」と捉えることができると言う。ブランケンブルク（一九八七）はまた、このような内面化において《存在者の存在の「根源性＝原発生性」（Ur-Sprünglichkeit）が増大》し、《おのずから（Von-Selbst-Sein）がみずから（Selbstsein）の方向へとそれ自身を変容する》という言いかたもしている。ここにはやはり、外部である自然の内面化としての自己というドグマが表現されている。（"Historisches Wörterbuch der Philosophie" によれば、「内面性」の概念をむしろ逆に「自然」の意味で用いた数少ない例外はゲーテである。テレンバッハも、エンドンとはゲーテの意味での自然のことだと言っている。）

しかし、人間の自己（これはまた、自我・主体・実存など、さまざまに言い換えられるが）を円の中心に喩えられるような特権的な内部に置いて、その自己自身への直接的現前の明証性を出発点とする考え方こそ、最近の構造主義やポスト構造主義によって激しく批判された思考法である。この批判が思想の「進歩」なのか一時的な「流行」なのかはともかくとして、あらゆる思索の可能性に対して開かれていなくてはならない精神病理学としては、やはりこの内面の特権の脱構築に対して無関心ではありえない。

長井ら(一九八七)は、八〇年代の日本とドイツの精神病理学の展望のなかで構造主義とシステム理論の台頭に触れ、《少なくとも七〇年代までのドイツ精神病理学が依って立ってきた主体という共通の基盤が揺り動かされ始めている》という。小出(一九八六)は、ラカンに依拠した分裂病論のなかで現象学的精神病理学を批判し、現象学が人間に共通の「意味一般」の源泉とみなしている「生の統一性」などというものは虚構であること、人間はまずもって「生の統一」であるどころか「寸断された身体」であって、それがまとまりを見出すのは自己自身においてではなくて自分と類似の他者においてであること、われわれの意識へと現れるものは「なまの自然」の現前などではなく、言語によって刻印された「再現前」に過ぎないこと、他者と間主観的に出会う自己も従って現象学の言うような直接的な現前ではなく、徹底的に言語の媒介によって構成されていることなどを指摘した。

フッサール現象学が内在としての自己を前提とし、この絶対的な出発点から超越的外部を見ていることは間違いない。精神病理学の依拠する方法的原理としての現象学が一切の独断的前提から自由であることを志すならば、このような独断から出発するフッサール現象学は、むしろ非現象学的な性格をまとっていると言えるだろう。しかし言うまでもないことだが、フッサール現象学だけが現象学なのではない。ハイデッガーも自らの存在論の方法としてははっきりと「現象学」の旗印をかかげているし、西田幾多郎の思索も、従来のすべての学説や素朴な常識の独断から自由であるという点で、すぐれて現象学的である。実際、ビンスヴァンガー以来ブランケンブルクや私自身に至る現象学的精神病理学が模索してきた何本かの小路は、すべて何らかの意味でフッサール現象学の中心部から外れてハイデッガーや西田と膚接する地帯を走ってきた。内在としての主体の不在がことあらためて問題になってくるのも、同じこの地帯でのことにほかならない。

## 三　主体と差異産出的時間

私がかつて（木村一九七九b）述べたように、《自己とは、ノエシス的な差異化のいとなみが、それ自身との差異の相関者としてのノエマ的客体を産出し、逆にこのノエマ的客体を媒介としてそれ自身をノエシス的自己として自己限定するという、差異の動的構造のこと》である。この「差異の自己限定」というノエシス的作用こそ、自己と自己自身との関係としての時間のことにほかならない。《われわれにとって時間というようなものがそもそも可能になるのは、われわれの存在がこのようにして差異の自己限定という構造をもっているからである》（同）。ここでいう時間とは、過去から現在を経て未来に至る直線的な時間、あるいは通時的な時間とは別次元のものであって、いわば根源的自然ともいうべきものがわれわれの個別的存在を出口として世界に迸り出る際に、われわれの身体を充たす一種の生命的躍動あるいは生の実感のようなもののことである。だからそれはそのまま自己の実感であるとも言うことができる。こうして実感される時間とはそのまま自己の別名にほかならない。

この意味での時間は、それが個別的自己の意識にすくい取られたものである限り、単に無限の永遠といったものではありえないし、一方また、寄せ集められて直線的時間を形成するような点的瞬間でもない。それはいわば、宇宙的自然といってもよい無限の作用が、それ自身を限定して自己を結実する運動そのもののことであり、自然と自己、あるいはおのずからとみずからを差異化しつつ結びつける作用それ自体のことである。その場合、自然と自己のどちらが内部でどちらが外部かというような議論は無意味なものになる。真の意味での時間が問題とされるかぎり、そこに内部や外部といった空間的概念の入り込む余地はない(ついでに述べておくと、私が従来から「ノエシス的」という語で言おうとしてきたのはこの意味での「時間的」ということであった。それとの対応で言えば、「ノエマ的」は「空間的」と言い直してよい)。

だから、強いて内部、外部ということを言うなら、純粋な外部としての自然から切り離された純粋な内部としての自己というようなものはありえない。むしろこの関係は逆なのであって、おのずからとしての根源的な自然といったものが、われわれのノエシス的自己を通路として外部の間主観的な世界へと向かってそれ自身を再現前すると考えなくてはならない。この順序で言えば、自然はむしろある種の内部だということになるだろう。そして、意識にとって経験的に内部であるところの自己とは、自然という内部にとってはある種の外部だということになり、さらにその外部に間主観的世界が配列されることになる。だからノエシス的自己の限定は、自然がそれ自身を間主観的世界にまで表出し、外部化する動きのなかでの第一段の外出であり、間主観的他者とのノエマ的関係における自己の構成はその第二段の外出ということになる。序に述べておくとデリダ（一九六七）も、記号の表現作用という問題に関して、同じように「二重の外出」ということを語っていて、長井（一九八二）はこれによって「つつぬけ体験」を理解しようとしている。長井は第一の外出先として「意味」（vouloir dire）を問題にしているが、「意味」と「自己」とのあいだにはいうまでもなく深い関係がある（木村一九八七aを参照）。

ノエシス的・時間的な自己（あるいは主体）はこのようにして、言語の記号作用に覆われているノエマ的・空間的な間主観的世界からいうと内部と考えざるをえないけれども、ノエシス的・時間的な自己意識それ自体から見ると、「自己以前の自然」のようなものの自己表出として、ある種の外部という性格をおびてくる。自己のもつこの二重性格は、自己が空間的・客体的には見定め難い、従ってノエマ的には不在と言わざるをえない時間的な働きであることに由来する。自己の存在のこの時間的な性格は、ハイデッガーが早くから見抜いていたし、デリダの「差延」（différance）の概念もそこから出ている。自己を自然の「内面化」として捉えているブランケンブルク（一九八六）も、《外部が内面化されるに従って……空間形態から自立した時間形態が生成する。……生命体では時間は自らを実体化して固有のありかたをとるようになる》と述べている。

自己（主体）をノエマ的・空間的な平面に投影することなく、空間次元から独立した時間の次元で捉えようとした人として、ヴァイツゼッカー（一九四〇）を挙げることもできるだろう。彼はまず、主体の概念を意識や心の概念から切り離して、有機体としての生物一般について語りうるものと考える。彼のいう「主体」とは、有機体がそのつど世界との間に打ち建てている緊密な有機的関係（コヘレンツ）の、言い換えれば個体と世界とのそのつどの出会いの根底をなす原理である。だからそれは静止的な実体ではなく、大小さまざまの危機的断絶を経てそのつど新たに創立される動的・時間的な関係にほかならない。それはまた、生き物がその中に身をおいている根拠と個体との関わり（根拠関係 Grund-verhältnis）のことでもあり、しかもこの根拠それ自体は客観的認識の対象となりえない。このような主体はつねにただ世界との関係の「先取り」（Vorwegnahme, Prolepsis）を通じてのみ確保される。

ヴァイツゼッカーのいう「主体」が、個体と世界との関係の原理であると同時に、個体とその対象化不可能な根拠との関係の原理であるという点は重要である。「生き物の対象化不可能な根拠」とは、上に述べた自己以前の根源的自然のことにほかならないだろう。

人間も生物であるからには同じこの根拠に身をおいている。しかし人間は言語をもつ生き物として、世界との関係をあまねく言語的に構造化してしまっている。世界との関係の側から見れば、主体とか自己とかいうものは言語的に構成される以外のなにものでもないだろう。しかしヴァイツゼッカーがいう動的・時間的な「原理」としての主体は、世界との間であると同時に根拠との間でもあるような関係そのものである。主体のもつこの二重性格をつなぎとめているのがノエシス的時間の差異産出作用だと言ってもよい。

## 四　時間の病理としての内因性精神病

内因性精神病をそれ以外の病的精神状態から区別する「内因」の概念は、このようにして時間の次元と密接な関係をもつ。この「時間」は、すでに述べたように過去・現在・未来を通して流れる連続体としてのノエマ的時間（客観的・物理的時間と主観的・意識的時間の両方を含めて）とは厳密に区別される生命的な実感としてのノエシス的時間のことである。このような時間によって、他者との差異として構成されるべき経験的な主体が、それ自身の根源から差異化されて自己として成立する。テレンバッハがメランコリーについて考えた「エンドン」も、私が分裂病に関して取り出した自己あるいは「あいだ」も、このような時間のそれぞれの表現形にほかならない。

分裂病の場合、この時間の営むノエシス的な差異化の作用が十分に自己の形を取らず、むしろ他性を帯びて経験されると言ってよい。その根底には、自らの根源との差異（ヴァイツゼッカーのいう「根拠との関わり」）としての主体が十分に成立していないという事情があるのだろう。その場合には、他者との差異（ヴァイツゼッカーのいう「世界との関わり」）としての主体はその分だけ自己性を失って、それ自身の内部に他性を宿したものとなるだろう。というのは、他者との差異である主体が一貫した連続性（Kohärenz）を保つことによって自己でありうるのは、それが同時に根源との差異でもあることによるのだからである。患者は自己の現在において、確実な主体として自己自身の根拠に関わることができず、また確実な自己として他者と関わることができない。分裂病者が絶望的な努力で自己の未来における可能性を確保しようとするアンテ・フェストゥム的な在りかたは、このような時間の病理の現れである。

一方メランコリー型鬱病の場合には、ノエシス的時間の自己性それ自体には問題は起こらない。ただここでは、自己は間主観的世界との関わりにおいて他者との差異として構成されるよりは、むしろ共同体の制度的・役割的秩序への編入という意味方向で構成される。患者は間主観的世界において、他者の他性を無視してこれを自己自身の役割的世界に取り込むという仕方で他者との差異を消去しようとする（このメランコリー者特有の「自閉」的な態度については、木村一九七六を参照）。このような役割的自己の構成へと向かうノエシス的時間は、分裂病者が他者との差異、他者からの独立を求めて自己を構成するときのそれとは全く違った形での「根拠との関わり」に由来するだろうと思われる。ここでもやはり、主体のコヘレンツは間主観的世界との（ただしここでは役割共同体との）関わりとして維持されなければならないのだが、メランコリー患者はこれまでにコヘレンツの維持に役立ってきた通りの根拠との関わりかたを、今後も正確に継続しようとする保守的でポスト・フェストゥム的な態度に固執する。

分裂病者のアンテ・フェストゥム的姿勢であれ、メランコリー者のポスト・フェストゥム的姿勢であれ、一般に主体は世界との関わりにおける自己構成の原理としてヴァイツゼッカーの意味での「先取的《プロレプティッシュ》」な時間様態を生きている。これに対して根拠との関わりそれ自体は、それが自己の構成へと向かわないかぎり無時間的であって、つねに永遠の現在において営まれる。ある種の癲癇、非定型精神病、境界例に見られるイントラ・フェストゥム的な時間構造は、他者や世界との関係よりも根拠としての自然との関係のほうが優位に立った生き方の表現と見ることができるだろう。

## 五　ラカンの分裂病論に関して

他者との関係における自己の確保という意味での関係の病理は、内因性精神病にかぎらず、精神医学の広い領域にわたって認められる標識である。これに対して、ここで述べた意味での時間の病理（あるいはノエシス的自己の病理）が見られるのは、恐らくいわゆる「内因性」の病態のみに限られるだろう。このような病理が生物学的精神医学の視野に入りえないのは言うまでもないが、同時にそれはノエマ的・空間的な次元での自他の関係だけを見ている分析的な立場からも捉えられない。そのような立場としては、例えばラカンを頂点とする構造主義的精神病理学を挙げることができるだろう。

ラカン（一九八一）は周知のように、彼の分裂病論を「想像的」・「象徴的」・「現実的」の三次元の上でシニフィアンの病理として展開した。しかしそこには、私（木村一九八七b）がすでに指摘したように、差異生産的な時間次元への論及が（したがってノエシス的自己への論及が）欠如している。主体や他者の概念をシニフィアンに還元し、世界についての意識的経験はもとより、無意識までも「言語として構造化されている」と考える見方は、一種のノエマ的・空間的な見方にほかならない。彼の提示する数々のシェマがそのことを物語っている。そのために、患者が世界に対して確保しようとしている自己主体は、ラカンによっては「穴」あるいは「不在」の資格でしか扱われない。

空間的三次元構造の中で「穴」や「不在」にしか見えないもの、しかもそれが「死者の資格において」ではあれ「ゲームに参加している」とみなさざるをえないもの、それは要するに空間の第四次元としての時間にほかならないだろう。ラカンの理論の晦渋さは、彼自身がこの時間次元に気づいていながら、それを独立の次元として明確に言語化しなかったことから来ているのかもしれない。ラカンが分裂病者において初めから排除されていると考えた「原初的シニフィアン」とは、ヴァイツゼッカーのいう「根拠との関わり」のこと、言い換えればノエシス的時間としての主体のことなのである。

ラカンの諸概念の中でノエシス的時間に最も接近していると思われるのは、「欲望」(désir) の概念である。いうまでもなく、この概念はヘーゲルが自己意識の最初の形として記述した「欲望」(Begierde)、つまり「他者の承認を求める欲望」に由来する。ラカンが「欲望は他者の欲望である」というとき、この「他者の」という所有格は「他者が欲望する」という主格の意味と「他者を欲望する」という目的格の意味との二義性を帯びているとされるが、この二つの場合では「他者」の意味も当然違う。要するにこの二義性は、単に主格か目的格かの二義性ではなくて、先に述べた「自己の根拠への関係」と「間主観的他者への関係」との二重性、あるいは根拠としての自然がノエシス的自己(=ノエシス的時間)を通路として間主観的自己へと表出される際の二重の外出に相当する二義性と見るべきである。「欲望」を結節点として、自然は自己へと外化される。そしてこの外化の動きのことをわれわれは「ノエシス的時間」と呼んでいるのである。

ラカンにかぎらず、最近の構造主義・ポスト構造主義の影響を受けた精神病理学は、言語学を主要な武器にしている。言語が単なる意思伝達の道具にはとどまらず、われわれの世界や他者や自己自身との関係を（無意識の次元をも含めて）支配し尽くしているという言語学の認識には、確かに傾聴すべきものが多い。自己とか自然とか時間とかいっても、それらは所詮、言語構造の中でのシニフィアンでしかないのである。

しかし、われわれ人間は「言語を持つ動物」（zoon logon echon）として、言語を通してしか世界を認識できなくなっているけれども、「言語を持つ」という標識が「動物」であるという規定そのものに影響を与えるようなことはありえない。いかに言語に支配されていても、人間は動物なのであり、生き物なのである。生き物である以上、人間は自然に根づいたものとしてしか生きられないし、自らの生命の根拠である自然についての何らかの感覚なしにそこに根づくことは不可能である。この感覚は従来から「共通感覚」（sensus communis）と呼ばれてきたものにほぼ相当するが、本論で述べた「ノエシス的時間」についての感覚も当然そこに含まれる（共通感覚については、木村一九七三、中村一九七九を参照）。共通感覚で感受されるような対象領域は、人間が生きていることから開かれてくる領域であって、事柄の本質上、言語以前・自己以前の領域である。そしてさらに言えば、「内因性」の精神病と言われる事態が人間に生じうるのは、人間が動物として世界との間に言語以前の関わりを持ちながら、しかも「言語を持つ動物」としてこの関わりを象徴化しなくてはならないという、宿命的な人間の条件に起因することなのだろう。この人間の条件を、言語のみによって説明することは不可能である。

## 六　結　語

最初にも書いたように、現象学的精神病理学は内因性精神病の理解という中心的なテーマをめぐって生みだされ、展開されてきた。「内因」というブラックボックスがなかったならば、精神病理学の現在はありえなかったであろう。現象学的精神病理学が一方では記述精神病理学から、他方では精神分析的な諸研究から絶えずインパクトを受けながらも、独自の道を歩んできたのはそのためである。つまり内因性の事象は客観的な記述にはなじまないし、一方、神経症圏の病理を読むための「文法」では解読不能なのである。ラカンの精神分析は、その中ではぎりぎり内因性の謎に接近した数少ない例外だろう。それは、構造主義という思想が現象学と同様、それなりに人間の条件を問題にしえていたからだと言える。ことにそれが人間の経験を差異の構造として明示した点は、精神病理学に対する大きな寄与だったと言えるだろう。しかし、こと内因性精神病の理解に関するかぎり、構造主義には致命的な欠陥があるように思われる。それを私は、生命の根拠との関わりとしての根源的な時間への問いの欠落だと見ている。われわれはもう一度、人間は言語以前に、ということは差異以前に、なによりもまず生きているのだという現実に戻らなくてはならないのではないだろうか。

## 文献

（1）Blankenburg, W.: Zur Phänomenologie und Psychopathologie der “Selbstheit”. (1986)〔日独シンポジウム「自己——精神医学と哲学の観点から」、河合文化教育研究所〕。

（2）Blankenburg, W.: Zur Subjektivität des Subjekts aus psychopathologischer Sicht. In: H. Nagl-Docekal, H. Vetter (Hrsg.), Tod des Subjekts? Oldenbourg, Wien/München (1987).

（3）Derrida, J.: La voix et le phénomène, PUF, Paris (1967)〔高橋允昭訳『声と現象』理想社、一九七〇年〕。

（4）Historisches Wörterbuch der Philosophie, Band 4. Wissenschaftliche Buchgesellschaft, Darmstadt (1976).

（5）木村敏『異常の構造』講談社現代新書、一九七三年、『木村敏著作集6』弘文堂、二〇〇一年。

（6）木村敏「いわゆる〈鬱病性自閉〉をめぐって」笠原嘉編『躁うつ病の精神病理1』弘文堂、一九七六年、『自己・あいだ・時間』弘文堂、一九八一年、『木村敏著作集3』弘文堂、二〇〇一年、ちくま学芸文庫、二〇〇六年。

（7）木村敏（一九七九ａ）「内因性精神病の人間学的理解」精神医学21、五七三—五八三頁、『自己・あいだ・時間』弘文堂、一九八一年、『木村敏著作集2』弘文堂、二〇〇一年、ちくま学芸文庫、二〇〇六年。

（8）木村敏（一九七九ｂ）「時間と自己・差異と同一性」中井久夫編『分裂病の精神病理8』東京大学出版会、『自己・あいだ・時間』弘文堂、一九八一年、『木村敏著作集2』弘文堂、二〇〇一年、ちくま学芸文庫、二〇〇六年。

（9）木村敏（一九八七ａ）『人と人とのあいだの病理』河合文化教育研究所、一九八七年。

(10) 木村敏（一九八七b）「自己の病理と〈絶対の他〉」現代思想、一九八七年一〇月、二〇四―二一七頁、青土社、一九八七年、『分裂病と他者』弘文堂、一九九〇年、『木村敏著作集2』弘文堂、二〇〇一年〔本書十章〕。
(11) 小出浩之『シニフィアンの病い』岩波書店、一九八六年。
(12) Kraus, A.: Sozialverhalten und Psychose Manisch-Depressiver, Enke, Stuttgart (1977)〔岡本進訳『躁うつ病と対人行動――実存分析と役割分析』みすず書房、一九八三年〕。
(13) Lacan, J.: Les Psychoses. Le Séminaire III. Seuil, Paris (1981)〔小出浩之他訳『精神病』上下、岩波書店、一九八七年〕。
(14) 長井真理「〈つつぬけ体験〉について」臨床精神病理2、一五七―一七二頁、一九八一年。
(15) 長井真理・宇野昌人「精神病理学に明日はあるか」臨床精神医学16、四〇九―四一六頁、一九八七年。
(16) 中村雄二郎『共通感覚論』岩波書店、一九七九年。
(17) Tellenbach, H.: Melancholie, 1. Aufl, Springer, Berlin/Göttingen/Heidelberg (1961).
(18) Tellenbach, H.: Melancholie, 2. Aufl, Springer, Berlin/Heidelberg/New York (1974)〔木村敏訳『メランコリー』みすず書房、一九七八年、一九八五年〕。
(19) Weizsäcker, V. von: Der Gestaltkreis. Thieme, Stuttgart (1940)〔木村敏・濱中淑彦訳『ゲシュタルトクライス』みすず書房、一九七五年〕。

『精神医学』30、医学書院、一九八八年四月。

# 十二章　境界例における「直接性の病理」

## 一　はじめに

「境界例」の概念は元来、治療精神医学の産物である。だからそれは、記述精神医学の疾病概念とは成立の地平が異なっている。つまり境界例の概念は、冷静な中立的観察者の客観的な目に映った症候論的特徴を数え上げるという手順で導き出されるような疾病概念ではない。むしろそれは、精神療法的関与という媒体を通して「治療感覚」という「目」で捉えた、「治療経験的」な特性の色濃く滲み出た概念だということができる。*

* 精神医学は医学一般に共通の客観的な認識手段のほかに、精神医学固有と言ってよい別種の認識手段をもっている。それは、治療者が患者との出会いの場で、両者の人間関係の構造を「治療感覚」と

も言うべき一種の直観でもって把握する認識である。従来から「関与的観察」(participant observation) と呼ばれてきたものは、治療的関与それ自体がある種の「観察眼」を備えていることを表現したものだろう。古典的身体医学にも、「治療による診断」(diagnosis ex juvantibus) という概念があった。しかしこれは、治療による病像の変化を客観的に評価して、治療効果から診断を確定する方法であって、治療行為自体が認識手段となるという意味ではない。

「治療感覚」による関与的観察では、治療者の側からの——それもかなりの期間にわたる——治療的接近それ自体が、認識の「器官」として必須のものとなる。言い換えれば治療行為そのものが絶えず何らかの「感覚」によって導かれていて、この「感覚」が肉眼には見えない「生き方」の構造[21]を「見て」いるという意味である。行為[7]それ自体が知覚するのである。したがってこれは、西田幾多郎のいう「行為的直観」[26]、ハイデッガーのいう「配慮的見方」(Um-sicht) がもつ一種の認識機能、あるいはヴァイツゼッカーのいう「共通感覚運動性」(Konsensomotorik) のことだと言ってよい。だから、このような「治療的認識」を遂行するためには、治療者として患者と直接に関わり、患者と共通の内的時間を生きることが絶対的な条件となる。自ら治療的に関与しなかった患者については、いかに精緻な症例記載を与えられてもこの種の認識は原理的に不可能である。

「境界例」の概念は最初、分裂病と神経症の中間領域として提唱された。つまり、症状記述的には分裂病が十分に考えられるのに、治療感覚的には神経症に「見える」症例や、逆に、一見したところ神経症の症状レヴェルにとどまっているのに、治療的関与の「目」には分裂病としか見えない症例についての治療経験が、ひとまず境界例概念として結実することになったと言ってよい。このような治療感覚の目と通常の症状観察の目との「複眼」によって導かれたという事情が、そしてこの両方の視野が捉える領域の次元の違いに対して十分な注意が払われなかったという事情が、その後この概念をめぐる種々の混乱を生み出してきたと考えられる。例えば、境界例と寡症状性（単純型）分裂病との異同の問題がその一つであって、ブランケンブルク[3]の症例アンネ・ラウのように、記述的にはあまり分裂病的でない分裂病像が一部では境界例として論じられることになったりする。

しかし私自身の治療感覚から見ると、少なくとも一部の境界例（DSM-IIIのいう「境界線人格障害」）と分裂病とのあいだには、症状論レヴェルをこえた本質的な違いがあるように思われる。境界例患者は一般に感情の表出がきわめて——多くは過度に——豊富で、分裂病者特有の疏通性障害を感じさせない。精神療法関係の文献には、境界例における過度の感情転移とそれに対する治療者の逆転移が治療を困難にする例が多数記載されているが、このことは分裂病者において転移が生じにくく、これが分裂病の精神療法にとっての妨げになるという、これも従来から指摘されている事実との明白な対照を示している。

分裂病[11]とのいま一つの大きな違いは、分裂病者が一般に示す「アンテ・フェストゥム」的な特徴を、境界例患者はほとんど見せない点である。彼らは、未来の可能性や過去の経験にほとんど注意を向けることなく、もっぱら現在の充実のみを希求する。この点で境界例患者の生き方は、一部の癲癇患者にもっとも純粋に認められる「イントラ・フェストゥム」的な生き方[11]と共通する面を持っている。彼らにとっては現在直面している現実、現在目の前にいる他者が、彼らの自己実現の——肯定的あるいは否定的な——媒体のすべてである。境界例患者の多くが身近な他者を自らの欲求実現のために「振り回し」たり、「前後の見境なく」薬物濫用や性的逸脱に走りがちなのも、そのような現在中心的な生き方から来るものなのだろう。安永[27]も境界例患者の性格特徴として、癲癇患者の一部と共通の「中心気質」を記載している。

境界例の疾病学的位置づけをめぐる論議は、最近では力動精神医学の範囲を越えて、現象学的考察、臨床的記述、長期予後観察、遺伝研究などの研究もかなり発表されるようになった。それと共に、境界例の少なくとも一部を分裂病よりもむしろ躁鬱病に近いものと見ようとする重要な指摘がなされはじめている(M. H. Stone,[23] H. S. Akiskal,[1] T. H. Mac-Glashan,[18] J. G. Gunderson ら,[5] H. Saß u. K. Koehler[22] など)。確かに、境界例患者が実際にわれわれのもとを訪れるのは、多くの場合自殺念慮を伴った抑鬱感や抑止症状によってである。最近の諸家の論文を見ても、この抑鬱症状の存在をもって境界例と躁鬱病との近縁関係の論拠としているものが多い。また、上述の疏通性の良さ、自己表出の豊富さ、現在中心的な生き方などの諸特徴は、むしろ両極型の躁鬱病患者と共通するし、境界例患者が抑鬱気分だけでなく、しばしば躁と鬱との気分変動を示すことも、臨床家なら誰でも知っている(ただし、躁状態は純粋な躁的気分としてよりも、行動量の増加の形で現れることが多い)。

しかしこのような躁鬱病との近縁関係の指摘にもかかわらず、治療感覚的な目で見た境界例患者が通常の単極鬱病や両極躁鬱病との間に見せている違いはこれまた大きい。精神分析的な文献では、躁鬱病者の全体的な人間構造よりも躁や鬱の症状自体の力動が論じられる場合が多いので、この違いが無視される傾向も見受けられるが、人間学的・現象学的な立場からいうと、この違いは分裂病との違いに劣らず重要である。本論では、著明な抑鬱を主訴として受診し、私自身が長期にわたって治療を担当した二例の境界例患者(うち一例は分裂病類似の自己の個別化の問題も示した)を提示して、主として現象学的な立場から境界例の本質特徴について考察を試みたいと思う。

## 二 症例A

この症例は初診当時、典型的なメランコリー型鬱病との鑑別がかなり困難だった症例である。以後一一年間、私自身が外来で面接を続けたが、やがて疑問の余地のない境界例であることがはっきりしてきた。この間、分裂病的な問題点を感じさせたことは一度もない。

患者は初診時一八歳の女性。主訴は抑鬱気分と自殺念慮。高校三年の九月、交際していた男性と別れてから急激に沈み込み、不眠と自殺念慮が出現した。近所の精神科で「軽い鬱病」と言われて服薬しながら通学し、高校卒業後ある証券会社に就職したが、抑鬱感が増強して私の外来を受診した。

Aは元来無口で気が小さく、神経質、几帳面で、なにごともきちんとやらねば気が済まない。うまくゆかぬとクヨクヨする。友だちは少ないが、人のために尽すのは大好き。頼まれるといやと言えない。馬鹿正直ですぐだまされるから、人が信じられない。アルコールが好きで、かなり飲める。飲むと笑い上戸で陽気になる。整った知的な顔立ちで、服装は地味だが趣味は良い。年齢に比べて老けた感じを受ける。父は工員。母はかなり知的な女性で、患者をよく理解してくれる。姉と兄が一人ずついて、患者は両親および兄の一家と同居していた。

初診時の診断は「笠原・木村分類[9]」の「鬱状態Ⅳ型」。安定剤のみで精神療法的接近を試みる。治療中、複数の男性との交際、何人かの年上の男性に助言を求めて接近するなどの話題が多かった。初診から二年後、ある大きい公立病院の医療事務員として就職し、服薬も中止して経過が良好だったため、治療を終了した。

しかし五年後（二五歳）に再び来診。主訴は前回同様の抑鬱と焦燥感、自殺念慮。五年前から妻子のある一二歳年上の男性と関係を持ち、三年前に子宮外妊娠。それ以来腰痛が続き、半年前に近所の医者に麻薬効果のある鎮痛剤ソセゴンを注射して貰った。それ以来あちこちの医者をまわってソセゴンを打って貰うようになった。そのうちどの医者も警戒して注射を断るようになり、自分で勤め先の病院からひそかにソセゴンを持ち出して打っていた。一カ月前に左卵巣腫瘍を摘出、一カ月間の入院中はソセゴンの注射が切れていたのでイライラと抑鬱感が強く、激しい自殺念慮が出現してきたという。

再度の治療開始後二週間目にホテルで愛人を先に帰したあと手首を切って自殺を図り、これが原因となって病院を辞めなくてはならなくなった。この頃から大量飲酒。頭痛と不眠が続き、気分は常に抑鬱的で、ときどき急激に落ち込む。「忘れものをした感じがいつもある。ハンドバッグに入れたはずのものでも、入れてないような気がする」、「死にたいという気持ちがいつもある。秋のきれいな空を見ていて、どうして生きていなくてはならないのかと思ってしまう」。このような状態が約二年半にわたって持続し、その間も数回、自殺未遂や自傷行為があった。何回も就職してみるが、いつも長続きせず、結局家でぶらぶらした生活を送っていた。

その間、二六歳のときに父が死亡、翌年母も死亡した。Aはそれまでに、度重なる自殺騒ぎやソセゴン中毒、就職しないで遊んでいるなどの理由で、兄夫婦とは極端な不仲になっていた。両親が亡くなって兄とも絶縁し、近所にマンションを借りて一人住まいを始めた。しかし孤独に耐えられず、部屋にいてもすることがないため、毎日喫茶店通いをしているうちに、ある喫茶店のマスターと親しくなった。このマスターもやはり妻子のある男性だが、親身に相談に乗ってもらっているうちに深い仲となった。以前からの愛人との関係もまだ続いている。この二人以外にも何人かの男性との交際があったが、いずれも何回か逢ったのちに別れてしまう。その間、抑鬱感、「忘れものをしたような」空虚感、孤独感、頭痛、腰痛、卵巣痛、希死念慮などが持続している。

Aは初診当時、一見「メランコリー親和型」を思わせる几帳面さ、実直さ、正直さ、他者配慮、整った行動様式や態度を示した。症状も、かなり典型的な抑鬱病像だった。しかしAの抑鬱には、いくつかの点でメランコリー型鬱病と違った特徴が認められた。

まず、発病状況がメランコリー的ではない。テレンバッハが取り出したメランコリーの発病過程、つまり「インクルデンツ・レマネンツ」の病前状態から前鬱病状況での秩序解体の危機を経て決定的な発病に至るという独特のクレッシェンドが、彼女には全く見られなかった。

多くの境界例同様、彼女も最初は重要な他者からの分離を機縁として急激に抑鬱に陥ったが、これはメランコリーの発病状況にも見られる喪失体験とは異質のものだった。メランコリー患者にとっての対象喪失が、その対象をめぐってそれまで内面的に慣習化されてきた役割秩序の無効化を意味するのと違って、境界例患者の対象喪失ないし対象からの分離は、その対象の直接の現前によってのみ保たれてきた自己存在そのものの、端的な無効化あるいは空虚化を意味するようである。だから、メランコリー患者の多くが喪失体験のあと暫くのあいだ、解体の危機に瀕した秩序を立て直す懸命の努力を示して、結局は刀折れ矢尽きた形になって発病に至るのとは違って、境界例患者は分離体験の直後から直ちに深刻な抑鬱に落ち込むことが多い。これは、そこで失われたものが自己存在の枠組みとしての役割秩序のような外面的・間接的なものでなく、もっと直接的な自己の存在基盤そのものだという事情を物語っているのではないかと思われる。

このことはまた、境界例患者が喪失や分離によって引き起こされた状態を、メランコリー患者のように自己の罪責として――「取り返しのつかないこと」「済まないこと」として――体験する傾向をほとんど示さないという事実にも現れている。人物であれ物品であれ、なにかを喪失して「取り返しがつかない」とか「済まない」とかの気持ちが生ずるためには、ひとは前もってその対象を「かけがえのない」大事なものとして所有していなければならない。メランコリー患者が喪失して危機に陥る対象、それはすべてそういった所有物であったと言うことができる。これに対して境界例患者が「喪失」するのは、「所有」というように距離を置きえない、もっと直接的な自己存在そのものだと言ってよい。境界例患者は、対象を「喪失」することによって、その対象との関係においてのみ、その対象の直接的な現前のもとでのみ実感することができていた、あるという生命的現実感を奪われるのである。

自責的な構えの欠如は、それだけでも境界例の特徴と見なすことができる。Aは二人の既婚男性と関係を持ち、自分の部屋で二人が鉢合わせしないように細心の注意を払ってはいたが、このこと自体に罪の意識は感じていなかった。どちらかの愛人と過ごしている間はその関係だけが彼女の世界の全部であって、そこにもう一人の男性や世間のモラルが介入する余地は毛頭なかった。また麻薬に類した鎮痛剤の嗜癖に関しても、それを困ったことは思いながら、そのために自分を責める態度は示さなかった。この事実は、彼女が通常の日常生活では一見メランコリー親和型とよく似た行儀の良さを示し、決して世間的な意味で不真面目な人物とは言えないことを考えるとき、かなり奇異の感を与えた。

Aの治療者に対する依存ないし「アタッチメント」も、メランコリー患者にはまず見られない性質のものだった。治療者に限らず、彼女は自分にとって重要な意味を持つ他者に対しては非常に依存的で、相手に嫌われないように振舞おうとする努力がはっきり認められたが、これがメランコリー患者のそれとは一風違った他者配慮と「行儀の良さ」を作り出しているようだった。メランコリー患者の「行儀の良さ」が、世間的な礼儀作法に則ったものだとするならば、彼女のそれはもっと直接的な性質のものであって、自分が必要とする相手への依存関係そのものを、いわば本能的に確保しようとする欲求に由来するもののようだった。そこには、自己の存在確保のために他者からのポジティヴな認知をつねに必要とするという、自己形成の弱さが目についた。Aの示す対象への依存・執着は、つまるところ自分自身への依存・執着に他ならなかった。

一回目の治療中にすでに複数の男性、あるいは年上の既婚男性との交際が問題点として浮かび上がっていたが、その時点ではまだそれほど深刻な事態には到らなかった。安定した就職を契機にしていったんは数年間の良好な適応状態を迎えたが、ほぼそれと同じ時期に一人の既婚男性との性的関係が始まっている。あるいは、この男性との関係が彼女の状態を好転させたのかもしれない。ところが、子宮外妊娠がソセゴン中毒という結果を招き、状況は急激に悪化した。そしてそれ以来、ソセゴンとアルコールの乱用、自傷や自殺企図の反復、社会生活への適応不能、複数の既婚男性との性的関係、孤独に対する耐性欠如、彼女が「忘れものをしたような」と表現する空虚感などの典型的な境界例症状が表面化することになった。

境界例の一般的特徴は、「現在の直接性への没入」と表現することができるだろう。メランコリー患者がするように、自己と自然との直接の関係に何らかの間接性（ノモスの世界を構成する役割あるいは秩序）を挿入して、それによってこの直接性を遮蔽するという営み、あるいは分裂病患者がするように、自己の向こう側に差異の対極としての非自己を構成し、それとの差異における独立主体としての自己をそれに対置するという営みは、境界例患者にとっては本来無縁のもの、あるいは忌避すべきもののように見える。患者の生きようとしている世界は、一切の差異と否定の契機を欠いた「無差別肯定」の世界である。

境界例患者についてよく指摘される「抑圧不能」も、このことと関係があるだろう。否定のみが直接的自然からの「自己」の限定ないし差異化を可能にし、それによって自他の区別を可能にする契機である以上、この自己以前、「あいだ以前」(Vor-Zwischen)の直接態に没入した状態では真の個別化、真の自己同一性は成立しえない。しかし、この個別化不成立の問題は次の症例Bの中心問題となるので、ここではこれ以上立ち入らない。

## 三　症例B

次の症例は、やはり極度の抑鬱症状で治療を開始した女性例である。この例では、メランコリーとの違いは最初からはっきりしていた。一方、経過中にかなり明白な幻覚妄想症状のエピソードがあり、自己の個別化に関する重篤な障害も見られて、症状的には分裂病との鑑別も問題となった。診断は最初かなり困難だったが、やがてこれを境界例と見ることによってのみ、患者の「生き方」が十分に理解できることが判ってきた。

患者は初診時四一歳の独身女性。主訴は抑鬱感と希死念慮を伴う「存在苦痛感」。裕福な資産家の末娘で、姉二人と兄一人。父は婿養子だったが放蕩で財産をはたき、患者が高校卒業の年に倒産し、経済的に没落した。

二歳の時、母の姉夫婦に子どもがなかったので養子に出された。この伯母が「今日からは私がお前のお母さんだからね」と言った言葉を、今でも鮮やかに覚えている。ところがその伯母に子どもが生まれ、五歳でまた実家に戻された。そういうことがあったためか、兄や姉からはいつも異分子として扱われたらしい。末っ子で親には可愛がられたが、兄たちからはいつもいじめられて悲しかった。一度、乳母車に乗せられたまま田んぼに突き落とされ、兄たちが母から叱られたことがあった。「身内《みうち》」という言葉にまつわる変な感じを、そのときはじめて実感したように思う。父の女性関係のために両親のあいだに争いが絶えず、母がBを連れて家出したこともあって、小学校の時は悲しい思い出しかない。それなのに、父に対しては嫌いだという感情を持たなかった。母は子煩悩で可愛がってくれたが、「ベタベタする愛情」が嫌だった。

小中学校時代は戦後の貧しい時代だったが、家が裕福だったのでクラスでも一番上等の洋服を着せられ、目立って嫌だった。先生に可愛がられても嬉しくなかった。勉強はよく出来たが、作文に「死にたい」と書いて廊下に立たされたことがある。高校時代は結核を患って体が弱かったのと、女性的な遊びが嫌いだったのとで孤独を味わうことが多く、一人で沢山の本を読んでいた。特にドストエフスキーとリルケが好きだった。リルケをドイツ語で読みたくて、ラジオ講座でドイツ語を習った。

高校卒業後、大学に進みたかったが、家が倒産して経済的に苦しかったので許されず、あるカトリックの神父についてドイツ語の勉強を続け、やがて洗礼も受けて修道院に入った。修道女になりたかったが、病弱だったのと「持参金」が出せなかったのとで一年で自宅に戻された。その後洋裁学校に通い、次いで洋裁学校の教師や会社の事務員などをやっていた。三〇歳台に急性膵炎に罹って入院し、軽快した後で「自律神経失調症」になって、一度だけ精神科の診察を受けたことがある。

四一歳のとき、会社で自分より二〇歳以上若い男性に好かれて交際を始めた。相手が積極的で困ったが、精神的に危なっかしい人だったので断り切れず、「食事に毒が入っているから代わりに弁当を作ってほしい」と言われたときも真に受けて作ってやったりしていた。やがて彼が錯乱状態に陥り、精神科で見てもらったら分裂病だと言われた。Bは分裂病のことが知りたくて精神医学の本を何冊か読み、その中に私の書いたものもあって、私のところへ相談に来たことがある。その後も親身に彼の面倒を見ているうちに、彼の母親から彼との結婚を申し込まれた。驚いて、「そんなつもりで付き合っているのではない」と言って断ると、今度は「息子の病気に有害だから交際はやめてほしい」との電話があった。Bは「これまで経験したことのない憂鬱感」に陥り、なにもする気がおこらず、「有害な人間は死んだ方がよい」と思うようになって、今度は患者として私の外来を受診した。

当初の経過はよく、四カ月の外来通院でいったん治療を終わったが、二カ月後に再び悪化し、「自分がバラバラになりそうな不安」、「花を見て、美しいと感じた瞬間に恐怖感に襲われる」、「バスに乗っていると、外を歩いている人たちの中にも自分がいるような気がして混乱する」、「いま体験していることが子どものときの場面とパッとつながってしまう」、「自分の居場所がない」などと訴えて通院を再開し、その後現在までの約九年間、ほぼ一貫して私との面接が続いている。初診の二年後に一年間、その半年後に二年半、その一年後に一週間、合計三回入院したが、それ以外の時期は通院治療である。入院期間中も、病棟での主治医の治療とは別に、私が精神療法を受け持っていた。

患者は小柄で痩せ型、いつもさっぱりした飾り気のない服装で、ほとんどジーパンとスニーカー。女性的な服装や化粧は苦手だという。年齢よりもかなり若く見える。態度や会話に不自然さや演技的な感じは全く見られない。自分では極力人を避けているのに、入院中は他の患者や若い看護婦たちから人生相談の持ち込み先にされて困っていた。Bが好意を示して接近するのは、年配の知的な男性と自分よりも弱い立場にある人物で、それ以外の人たち、ことに世間的なルールに従って行動する人々に対しては例外なく攻撃的である。「常識」という言葉に対して激しい敵意を抱いている。

最初、抑鬱状態と強い自殺念慮を主症状としていたが、三年目の夏頃、「自分が二人いて、もう一人の自分の声が聞こえる。早く死んでしまえと聞えてくる」、「人とすれちがうとき、パッと自分を持っていかれてしまう」、「自分が自分じゃない。テレビに子どもが出てくるとそれが自分みたいで、自分のいまいる場所が変なことになる」、「人を見ているとその人が自分になる」、「人ごみのなかへ行くと自分がちぎれてバラバラになる」などの自己の個別性の障害が出現。また四年目頃には、「父や母が本当の両親でない感じ」、(本当の両親は?)「もともとどこにもいない……本当は伯父さんの子どもじゃないか」、「ときどき人が別の人に入れ替わる。婦長さんがその日によって別人になる」、「顔の同じ人が二人いるみたい。自分と同じ人もほかにいるんじゃないか」といった家族否認症状あるいは人物重複症状も出現したが、いずれも数カ月で消褪した。初診当時訴えていた美しいものに対する恐怖感は、その後も時期によって非常に強く前景に出て、特に花、雪景色など、自然の美に対して、また自分の心をひくすべてのものに対して、「自分を持って行かれる」という恐怖を抱いていた。

その一方で患者はまた、自分が個別的な自己自身であることに対しても強い嫌悪感を感じていた。彼女は他人から自分の名前を呼ばれることを極度に嫌っていた。Bさん、と呼び掛けられると、ビクッとして縮み上がるのだという。また彼女は、鏡で自分の姿を見ることも嫌がった。もう何年もまともにお化粧をしていないので、鏡を見る必要もないのだという。自分が固有名を持ち物質的肉体を備えた一人の「人間」であることに、彼女は耐えられないらしかった。彼女は、自分が一番安心していられる場所として「新幹線の指定席」を挙げた。新幹線の中では、だれか知っている人に逢って名前を呼ばれたりするおそれはほとんどない。それに、指定席に座っていればそこに居場所が与えられているから、自分が拡散してしまう危険もない、というのが彼女の言い分である。

九年の治療期間中に、患者とその家族にはいくつかの大きな事件があった。Bは初診当時、両親および兄の一家と同居していた。兄は商売が下手で経済的に困窮し、サラ金から金を借りて返済できず、Bが病気で働けないことを口汚くののしった。Bを一番可愛がってくれた父は、初診から五年目の冬、Bが入院中に脳溢血のために急死した。母は以前から病弱で心臓が悪く、毎年冬になると悪化して入院を繰り返していたが、父の死後急に病状が悪くなった。兄が十分面倒を見ないため、患者は急遽退院し、アパートを借りて母を引き取り、生活保護を受けて、寝たきりの母の看病を始めた。しかしこの母も父の死後約一年で死亡し、Bは完全に独り暮らしとなった。兄はその後も、生活費に困るとBのアパートへやってきたり、脅迫めいた電話をかけてきたりして、Bが生活保護で貰っている金をまきあげようとした。Bはいつも兄の影に脅えなくてはならなかった。姉たちは母が病気のときにはまるでなにもせずにおいて、母の死後は、Bが母を死なせたかのような厭味を言った。

その頃、Bの病像は初診時と大差なく、深い抑鬱と希死念慮が主症状で、以前のような「分裂病様症状」は出現しなくなっていた。あるとき、近所で生まれた仔犬を貰ってきて可愛がっていたが、アパートの隣人が文句を言うので母犬の飼い主に返し、その後も毎日餌を運んでやっていた。ところがある日、飼い主がその仔犬を患者に無断で他の人にやってしまったため、患者はいつものように餌を持っていったら、仔犬はいなくなってしまっていた。これが大きなショックになって急激に悪化、自分も全く食事をしなくなって衰弱が激しく、入院させなくてはならなくなった。ところが病棟の主治医や看護婦とことごとに衝突、険悪な空気になって一週間で強引に退院。この事件は、その後現在に至るまで、患者と治療者とのあいだの刺になっている。Bはこの頃から、以前は全面的に依存の対象であった私に対して激しい攻撃性を向けるようになった。面接のときに殆ど口をきかないということもあったが、それにもかかわらず面接にだけは必ず来院していた。

治療六年目の夏、アパートの近所の道を散歩していて、後ろから走ってきた人に突き倒され、左半身を強打。左腕が動かないため整形外科を受診して、左橈骨・尺骨神経切断の重傷であることが判った。入院して神経の縫合術を受け、不完全ながら運動機能を回復したが、以前から好きだった編みものなどがしにくくなった。

治療七年目の夏、兄が行方不明になって探していたら車に轢き逃げされて脳死状態になっていたという事件が発生した。仕事のないBが兄に付き添うことを申し出たところ、一人の姉に「お母さんを死なせておいて、兄さんまで死なす気か」と悪態をつかれた。兄は結局死亡したが葬式には呼んでもらえなかった。この葬式をめぐって、真宗の兄の実家と創価学会の姉とプロテスタントの伯母（かつての義母）との間で宗教戦争さながらのいがみあいがあって、カトリックの患者にとってこれは耐えられない苦痛だった。この頃、Bの脳裏に幼い頃の悲しい思い出がフラッシュバックのように突然浮かんでくることが多くなり、それがBを極度の抑鬱に突き落とした。

Bの状態はこの頃から再び極端に悪化し、私に対する攻撃的な態度が強くなって、私が以前なにかの折に話したことばの中から個々の単語を断片的に引き出してきて、それがいかに酷い言い方であるか、自分がそれによっていかに傷ついたかを詰ったりするようになった。しかし、このような時期が数カ月間続くと、今度は気分が比較的安定して将来の生活について具体的に考えることができるようになり、それが数カ月つづくと再びまた落ち込んで攻撃的になる、という周期を繰り返しながら現在に至っている。

この症例では、初診時から極度の抑鬱感、絶望感、特に「生きていること」「存在していること」に対する苦痛と嫌悪の感情が目立ち、うちひしがれた表情、動作の緩慢さ、日常生活での行動不能、特に対人接触に対する恐怖感などは、鬱病の診断を充分に正当化する病像だった。身体的にも睡眠障害と、神経性食欲欠損を思わせるほどの食欲障害が続いていた。

しかし、この病像がメランコリーと本質的に別種のものであることは、最初から明らかだった。第一に、メランコリー特有の常識志向的、実務的な堅実さとはまったく異質の、ある種の「彼岸志向的」な感受性、それに役割意識に裏付けられた実直さとはいわば対極的な、自己の実存への誠実さとも言えるような内的姿勢が感じ取られた。テレンバッハの言う「レマネンツ・インクルデンツ」の本質特徴も、これを世俗的・役割的な義務や負い目との関係で理解するかぎり、彼女には認められなかった。彼女の場合にも「他者配慮」を云々することはできるが、それもAの場合と同様、メランコリー患者の没自我的な他者配慮とは違って、他者への配慮自身が直接に自己の充実につながる場合のみだった。他者との関係が悪化した場合、彼女は絶対に自分の非を認めようとはしなかった。生きていること自体に関する深い罪の意識を別とすれば、彼女にとって世俗的な罪責感は無縁である。

発病状況もAと同様に、メランコリーのそれとは別の意味での別離ないし喪失の体験が誘因となっている。治療者に対する関係でも、Aと同様の強いアタッチメントが特徴的である（最初の六年間の二回の入院中には、私以外に病棟主治医がついて複数で治療を行った。その間、アタッチメントは主として私に向けられ、毎回の病棟主治医はそのつど攻撃の対象とされていたようである。最近の二年半、一週間の緊急入院期間を除いては私一人が治療を受け持つことになり、今度は私に対して依存と攻撃の両方の態度が交互に向けられるようになった）。治療期間中の家族内の変化（両親の相次ぐ死亡、それを契機とする兄一家からの独立など）に関して、A・B両症例は奇妙な類似を示している。

症例Bの「境界例」診断は、Aの場合ほど単純ではない。DSM‐Ⅲの基準に文句なく当てはまる特徴は、少なくとも表面的には「自己同一性の不確実さ」と「孤独に対する耐性の欠如」のみであって、強いていえば「不安定で激しい対人関係パターン」と「慢性的な空虚感」の項目が部分的に該当するかもしれない。「分裂《スプリッティング》」機制についていえば、彼女が好意や依存感情を向ける対象と攻撃あるいは無関心の対象とを、別々の人物に振り分けたり、同一人物の二つの側面に割り当てたりして、明確に区別している点は特筆すべきだろう。全体として、彼女が好ましいと思う他者はごく少数で、ほとんどの他者に対しては「自分を持って行かれる」という恐怖感を抱いている。

このような留保にもかかわらず彼女を境界例と診断するのは、次の二つの理由による。第一に、彼女の病態は人間学的治療感覚から見て、分裂病の抑鬱状態ともメランコリーとも、あるいはたんなる抑鬱神経症とも異なったもので、従来の伝統的精神医学の疾患体系の中には位置づけることができないという消極的な理由がある。第二に、彼女の示すすぐれた感情表出能力、この豊かな感情の統合不能、十分な現実検討に基づかない転移感情の過剰、過去と未来から切り離された純粋の現在に生きる生き方（特に通常の記憶想起と異なった「プルースト的」な過去の現前）などは、境界例の診断基準を満たす多くの症例と人間学的・治療感覚的に共通している。見方によっては、この症例こそ境界例の基本的な特徴を顕著に示す症例だということができるかもしれない。彼女が教科書的な境界例の状態像を示さなかったのは、中年発症という年齢的な事情と、かなりの程度まで知的防衛に成功しているためと考えられる。

この症例では、メランコリーとの相違もさることながら、分裂病の自己障害との関係についても考えておかなくてはならないだろう。問題は、彼女にも分裂病にも共通しているかに見える自己の自己性あるいは個別性の障害である。患者は彼女と出会う他者たちが彼女自身ではないか、あるいは自分が彼らに「持っていかれてバラバラにされるのではないか」という恐れを抱いていた。しかし注意深く聞いてみるとこの恐怖は、分裂病者が自己の自己性を簒奪する非自己の「力域《インスタンツ》」としての「他なるもの」(das Andere)を恐れる恐怖とは別種のものであることがわかる。Bにとっては現実の他者たちとの出会いそのものが、彼女が辛うじて保っている「差異における同一」としての自己存在を一挙に瓦解させる、恐るべき直接性の現前を招来することであった。彼女が恐れたのは、分裂病者の場合のような「あいだの他有化」ではなくて、直接性による「あいだの止揚」であり、「あいだ」が「あいだ以前」にまで無差別化されることであった。彼女は、自分がバラバラになって到るところにバラまかれ、どこにもいなくなると訴えたが、これは彼女の出会うあらゆる対象が彼女の自己の脆弱な差異構造を脅かすことを示している。分裂病者がいわば「直接性の不足」のために「あいだ以前」の力域から自己を十分に個別化しえないとするならば、境界例ではむしろ「直接性の過剰」が自己の個別化を押し流してしまうのだと言ってもよい。この点については後にもう一度立ち戻って述べる。

この直接性の現前の恐るべき無差別化作用は、特に彼女が「美しいもの」に触れたときに破壊的に作用した。彼女は以前には植物園で花を写生するのが好きで、そのためにわざわざ電車に乗って遠方の植物園にまで出かけていたが、発病以来それができなくなった。

花屋の前を通るとき、彼女は花を見ないように目をつむって走って通る。空も山も木も鳥も、あらゆる美しいものを彼女は恐れる。あるとき彼女との会話で、リルケのドゥイノの悲歌にある「美しいものは、われわれが辛うじて耐えうる恐るべきものの端緒に他ならぬ」という詩句が話題になった。至高の美は個的存在に対して破壊的に作用する。個別的自己として一個の存在者であることと、美の強大な直接性に参入することとは原理的に両立しえない。一個の内世界存在者として至高の美を受容しうるためには、この破壊作用に対抗しうるだけの明確な差異構造を身に着けていることが必要である。境界例の患者に欠けているのはこの差異構造に他ならない。

分裂病者がその超越の危機に際して自己性を確保するための、ときに幻想的とも思えるアンテ・フェストゥム的な未来志向を示すのと対照的に、境界例患者は個別化の危機を、個別化を撤回して普遍と一体化し、それによって超越の要請それ自体を消滅させるという方途で回避しようとする。だからわれわれの二人の患者にも見られたように、自殺への願望は境界例の必発症状となる（しかし不思議なことに境界例患者は滅多に自殺に成功しない）。Bも死の願望をつねに抱いている。しかし彼女はまだ具体的な自殺行為に及んだことはない。それは、死んで必ず無に帰することが出来るという確証がないからだという。自分が死んでもいわば「故人」として彼女は相変わらず「存在」し続けるだろう。だったら死ぬ甲斐がないというのが彼女の言い分である。これは、死の中に自己実現の唯一の可能性を見出そうとする分裂病者の在り方とは著しい対照をなしている。

## 四　境界例における個別化の障害

鈴木茂[24]は、私が従来から分裂病の基本障害として論じている「個別化原理の危機」について、これを《分裂病者の自己よりもむしろ境界例患者のそれをより適切に表現するもの》と捉え、私の議論では分裂病と境界例を明確に区別することができない、と批判している。* 確かに、境界例はすべて「自己の個別化の障害」だということができるだろうし、われわれの症例Bのようにこれをはっきり言語化して訴える患者もいる。そうである以上、これが分裂病の個別化障害とどう違うのかを明確にしておくことが必要だろう。

＊　ただし鈴木の境界例概念は私のそれよりも広く、ＤＳＭ－Ⅲのいう「分裂型人格障害」や寡症状の単純型分裂病とのあいだに切れ目のない移行を示しているように見える。だとすると、その一部に私が分裂病特異的と見做しているようなタイプの個別化原理の障害が認められても、別段不思議なことではない。

本来、自己が「他ならぬ」自己として成立する場所は、自己と非自己、自己と他者、自己と世界などの差異体系によって構成された間接性の場所でなくてはならない。少なくとも「自己」を一つのシニフィアンと見る限り、それは同じくシニフィアンとしての「自己ならざるもの」の全体との対立を含む差異体系の中でしか「自己」として画定することはできない。自己は非自己との差異においてのみ自己として限定されると言ってよい。しかしこのような間接性の場所で限定されるシニフィアンとしての「自己」は、所詮いわば頭で考えられ、文字に書かれ、あるいは言葉として語り出された「イデア的形相」に過ぎない。それはわれわれが自分自身の生々しい実感として生きている「この私」とは似ても似つかないものである。分裂病や境界例の個別化障害において問題になる自己とは、そんな抽象的な自己のことではない。

われわれの患者においてその個別性や同一性が障害されるように自己とは、患者にとってもっと具体的で切実なもののはずである。それは、われわれ自身が自分の中心部において生命的実感として感じているような何かであり、まだシニフィアンとして語り出されない前の何かである。無論、それとても「他ならぬ」自己として経験されている限り、シニフィアンとしての「自己」と無縁のものではありえない。つまりそのような「言語以前の自己」といえども、概念の差異体系という間接性の場所で「非自己」に対して画定されるものであることに変わりはない。ただそこには、単なるシニフィアンとしての「自己」からは払拭されている能動性と一回性の契機が、まだ十分に備わっている。つまりそれは、全世界を向こうに回して誰のものでもない私自身の存在を主張するだけの力を備えた各自的(jemeinig)で主体的な自己だと言ってよい。

この自己の主体性を構成する能動的な力の根源は、普遍的・宇宙的な生命的意志と直結したわれわれの個的生命の躍動であるに違いない。つまりそれは、私が従来から「根源的自発性」と呼んでいる自他分離以前の直接的な意志の働きである(詳しくは拙著『直接性の病理』[13]の五―九頁を参照)。この直接的な生命的意志は、自他の区別以前に働いている働きであるから、右にシニフィアンとしての「自己」について述べた無名性とはまるで違う種類のものとはいえ、それ自体やはり一種の無名性を帯びている。つまりこの直接的な生命的意志については、シニフィアンの次元での間接的な「自己」についてと同様、まだ「主体性」や「個別性」を云々することができない。

ということになると、「私自身」という経験を構成している真に主体的で個別的な自己が成立するのは、経験以前の直接性においてでもなく、経験以後の間接性においてでもないということになる。自己が自己として成立するのはほかでもない、直接性と間接性とのあいだ、超個人的な生命的意志と「記号的」差異体系の一項としての「自己」とのあいだにおいてだということになる。この「あいだ」は勿論、空間的な中間項ということとは一切関係がない。それは実体的にも疑似実体的にも「それ」と名指せるような「もの」ではない。それは具体的には、無名の直接性が、間接性の世界において「自己」と表記される同じく無名のイデア的形相にまで限定される、この限定の働きそのものとしか言いようがない。自己の主体性とは、経験以前の無差別の直接性が、差異体系における経験の間接性へとそれ自身を限定する、限定作用ないし差異化作用そのものを指している。あるいはこれを、私が従来から言い慣らわしてきた表現を用いれば(「ノエシスのノエシス」という意味で、「メタノエシス的」というに相応しい)根源的自発性と、(差異体系の内部で非自己に対して画定される)ノエマ的な自己とのあいだの、それ自体ノエシス的な存在論的差異のことだと言ってもよい。主体的自己とは、ノエシス的な存在論的差異そのものとして、それ自身をノエマ的に限定し、差異化する作用ないし働きなのである。

この限定ないし差異化の働きに際して、これを始動させる「触媒」の役目を果たすものは、われわれの経験に与えられるさまざまな知覚対象であるように思われる。それはなによりもまず自分自身の身体感覚や運動感覚だろうし、さらにいわゆる「内面世界」を形作る過去の記憶の歴史のようなものもそれに加わるだろう。そういったものが「核」となって、その回りに主体的なノエシス的作用が形成され、これが記号的差異体系に投影されたとき、それ自身を非自己から差異化して「自己」の個別性が意識されると考えられる。あるいはそういった自己感覚以外に、自分に出会ってくる他者の知覚像が触媒となって自己が限定されるということもあるだろう。ラカンが問題にした鏡像的他者というのは、そのような自己限定の触媒として働く他者像として理解することができる。深い芸術体験や宗教体験では、人物以外の事物がこの自己限定を触媒するということもある。「物来って我を照す」という西田幾多郎の言葉は、この事実を踏まえて言われたものだろう。

私の理解では、分裂病者の自己障害はなによりもまず、自己の主体性の機能不全、あるいは（直接性と間接性との）あいだの形成不全にその本質がある。言い換えるならば、直接性が間接性にまでそれ自身を限定し個別化する作用が、「主体的自己」の相のもとに――つまり充分な自己所属感を帯びて――営まれないという点が、分裂病性の自己障害の特徴である。差異体系の内部でシニフィアンとして与えられる「自己」の観念と、これを充たすべき生命的躍動とのあいだに隙間があいていると言ってもよい。ミンコフスキー[20]は分裂病の基礎障害として「現実との生命的接触の喪失」を挙げたが、われわれはこれを「直接性との生命的接触の喪失」と言い換えてもよいだろう。分裂病者はいわば「直接性との接触障害」のために、「あいだ以前」の直接性の力域《インスタンツ》から「あいだ」の一項としての自己を個別化する働きを、つまりノエシス的自己を、充分に形成できないのである。そしてこのような、本来は直接性との接触障害であるはずの自己形成の不全を、分裂病者はむしろ間接性の側での自己限定の弱さとして、つまり差異体系内部での他者に対する自己証明の弱さとして体験し、シニフィアンとしての自己を確立するために全力を尽くす。私が分裂病者における「個別化の原理の障害」と呼び、またブランケンブルク[4]が「経験的自我が超越的自我の任務を肩代わりして引き受ける」という言い方で表現しようとしたのは、このような事態であった。

境界例の「自己障害」は、それとはかなり趣を異にしている。一般的に言って、境界例には自己の主体性の機能不全やあいだあるいは存在論的差異の自己所属性の障害は認められない。具体的に言うと、境界例では分裂病に見られるような行為体験や「つつぬけ体験」は――一時的な危機状態を除いては――まず見られないし、自己が他者あるいは他性の相のもとに経験されるということもない。大体、境界例患者が自己の自己性の障害を主題的に言語化して――ということは間接性の地平に移して――訴えるということ自体、それほど多いことではない。われわれの症例Bのような例は、その意味ではかなり珍しいケースだと言える。それだけにこの症例は、境界例の「自己障害」を分裂病者のそれと対比して考えてみるにあたっての貴重な材料を提供してくれる。

Bが主題的に訴えた自己障害は、主として自己の単一性・個別性に関するものだった。自分がバラバラになりそう、他人が自分に見える、他人に自分を持って行かれる、自分が自分じゃない、テレビに子どもが出てくるとそれが自分みたいで、自分のいまいる場所が変なことになる、自分と同じ人がほかにいるみたい、などというのがその具体的内容である。自己の主体性が保たれたままその個別性だけが疑問に付されるというこの症状は、どのように理解すればよいのであろうか。

Bがこのような自己解体の危機に襲われるのは、彼女が他者の存在に触れて、自分と他者が別個の存在であることを意識したときに特に多いように思われた。そのほかに、「美しいもの」によって代表されるような、Bのこころを揺り動かすあらゆる出来事が、彼女の個別性を根底から震撼させるようにも思われた。「美しいものは、われわれが辛うじて耐えうる恐るべきものの端緒に他ならぬ」というリルケの詩句は、彼女の内面的な状態を殊の外よく代弁しているように思われた。また時期によっては、外界にそういった機会がないときでも、彼女自身が突然フラッシュバックのように回想する過去のショッキングな光景が彼女の内心をかき乱して、自己の分裂解体を生じさせるように見えた。そういうときには、自分が一個の存在者として、独りで自らの（解体の危機に瀕した）存在を背負わなくてはならないという事実が、彼女には耐えられないことであるようだった。

注目すべきことには、Bにはこういった個別性解体の恐怖とまるで矛盾するような、自己を主題とするもう一種類の訴えがあった。それは、彼女が自分の名前を呼ばれたり、鏡で自分の顔や姿を見たりするときに示した嫌悪感と、死んでも「故人」としての存在が残るから自殺する甲斐がないという滅多に見られない「死観」とに具体的に現れているような、自己の個別性に対する忌避の感情である。彼女が幼児期に上等の洋服を着せられて目立ったのが嫌だったという回想も、これと同じ方向で理解することができる。一方では個別性に対する嫌悪感、他方では個別性の解体に対する恐怖感という、この論理的には相容れない二つの感情が同時に彼女のこころに生じていても、彼女自身にとってそれは別段の矛盾とは感じられていないらしかった。

このパラドックスは、純粋無差別の直接性の世界に拠り所を求めながら、日常的な間接性の世界で自己の実現を求めるという、境界例特有の生き方を考慮しなければ理解しがたいものだろう。シニフィアンとしての「自己」が、日常的な記号体系の中で、同じくシニフィアンとしての他者との差異によってのみ構成されるものである以上、それは純粋に差異以前の直接性に生きようとする境界例患者の生き方とは、本来相容れないものである。

しかし、直接性の世界に生きるということは、境界例患者の望んでいるほど簡単なことではない。社会的な「自己」という枠を取り外してしまったら、およそ一切の日常生活は成り立たなくなってしまう。人間は、ひとたび象徴の世界に身を置いてしまった以上、もはや再びエデンの園に戻ることはできない。鈴木も述べているように、「自己」とは優れて特殊近代的・文化依存的な概念である。分裂病者と同様、われわれの時代の境界例患者たちも、日常生活に適応しようとする限り、この特殊近代的な文化の拘束を免れることはできない。だから、Bのように優れた言語能力と繊細な内省力を持ち合わせている境界例患者は、自らが本能的・生命的に求めている直接性との合一を達成するためには、すでに近代人として身につけてしまっている自己の個別性を放棄しなくてはならないというパラドックスを、悲劇的な矛盾として感じざるをえないのである。自己の一回的な個別性を忌避しながら、その反面で自己の個別性が解体することに、あるいはそれが直接性の過剰に押し流されることに恐怖を示すという矛盾した態度は、境界例特有のこのパラドックスを如実に示している。Bがこのパラドックスから解放されるのは、座席番号という非人称的・非一回的な符号によって一時的に仮の同一性が保証されると同時に固有名の個別性を隠匿できる場所としての、「新幹線の指定席」に座っているときだけだった。

右に述べたように、分裂病で問題になるような主体的自己や存在論的差異の障害は、境界例ではほとんど認められない。というよりもむしろ、境界例の患者は発症前から、直接性の自己限定という点に関してはあまり問題を抱えたことのない人だと言ってもよい。彼らにとって、生命的直接性は——分裂病者とはまさに対蹠的に——病前からあまりにも自己親和的で自明なものであった。つまり境界例患者では、ノエシス的自己がメタノエシス的直接性によって満たされるという過程それ自体には障害は見られない。問題が起こるのはそれとは別の次元においてであって、差異化の作用そのものであるノエシス的自己が、差異化の結果として、差異体系の一項としてのノエマ的・個別的自己という「外見」をとらねばならぬということこそ、境界例患者にとって耐えがたい苦痛となるのである。

先に、メタノエシス的直接性がそれ自身をノエマ的間接性にまで差異化する際の触媒の役目を果たすのは、そのつど知覚される内的・外的な対象だということを述べた。症例Bにおける個別化障害の場合、患者は他者の姿を目にした途端に、あるいは美しいものに出会った途端に、さらには過去の光景が再現前した途端に、自己が寸断され、解体されるのを経験している。そのようなとき、彼女は自分自身が自分ではなくなって、自分の見ている対象に「自分を持って行かれ」、相手の方が自分になる、という感じを抱く。これはやはり、分裂病の個別化障害とは違う意味ではあれ、深刻な自己の個別化の障害と言わざるをえないだろう。ただここでは、ノエマ的な「経験的自我」がその任務を代行しなければならないようなノエシス的な「超越論的自我」の障害のようなものは起きていない。分裂病者がノエシス的自己の形成不全をノエマ的自己の個別化不全と「錯視」しているのとは違って、境界例患者では実際に個別化そのものがうまく機能していないのである。

　ここであえてやや物象化した言い回しを用いるなら、元来無差別の直接性が自らをノエマ的自己にまで限定する差異化の作用であるノエシス的自己は、限定元である直接性と限定先である間接性との二つの顔を持っている。言い換えれば、自己は「カオス」と「ノモス」との接触面で成立し、その両方に繋がっている。純粋無差別の直接性は、それだけではまだ「自己」とは言えない。しかし一方、自己は単なるシニフィアンとして捉え尽くせるものでもない。「ノエシス的自己」は、それがノエシス的であるということで直接性を受け入れ、それが自己であるという点でシニフィアン性を帯びている。自己のこの両義性が、分裂病と境界例の両方で、それぞれ異なった意味方向での自己障害を可能にする。分裂病者が自己と直接性とのノエシス面での接触不良に陥っているとすれば、境界例患者はむしろ、自己と間接性との接触面において弱点を持っていると言ってもよい。そこで分裂病者はノエシス的自己の弱さが露呈しないようにシニフィアンとしての自己を補強しようとし、境界例患者はシニフィアン的自己の崩壊を招かないために直接性への没入を恐れるのだと言ってよいだろう。

## 五　境界例の祝祭性

境界例患者が示す直接性との（正と負の両方向性を帯びた）親近性は、彼らが例外なく示す嗜癖傾向（症例Aのソセゴンやアルコール、性的逸脱、症例Bの美への耽溺と美の恐怖）や、彼らを常に誘惑する死の影ともあいまって、文化人類学が好んで扱う「祝祭論」へとわれわれを導いてくれる。ビンスヴァンガー(2)はその躁病論のなかで躁的気分高揚を「現存在の祝祭的歓喜」(festliche Daseinsfreude)と呼び、躁病者の在り方を「アンチノミー的」(antinomisch――この語に含まれる「反規範《ノモス》」の意味と「矛盾」の意味との両義に注意！）と表現している。両極型躁鬱病が単極型メランコリーに祝祭《イントラ・フェストゥム》性の加わったものであることは、以前すでに論じた(10)。最近の諸研究が境界例を特に両極型躁鬱病に近づけて考えていることも、本論の冒頭に書いた。ヘーフナー(6)が躁病論の症例とした何人かの「躁病患者」や、クラウス(17)が両極型の代表例としている症例Zなどが、見方によっては境界例と見なしうるような特徴を豊富に備えていることも、別の機会に書いておいた(15)。われわれが臨床的に観察する境界例患者のほとんど全員が「お祭騒ぎ」の好きな「祝祭人」であることは、臨床眼のある精神科医にとっては周知のことだろう。「境界例の病理」はそのまま「祝祭の病理」、「イントラ・フェストゥム性の病理」と言えそうである。

最近の社会学の考えでは、祝祭を論ずるのに従来の聖俗二元論では不十分で、カオス・コスモス・ノモスの三元論を構想する必要が言われている。上野千鶴子[25]によると、従来の構図ではカオスは聖と対立するものとして俗の側に含められたり（例えば折口のスサノヲ神話解釈では〈カオス＝ヤマタノオロチ〉は俗の側にあって、俗の内部に〈土地の民〉と〈土地の霊〉との両義性を生み出す）、あるいは俗と対立するものとして聖の側に含められたり（例えば柳田の遠野物語では〈カオス＝山人〉は聖の側にあって、聖の内部に〈ニギタマ〉と〈アラタマ〉の両義性を生み出す）して考えられていたという。

丸山圭三郎[19]は、《人間の存在喚起機能であるランガージュによって有意味的にゲシュタルト化された時・空の世界〈言分け構造〉》をコスモスとし、これが《物化され制度化されたもう一つの文化の面であるラングの世界》をノモスとしたうえで、《「コスモス」発生の現場にあってランガージュが差異化するその対象》のことをカオスと呼んでいる。丸山によれば、カオスはコスモスに先行するのではなく、《コスモスと同時に「カオスモス」という形で誕生》する「ランガージュの産物」である（この「カオスモス」という用語は、ほぼ同じ意味で今村仁司(8)や小林敏明(16)も用いている)。

われわれが本論で試みた境界例祝祭論も、生命的直接性・ノエシス的自己・ノエマ的自己の三元論を備えることによって、文化人類学や社会学の祝祭論と歩調を合わせることができるかもしれない。改めて言うまでもなく、境界例的な人物は元来が「境界人《マージナル・マン》」であり、ノモス的な間接性の支配する日常社会では「アンチノモス」的な「異人」である。しかしその祝祭性は、決して俗(ノモス)に対する聖(コスモス)の構図では捉えることができない。これまで述べてきたように、境界例の祝祭性は、ノモス(シニフィアンとしての自他の差異)による限定を受け取ることによってコスモス(差異化の働きとしてのノエシス的自己)へと自らを差異化する、それ自体は無差別で無秩序の直接性というカオス的原理に由来するものである。

しかし、このような三元論を構築してみても、これら三つの項をそれぞれ実体化して考えているかぎり、祝祭の激しい動きを捉えることはできないだろう。フッサール現象学のいう超越論的自我(=聖)と経験的自我(=俗)の二元論では扱いきれない祝祭の力域を、一つの項として実体化されるような独立の「もの」としてではなく、ノエシス的自己の作用を通じてノエマ的自己にまで自らを差異化する「こと」として理解することによってのみ、境界例患者の祝祭世界を成立させているカオス的契機の働きが捉えられるのではないか。つまり祝祭の祝祭性は、コスモス・ノモスの二項と並ぶ第三項としてイメージされるような「もの」としてのカオスによってではなく、コスモスをコスモスとして、ノモスをノモスとして生み出し続けている原始的生成の自発的意志によって成り立っているのだと考えるべきなのだろう。私が「直接性」と言うのは、この自発的意志のことに他ならない。

境界例患者が求める純粋な直接性は、あらゆる個別的自己同一に先立つ超個別的力域であり、あらゆる個別的自己がそれとの存在論的差異ないしそれからの超越として実現される生命の源泉あるいは力への意志である。この「生命」は「死」の対立物ではない。それはむしろ、そこで初めて個体の生命や死が意味を持ちうるような普遍的な根源である。それはそこに生きる個体が——症例Aの場合のように——存在肯定的に生きている限り「生命」として現れるが、個体が——症例Bの場合のように——存在否定的に生きる場合にはむしろ「死」として現出することになる。それが「快感への意志」として——つまり「生の欲動」あるいはリビドーとして——体験されるか、それとも「虚無への意志」として——つまり「死の欲動」として——体験されるかの違いについても同じことが言える。

症例Aは直接性の快感に魅惑されたが、症例Bは直接性に対して言い知れぬ恐怖を抱いた。直接性はAにとっては生の原理であり、Bにとっては死の原理であった。しかし、直接性の力域では生も死も同じ普遍的根源を意味している。力への意志が、生への意志であると同時に死への意志でもあるという、また生の根源への反復強迫としての「同一物の永劫回帰」が同時に「死の欲動」でもあるという直接性の両義性こそ、境界例の祝祭性（イントラ・フェストゥム性）を形作るカオス的契機の特徴と言えるだろう。

このカオス的、イントラ・フェストゥム的契機の突出という特徴によって、境界例は分裂病、特に寡症状型分裂病やメランコリー型の単極鬱病と区別されると同時に、躁病や非定型精神病（特に「非A非P型」[12]）や覚醒癲癇[14]との親近性を示すことになる。古典的疾患分類を無効化するばかりでなく、自己と他者、内と外、心と身体、意識と無意識、日常と非日常、聖と俗などのあらゆる二元論的分割を無効化する境界例の境界性を見て取るためには、精神科医自身が観察者と観察対象との主客二元論を脱却して、自らの内部にある境界性を患者のそれと共鳴させた治療的な出会いのなかで、最初に述べた「治療感覚」の目でもって患者の心の動きを捉えることが必要なのだろう。

## 文献

（1） Akiskal, H. S.: Subaffective disorders: disthymic, cyclothymic and bipolar II disorders in the "borderline" realm. Psychiatric Clinics of North America, 4; 25-46 (1981).

（2） Binswanger, L.: Über die manische Lebensform. Ausgewählte Vorträge und Aufsätze. Bd. II. Francke, Bern (1955).

（3） Blankenburg, W.: Der Verlust der natürlichen Selbstverständlichkeit. Enke, Stuttgart (1971)〔木村敏・岡本進・島弘嗣訳『自明性の喪失』五八頁以下、みすず書房、一九七八年〕。

(4) Blankenburg, W.: ibid.〔前掲書、一七二頁〕。

(5) Gunderson, J. G. and Elliott, G. R.: The interface between borderline personality disorder and affective disorder. Am. J. Psychiat. 142; 277-288 (1985).

(6) Häfner, H.: Struktur und Verlaufsgestalt manischer Verstimmungsphasen. Jahrb. Psychol. Psychother. med. Anthrop. 9; 196-217 (1962).

(7) Heidegger, M.: Sein und Zeit. 7. Aufl., Niemeyer, Tübingen (1953)〔辻村公一訳『有と時』「世界の大思想」八八頁、河出書房、一九六七年〕。

(8) 今村仁司『排除の構造』一四六頁、青土社、一九八五年。

(9) 笠原嘉・木村敏「うつ状態の臨床的分類に関する研究」精神経誌77、七一五―七三五頁、一九七五年。

(10) 木村敏「鬱病と躁鬱病の関係についての人間学的・時間論的考察」木村敏編『躁うつ病の精神病理4』弘文堂、一九八一年〔木村敏『直接性の病理』弘文堂、一九八六年に再録〕、『木村敏著作集4』弘文堂、二〇〇一年。

(11) 木村敏『時間と自己』一五九頁以下、中公新書、一九八二年、『木村敏著作集2』弘文堂、二〇〇一年。

(12) 木村敏「非定型精神病の人間学的分類の試み――人間学的診断の臨床的意義」土居健郎・藤縄昭編『精神医学における診断の意味』東京大学出版会、一九八三年〔木村敏『直接性の病理』弘文堂、一九八六年に再録〕、『木村敏著作集4』弘文堂、二〇〇一年。

(13) 木村敏『直接性の病理』弘文堂、一九八六年、『木村敏著作集4』。

(14) 木村敏『直接性の病理』第五、八章、弘文堂、一九八六年、『木村敏著作集4』。

(15) 木村敏「躁と鬱」〔『異常心理学講座6』みすず書房、一九九〇年〕、『木村敏著作集3』弘文堂、二〇〇一年。

(16) 小林敏明『〈ことなり〉の現象学——役割行為のオントプラクソロギー』弘文堂、一九八七年。
(17) Kraus, A.: Sozialverhalten und Psychose Manisch-Depressiver. Eine existenz- und rollenanalytische Untersuchung. Enke, Stuttgart (1977)〔岡本進訳『躁うつ病と対人行動——実存分析と役割分析』みすず書房、一九八三年〕。
(18) MacGlashan, T. H.: The borderline syndrome II. Is it a variant of schizophrenia or affective disorder? Arch. Gen. Psychiat., 40; 1319-1323 (1983).
(19) 丸山圭三郎『生命と過剰』二三九—二四三頁、河出書房新社、一九八七年。
(20) Minkowski, E.: La schizophrénie. Desclée de Brouwer, Paris (1953)〔村上仁訳『精神分裂病』みすず書房、一九五四年〕。
(21) 西田幾多郎「行為的直観」全集Ⅷ巻、五四一頁、岩波書店、一九六五年。
(22) Saß, H. und Koehler, K.: Borderline-Syndrome: Grenzgebiet oder Niemandsland? Nervenarzt 54; 221-230 (1983).
(23) Stone, M. H.: Contemporary shift of the borderline concept from a subschizophrenic disorder to a subaffective disorder. Psychiatric Clinics of North America, 2; 577-594 (1979).
(24) 鈴木茂『境界事象と精神医学』一三六頁以下、岩波書店、一九八六年。
(25) 上野千鶴子『構造主義の冒険』第二、三章、勁草書房、一九八五年。
(26) Weizsäcker, V. von: Der Gestaltkreis. Thieme, Stuttgart (1940)〔木村敏・濱中淑彦訳『ゲシュタルトクライス』四八頁、みすず書房、一九七五年〕。
(27) 安永浩『分裂病の症状論』一五八頁以下、金剛出版、一九八七年。

村上靖彦編『境界例の精神病理』九九—一二八頁、弘文堂、一九八八年。

# 十三章　離人症と行為的直観

## 一　はじめに

自己の存在が感じられない、周囲の世界の実在感が失われた、時間や空間が感じられないといった特異な現実感喪失を訴える離人症の症状が、どのような心理的あるいは生理的な機制から発生するのかという問題については、古くから多くの研究者がそれぞれ独自の理論を提出している。私は以前、[1]離人症についての諸家の理論を総説したうえで、これを「共通感覚」(sensus communis)の障害として考えるという仮説を提唱しておいた。また最近、[2]この共通感覚を西田幾多郎の概念である「行為的直観」と結びつけて考える試みを提示した。本論ではこの考えをもう少し展開してみたい。

## 二　症例

初診時二六歳の独身女性。主訴は「ものごとに実感がわかない」。女子大卒業後、某大学図書館司書、高校教師をそれぞれ半年で辞めて県庁職員となる。元来きまじめで完全主義、少しの失敗でも自分を責める。友人は少ないがつきあいは深い。人との約束は必ず守るが、人にものを頼まれてもいやなときは断れる。自分の言いたいことを抑える。すんだことをくよくよ考える。かざり気のない知的な人柄。初診時の家族は、駐車場を経営する五三歳の父と五五歳の母との三人暮らし。三歳上の姉がいてすでに結婚している。

遠隔地の患者であったため、一カ月に一回の面接を行うことにし、初回は投薬を行わなかった。

### 初診時の面接

二年前の四月から朝起きたとき気分が重く、出勤するのがいやだった。九月に急に自分が落ち込むような気がして、以後どうしてよいかわからなくなった。自分が自分でないような感じ。ものが飛び込んでくる感じ。目でなにかを見ると、それが飛び込んでくる。ものが宙に浮いて存在感がない。すごく怖い。電話に出るのも怖くなった。相手の話に対応できない。

来客があってもどうしたらよいのかわからない。自分と他人の境目がはっきりしない。他人が人間らしい感じがまったくしない。白けた感じ。他人が自分とは違った感じでそびえ立っているように見える。自分は床の高さにいるようで、人にのまれるような感覚がある。ものごとに対する実感がなくなった。「もの」の感じがなく、「こと」というのか、事実があるだけ。風景を見ていてもスクリーンを見ているよう。外の刺激に対して板のような感じ。時間の経過も実感として感じられない。全体の流れとしてわからない。(もっと一番底に大変な苦しさがある?)こうなる前にはありました。いまはむしろ、その点は楽。でも何とか元に戻りたい。(何が一番大変?)両親とうまくいかなかったこと。両親の仲が悪くて家族がバラバラ。父は私を人に頼らないように育てた。だからなんでも一人でする。二年前の八月に恋愛して結婚も考えたが、親に相談できなかった。

**第2回面接**

小学校の頃から「自分だけがいる」という感じをもっていて周囲と溶け込めなかった。精神的に未熟だった。自分の中に閉じこもっていて外に出ていかなかった。高校時代は勉強一本。大学へ入って下宿し、下宿仲間と自分を比較して自分の欠点ばかり責めていた。卒業後たまたま自宅の前の女子高校に欠員があったので英語教師になったが、私みたいなものが先生をしていたら生徒に申し訳ないと思い詰めてノイローゼになった。教師をしていたとき、

「裏側を見た」感じだった。学生のとき先生が怖かったが、自分が先生になってみたら私の思っていたのとは違っていた。教師をすることで自分の力で処理できない世界までわかってしまって、結果的にすべてが「どうにもならない、空しい」と思うようになった。離人症になって、ある意味では楽になったが、身体だけあって精神的に死んでいる状態なら死んだほうがまし。(この回から抗鬱剤の投薬を開始)

**第3回面接**

薬を飲んでから活動的になった。ものを見ようとする前にものが飛び込んでくるのは元のままだが、自分というものは少しずつ戻ってきた。電話の声が怖い。宙に浮いてつかみどころがないみたいで怖い。その声とその人とが別みたい、その人の中から出てきた声ではないみたい。空間の広がりがなくなって周囲が平板。以前から人に負けたらいけない、心理的に勝たなければいけないとか、上下関係ということを気にしていた。自分が「マイナスの人間」だということがわかって、それまで人を上から測って小馬鹿にしていたのが無益だったと思う。

**第4回面接**

自分の世界が少しずつ定まってきた。ものが少しずつ見えてきて、自分が帰ってきて、内面的になってきた。でもまだ、すべての人が飛び込んできて、人との心理的距離の遠さ近さがなくて、すべてが同じという感じ。人を「見る」ことによって距離をとるはずなのに、「見る」前に向こうから飛び込んでくるので、自分の中へ土足でどんどん入ってこられる感じ。挨拶という基本的なことが苦手になった。人との接点をもつのが怖い。挨拶の前に飛び込んでこられて、一瞬、ずっと昔から親しい人のように錯覚してしまう。ものを「見る」ことができたら自分の世界が確立できる。自分の世界ってのは最初からあるものじゃなくて、人と接触することででき上がるものだと思う。

## 第5回面接

少しずつ楽になって、自分の世界がだいぶん遮断できる。しかし新しい環境に入ったとき、雰囲気を肌で感じるということがわからなくて、自分だけチグハグ。(スケッチブックを持参して、)離人症になってから、ものの方から細かいところまで飛び込んできてくれるので、はっきり描ける。ものが目にひっついていて離れない。ものがもう絵になってしまっている。ものと目が一体になっている。ものを見ると、そこに自分が止まっている。このものを見たら、ここに自分がある。バラバラで自分は死んでいるのに、絵の中だったら自分が出せる(ユリ、アジサイ、バラなどの花の絵。タッチがシャープで明確。力強さがあってフォームがしっかりしている)。人と自分との接点の感情も、場面場面ではわかるが、切れ切れで、まとまって流れない。父から「人の心のウラを考える」ことを教わった。離人症の前はウラですごく悩んでいた。いまはウラがわからなくなって、すごく楽。最近、自動車の免許を取った。それで非常に自信がついた。

**第6回面接**

母が子宮癌の手術でしばらく来れなかった。現在、同じ高校で学年が一緒だった男性との縁談が進行中。婚約者は化学会社の研究室勤務。(この回以後、投薬なし)

**第7回面接**

婚約者との交際続行中。先方の家族にも会ったが怖くて話ができなかった。人を見ても向こうが飛び込んでくる感じが先にあって、焦点が定まらない。人がそこにあるという感じがひどく頼りない。自分から積極的に出ていってものを見られたら、ものがあるという感じがわかるのに。自分と自分以外の人とは違うんだという感じがあって、対等という感じがないのが怖い。前だったら自分の視線みたいなものがあって、それが相手とぶつからなければ放っておいたらよかった。それが今は、自分の視線も相手の視線もわからなくて、テレビの画面を見ているように平板。以前は見ることによって相手に対して自分のハドメができていた。いまは「見る」ことができないので、自分の中に踏み込まれてしまう。自分の領分がないので、人から逃げたい。

### 第8回面接

自分と外の世界の境目が混沌としている。実在感がないような感じ。反面よくなってきているのに、依然として自分と世界がつながってしまっている。周囲からものが飛び込んでくるのに、気持ちの上では遮断されている。他人との距離感がとれない。カメラのレンズでセットされてしまっているみたいに平板で、遠い人と近い人の区別がつかない。フィアンセと喫茶店で話しているとき、その人に対しても隣のテーブルの人に対しても同じような感じで、それで疲れてしまう。以前だと、初対面の人には緊張感や距離感があったのに、それがない。はじめての人に対して「白紙の状態」の感じがもてない。それで混乱する。こどもが怖い。赤ん坊を見て、自分よりも何倍も大きく見える。三歳のこどもを見たら、自分がそこまで降りていってしまうというか。

### その後の経過

その後一回面接を行なった後、患者は二七歳で婚約者と結婚し、二九歳で長女、三四歳で長男を出産した。この間、定期的な治療的面接は行なっていないが、ほぼ一年に一回の頻度で私のところを訪れている。また、この間も何通かの詳細な手紙でその時々の症状を報告してくれている。それによると、離人症状は徐々に軽快しているものの、依然として基本的には不変のままであるらしい。

### 手紙の抜粋1

今年二月には長女も二歳をむかえます。この二年間、「目の前の子供」を前にして、手さぐりでずいぶん接してきた様に思います。もちろん、子供が目の前にいるのはわかりますし（見えていますし）少しずつその存在としての手ごたえも出てきました。でも、やはりまだ頼りなく、目の見えない人が手さぐりで生きているのと同じ状態です。子供を夢中でしかっている時はいいのですが、いつの間にかシナリオのセリフを言っている様で、何だか型にはまった演技をしている様で、子供に接するのに真実味がなく……「相手」という子供を現実に前にしているのに、私の現実の中に相手は生きてこず、自分の中の想定した相手に話し、しゃべり、しかっている様で、子供と二人の生活なのに、一人二役のしばいを演じている様です……電話での会話でも、受話器の向こうにまぎれもない「他人」という人がいるのに、私の現実の中では、平板で、その人の存在も、その人との会話も広がっていかないのです。対話という他人と自分との距離感がつかめないのです。その為、まぎれもない「他人」なのに、自分の体の延長上の感覚で話をしてしまい、気がついてみると、その向こうの「他人」を土足で踏みこえてしまっているのです。ちょうど鏡を前にして、鏡の中の自分（他人）と話をしている時の状態と一緒なのです。……今一番困るのは、やはり平板で距離感がとれないという事です。……電話での相手はすべていっしょですし（親しい人も親しくない人も、御用聞きの人も、主人の両親にしても）こちらから距離をとるのでなく、私の中にとび込んで来ては去って行きます。こちらはただ板の様に立っているだけで、その人達の空間の中で自由に自分の世界をとる事ができません。

### 手紙の抜粋2

私というものが「外の世界」の中で対象という物に対して自由自在に変化していかない。内の世界ではじょじょに変化している様に思いますがそれを外に伝える手段に問題があるのかどうか。主人などを見ていると空間の中で自由自在に色々な相手に対して自分を変えたり、あわしたりして、それを言葉というものに具体化したり、抽象化したり、すごく私には不思議なのです。それでいて、相手と自分とが混沌と入りまざらず、人格は独立していて、相手の人格の壁を上手にとびこえて、相手と手を結んだりします。これは私自身も理性ではわかるのに実際には手も足もでないのです。私自身の人格がとけて流れて、人前にさらされている様に思える時もあります。そして、人が土足でその上をふみにじっていく様に思われる時もあります。

## 手紙の抜粋3

時々不思議に思うのですが、私がちょうど鏡にむかう時の自分の状態と、外で道ゆく人々を見る時の自分の状態が同じなのです。つまり、外の景色も、鏡の様に一面としてしかとらえられないのです。うまく言葉では言えないのですが、景色を見る時、ひとを見る時、自分の心、気持ち、目、顔つきなど、遠くの物、近くの物と移りかわって見てゆきますし、見たくない物は、目にはいっても気にしないいし、見たい自分の関心によって変化し、自然と顔つきもかわっていきます。でも、私の場合、すべて一面なのです。鏡を見て、鏡の中の自分を見ているのも、外の景色を見る時の自分も同じなのです。カメラの被写体として写される時の顔も、以前は緊張したり、どんな顔つきをしようかなどとカメラの前に行った時は思ったものでしたが、今はすべて、鏡にむかう時の私の状態それのみなのです。鏡と自分、カメラと自分、外の景色と自分との間に全く距離感がなく、空気が固体になってしまって、すべて、つながってしまっている様で、自分があやつり人形みたいに周囲にあやつられているというか、自分の気持ちで周囲の空気を自由にあやつれない様に思うのです。……私にはやはり「人と人の間」がないのです。べったりその人達に自分がひっついていて、その間に空間がないのです。その「間」が見えないのです。目の前にある人や物（?）とひっついて、つながってしまっているのです。

## 手紙の抜粋4

昨年八月に二人目長男が生まれ、その育児に追われる日を送っていますが、少しずつ現実感みたいなものがでてきたのですが、皮肉な事に、それに対応する自分自身がまるで骨だけというか、中身がからっぽというか、「人格」がまるで何もない様な感じがします。……接点、他人と自分との境界線、輪郭がはっきり「目」に感じることができないのです。その為、「目」そのもので、これ以上自分の世界へはいらせないという意思表示ができないのです。……やはり全体の広がりが見えず、すみずみまで「ある」という広がりの意味が体でわからず、又その中に個人がいるという事、一人の犯す事のできない別人格をもった人がいるという事がわからない。空間の中の個というものの意味がはっきりわかっていない。まるで空間も個もぐちゃぐちゃとまざってしまっているのです。……「自分の視線がでない」という事もずいぶんおかしいです。人の視線が感じられないという事も。その為、人の視線をうけとめる事も、はねのける事も、無視する事もできない。空間をうめる事もできない。しらけた空間をやわらげる事も、なごやかにする事も。要するに外に対して能動的に働きかける事ができない。「目」が働いてくれない。また、自分の「声」がやはり自分から出たという、自分のものという感じがしない。また「目」がそのもののところまであるいていってくれないし、「声」もそのところまで行ってくれない。本当におかしい……。

## 三　考察

### 1　知覚の能動性の欠如

この症例は生来自己観察傾向の強い知的な女性で、家庭内の持続的緊張を背景として社会人としての適応に挫折し、二四歳のときに恋愛体験を契機として数カ月の抑鬱症状にひきつづいて離人症状を発現したものである。以後、私のもとで治療的面接を受けながら、一二年間にわたって症状をもち続け、その間に結婚して二子をもうけ、主婦としての生活にも一応は適応して現在に至っている。患者の症状は、自分が自分でないような感じ、時間の経過も実感として感じられない、風景を見てもスクリーンを見ているよう、実在感がないなど、典型的な離人症状であるけれども、患者が終始一貫して強調している訴えの中には、われわれの考察に大きな示唆を与えてくれるいくつかの表現が含まれている。

患者は初回面接のときから、目でなにかを見るとそれが目の中に飛び込んでくるという訴えを再三繰り返している。

一般に、眼はものを見る感覚器官であり、ものを見るということは客観的対象からの視覚的刺激を受容することであると考えられている。そして、これまでの離人症研究の歴史は、少なくとも非器質的な離人症に関しては、このような意味での感覚機能それ自体には障害が認められないことを確認してきた。

われわれの患者の訴えを聞くと、ここでは感覚器官としての眼の刺激受容機能は、むしろ亢進しているとすらいえる。たとえば患者は輪郭の非常にはっきりした絵を持参して、目でものを見ると、ものの方から細かいところまで飛び込んできてくれるので、ものがすでに絵になってしまっていて、はっきり描きやすいのだと言う。しかもそれは《本当におかしなこと》なのだとも言う。これはどういうことなのだろうか。

この問いに答えるためには、患者が同じように再三繰り返しているもうひとつの訴えについて考えてみる必要がある。それは患者が、ものが目にひっついて離れないので距離感がとれない、視線によって自分と相手を区別することができない、などと言っている訴えである。この体験をもっとも明確に表現しているのは、症例の最後に記載した患者からの手紙4だろう。ここで患者は、たとえば次のように書いている。

《接点、他人と自分との境界線、輪郭がはっきり「目」に感じることができないのです。その為、「目」そのもので、これ以上自分の世界へはいらせないという意思表示ができないのです……「ある」という広がりの意味が体でわからず、又その中に個人がいるという事、一人の犯す事のできない別人格をもった人がいるという事がわからない。空間の中の個というものの意味がはっきりわかっていない。まるで空間も個もぐちゃぐちゃとまざってしまっているのです……要するに外に対して能動的に働きかける事ができない。「目」

が働いてくれない……。》

目で相手との接点あるいは境界線を感じ取り、目で見ることによって相手を「自分の世界へ入らせない」ようにするとは、どういうことなのか。また、目が働かないから、外に対して能動的に働きかけることができず、空間の中で個というものの意味がはっきりわからず、まるで空間も個もぐちゃぐちゃとまざってしまっているとは、どのような意味で言われていることなのだろうか。

彼女が能動性の欠如、働きの停止を訴えているのは、視覚の領域だけではない。一般に視覚以上に受動的な感覚と考えられている聴覚の領域においても、彼女はこれと本質的に同一の障害を訴えている。

聴覚領域において彼女が特に強調しているのは、電話の会話での異常である。例えば彼女は、《電話の声が怖い。宙に浮いてつかみどころがないみたいで怖い。その声とその人とが別みたい、その人の中から出てきた声ではないみたい》と言い、自分自身の声についても、《自分の「声」がやはり自分から出たという、自分のものという感じがしない……「声」もその〔人の〕ところまで行ってくれない》と言う。つまり彼女は、聴覚の領域においても他人と自分の距離を能動的に「つかむ」ことができず、相手の人の〔一人の犯すことのできない別人格をもった人」としての〕存在を捉えることができないのである。感覚の能動性と自己や他者の個別性の間には、どのような関係があるのだろうか。

## 2　アリストテレスの「共通感覚」

諸感覚がそれぞれ固有の刺激受容機能以外に諸感覚に共通の一種の能動性をもち、われわれはそれによってはじめて知覚対象の現実性と個別性を体験するのだということを理解するために、周知のアリストテレスの「共通感覚」(koine aisthesis, sensus communis) についてもう一度考えてみてもよいだろう。

アリストテレスが(4)『霊魂論』その他の著作で論じている「共通感覚」とは、「すべての感覚に共通の根本的な感覚」のことである。これは三つの働きに分けることができる。

まずそれは、「運動」・「静止」・「形」・「大きさ」・「数」・「一」などのように《〔すべての感覚に〕共通に知覚されるもの》、すなわち個々の特殊感覚が《付随的な仕方で知覚するもの》についての感覚という働きである(『霊魂論』III、四二五a)。アリストテレスによると、これらの感覚は結局はすべて「動きの感覚」に還元することができる。大きさも形もそれをなぞる動きによって感覚するのだし、静止は動きの欠如によって、数は連続の否定によって感覚される。これらの「共通に知覚されるもの」のどのひとつ——例えば「運動」——にしても、なにかそのために固有の特殊感覚はありえない。そのかわりにわれわれは、それを付随的にではなく知覚するところの個々の特殊感覚すべてに共通した知覚をもっている。これが共通感覚の第一の働きである。

次に、われわれは自分が「見ている」あるいは「聞いている」ことを知覚している。しかし「見ている」ことを知覚するのは必然的に、視覚によるか、それとも別のなんらかの感覚によるかのいずれかでなければならない（同書Ⅲ、四二五b）。しかし「見ている」ことには色がついていないから、これを視覚によって知覚することはできない。われわれが感覚していることを知覚するのは、すべての特殊感覚に共通した共通感覚の働きである。

第三に、視覚は白と黒を、味覚は甘さと苦さを判別する。ところがわれわれは、白いものと甘いものをも判別する（同書Ⅲ、四二六b）。この判別は共通感覚の働きによる。

アリストテレスの叙述を自由に敷衍して、われわれは次のように言うことができるだろう。共通感覚とは、なによりもまず「動きの感覚」である。物体の運動は、視覚的にも聴覚的にもあるいはその他の個別感覚によっても感覚することができるが、そのような特殊感覚によって感覚された運動は、その物体が空間内を移動する位置の時間的変化にすぎない。われわれが「ものが動いている」という生々しい現実を体験するのは、そのような個々の感覚を超えてその共通の根底にあるなんらかの感覚の働きによるほかはない。そしてこの「ものが動いている」という体験がわれわれにとって生々しい現実であるのは、それがわれわれの「生存」と直接に結びついた感覚であり、「生きる」という根源的な行為から由来する世界への実践的な関与に関わることだからである。

このような「世界への実践的関与に関わる感覚」としての共通感覚の職能は、アリストテレスがその第三の働きとして述べている「白さ」と「甘さ」の判別ということについても明瞭である。この点については、筆者がすでに以前に書いた文章[1]をそのまま引用しておくにとどめたい。《われわれはたとえば砂糖をなめたときだけに「甘い」というのではない。子供を抱く母親の情感も「甘い」し、未熟な考え方も「甘い」し、感傷的な音色も「甘い」。これらのすべてにはひとつの共通の「感触」があり「気分」がある。また「白い」感じは単に白紙を見たときだけではなく、「しらじらしい」雰囲気にも備わっているし、芭蕉の句では「石山の石より白し秋の風」とも詠まれている。「白い」とはこれらのすべてに共通な感触であり、気分であり、雰囲気である。ということはとりもなおさず、元来の砂糖の甘さ、白紙の白さが単なる生理学的な味覚や視覚だけのものではなくて、他の感覚領域への転移を可能にするようなプラス・アルファを含んでいるということである。これが「共通感覚」にほかならない》……ここでさらに付言するならば、この「プラス・アルファ」とはわれわれが生存への関心から世界に対して向けている実践的関与の方向性以外のなにものでもないだろう。

### 3　西田幾多郎の「行為的直観」

すべての個別感覚がその根底において「共通感覚」と呼ばれる「世界への実践的関与の感覚」によって裏打ちされているという事実を、西田幾多郎[5]は彼のいう「行為的直観」の立場から次のように考える。

従来の西洋哲学は、主知主義的な「知る」立場からものを見ていた。この立場では必然的に主観と客観、時間と空間、歴史と自然は分離され、われわれの素朴な生命的現実から遊離してしまうことになる。このような立場では、たとえば「現在」とは幾何学的な空間内の直線として表象された「時間」における極限点に過ぎず、われわれが普段感じている充実した現在の広がりとはなんの関係もないものとなる。実在の時間は、瞬間的現在が一般的なものの限定の極限点としてではなく、現在が現在それ自身を限定するところに成立する。実在的空間も、数学的な点の集合としてではなく、互いに独立なものとものとが働きあう場所として、場所の自己限定としてのみ成立する。ものは「個物」として、その個物的限定の方向に時というものが考えられ、その一般的限定の方向に空間というものが考えられる。しかも個物は別の個物に対することによってのみ個物である。個物が個物に対して自己自身を限定する場所として、われわれの「自己」とか「意識」とかいうものが成立する。時が時として、現在が現在として成立するところに、個物としての「我」が成立する。それが「働く」ということであり、「行為」ということである。現実は働くものの世界であり、行為の世界である。

行為ということは、我がものを動かし、ものが我を動かすことである。われわれは行為によってものを見、ものが我を限定するとともに我がものを限定する。それが「行為的直観」である。我が自己自身を限定する現実の世界は、いつも現在と考えられるし、現在がつねに意識である。このような現在においては、働くことが見ることであり、見ることが働くことである。ものが働くということは、ものが自己自身を表現することである。芸術的世界にかぎらず、実在の世界ではすべてのものが自己自身を表現している。そのようなものに触れて、われわれの自己が自己において自己自身を限定する。

自己が自己自身を限定するということは、自己が絶対の他において自己を見るということである。絶対の他において自己を見るということがなければ、自己というものはない。ということはそのまま、働くということがなければものはないということである。ものがもの自身を見る、そこにものが働くということがある。それは逆に、われわれが行為によってものを見るということであり、行為的直観ということである。行為的直観の立場では、自己はものの世界から生まれる。ものから生まれるということが、真にものを見るということである。

このような行為的直観が成立するためには、つまり他人やものを「見る」ことがそのまま「働く」こととなり、他人やものに対して「働く」ことがそのままそれらを「見る」こととなって、そこに他人やものの個別性が成立し、逆にわれわれ自身の自己も自己自身として成立するためには、言うまでもなくそこに単なる刺激受容機能としての個別感覚だけではなく、アリストテレスが「共通感覚」と名付けたような「世界への実践的関与の根本的な感覚」が働いていなくてはならないだろう。「共通感覚」に裏打ちされることによってはじめて、われわれの「目」は世界を世界として、現実を現実として成立させ、その反面でわれわれの自己を自己として成立させる働きをおびることになる。

### 4 行為的直観の障害としての離人症

ここでもう一度われわれの患者の訴えを振り返ってみよう。患者はまず、《目でなにかを見ると、見る前にそれが目に飛び込んでくる》ことを、彼女のすべての異常のもととなっている根本的な障害として挙げている。このことを彼女は《目が働いてくれない》とも表現する。われわれの現実生活においては、ものを「見る」ことはものに対して目が「働く」ことである。この「働き」によってわれわれは、ものを対象としてわれわれから区別し、それがあるべき場所に置くことができる。この働きが停止すると、ものはわれわれとの距離を失って、「目の中に飛び込んでくる」ことになるだろう。

ものがそれぞれそのあるべき場所に置かれえなくなると、われわれにとって実在的な空間は成立しない。「空間」という抽象的な概念は残っても、それは単なる幾何学的空間に過ぎないことになる。そのような抽象的空間では、ものはその実在感を失っている。患者はこのことを《ものが宙に浮いて存在感がない》、《風景を見てもスクリーンを見ているよう》、《空間の広がりがなくなって平板》、《外の世界と自分との間に距離感がなく、空気が固体になってしまって、すべて、つながってしまっている》、《私にはやはり「人と人の間」がないのです。べったりその人たちに自分がひっついていて、その間に空間がないのです》、《全体の広がりが見えず、すみずみまで「ある」という広がりの意味が体でわからない》などと表現している。

この「空間の喪失」は、ものとの間だけでなく、特に他人との「接点」の問題として彼女に深刻な苦痛を与える。《自分と他人の境目がはっきりしない》、《以前は見ることによって相手に対して自分のハドメができていた。いまは「見る」ことができないので、自分の中に踏み込まれてしまう》、《他人との距離感がとれない》、《私自身の人格がとけて流れて、人前にさらされている》。

これは単に空間的距離感の喪失ということだけではない。われわれが他と交換不可能な絶対的に独自の自己をもっていて、われわれの周囲の他人たちをも同じように独自の存在として見ているのは、われわれも他人たちもそれぞれ独自の場所を実在的空間の中で占めているからである。場所が場所自身を限定し、それと一つのこととして現在が現在自身を限定しているからである。見ることがその働きを失ってそれぞれのものを個別として成立させえなくなると、自己も他人もその人格的な個別性を奪われることになる。《他人が人間らしい感じがまったくしない》、《人との心理的距離の遠さ近さがなくて、すべてが同じという感じ》、《〔知らない人も〕ずっと前から親しい人のように錯覚してしまう》、《自分の世界ってのは最初からあるものじゃなくて、人と接触することででき上がるものだと思う》、《「相手」という子供を現実に前にしているのに、私の現実の中に相手は生きてこず、自分の中の想定した相手に話し、しゃべり、しかっている様で、子供と二人の生活なのに、一人二役のしばいを演じている様》、《受話器の向こうにまぎれもない「他人」という人がいるのに、私の現実の中では、平板で、その人の存在も、その人との会話も広がっていかない》、《電話の相手はすべていっしょですし(親しい人も親しくない人も、御用聞きの人も、主人の両親にしても) こちらから距離をとるのでなく、私の中にとび込んで来ては去って行きます》、《中身がからっぽというか、「人格」がまるで何もない様な感じ》、《個人がいるという事、一人の犯す事のできない別人格をもった人がいるという事がわからない。空間の中の個というものの意味がはっきりわかっていない。まるで空間も個もぐちゃぐちゃとまざってしまっているのです》。

西田のいう行為的直観が現実を現実として見ることの可能性の不可欠の条件であることを、この症例はこのうえなく雄弁に物語っている。離人症においてその喪失が訴えられるのは、自己や他者、時間や空間、現実性や実在性といった抽象的な観念ではない。それはむしろ、それらを「生きた現実」として成立させている「現在」や「場所」の拡がりなのである。そしてこの「拡がり」は、われわれが生存への関心をもって世界を見るときに、われわれの知覚がその中に行為的・実践的な契機を含み、「見ること」がそのまま「行為すること」であることによってのみ体験しうるものなのである。

## 四　結　語

私が長期間治療的面接を続けた一例の離人症患者について、その体験構造が共通感覚（アリストテレス）の機能停止と行為的直観（西田幾多郎）の不成立という観点から、もっともよく理解できることを述べた。本論では離人症の成因には立ち入ることができなかったが、離人症状自体の構造を明らかにすることによって成因論への糸口は示しえたのではないかと思う。私が従来から主張しているところによると、共通感覚の障害としてはとりわけ分裂病を挙げなくてはならない。離人症状と分裂病との現象学的な近縁性はひとまず措くとして、本症例はどうみても分裂病ではない。離人症状がたとえばアミタールソーダの静注によって一時的に消失するという昔から知られている事実から見ても、離人症における共通感覚の機能停止は恐らく応急の退避行動なのであって、分裂病のように人間存在を根本から変化させるほどの根の深いものではないのだろう。それにもかかわらず、離人症は自己と他者、存在、現実、時間と空間などの精神病理学的な基本概念について、われわれに多くのことを教えてくれるという点で、熟考に値する病理である。

本論は、以前私が問題を他者論にしぼって同じ症例を用いて論じたことのある離人症論(3)

を、「行為的直観」の立場から再論したものである。

## 文　献


（1）　木村敏「離人症」『現代精神医学大系第3巻B、精神症状学II』一三四頁、中山書店、一九七六年〔「離人症の精神病理」と改題して『自己・あいだ・時間』弘文堂、一九八一年に収録〕、『木村敏著作集5』弘文堂、二〇〇一年、ちくま学芸文庫、二〇〇六年。

（2）　木村敏『あいだ』弘文堂、一九八八年、『木村敏著作集6』弘文堂、二〇〇一年、ちくま学芸文庫、二〇〇五年。

（3）　木村敏「離人症における他者」高橋俊彦編『分裂病の精神病理15』東京大学出版会、一九八六年、『分裂病と他者』弘文堂、一九九〇年、『木村敏著作集2』弘文堂、二〇〇一年〔本書八章所収〕。

（4）　アリストテレス「精神論（心理学I）」高橋長太郎訳『アリストテレス全集第8巻』河出書房、一九四三年〔Aristote : De l'Âme. Traduction nouvelle et notes par J. Tricot. Vrin, Paris (1959)〕。

（5）　西田幾多郎「行為的直観の立場」全集第Ⅷ巻、岩波書店、一九六五年。

『精神科治療学』4、一三五七―一三六五頁、一九八九年。

# 十四章　分裂病の治療に関して

## 一　はじめに

分裂病の治療についてなんらかの「治療論」のようなものを書くのはきわめて難しい。それにはいくつかの理由があるだろうが、その最大のものは治療者が分裂病というものをどうみるかによってさまざまに変わりうる治療理念の多様性という点にあるだろう。

分裂病の成因や症状因については、生物学的、精神分析的、社会学的、人間学的、現象学的などと呼ばれる多種多様の理論があって、治療の技法や理念もそれぞれに異なっている。そして、生物学的理論や精神分析理論のような「法則定立的」な立場では、多少なりとも普遍妥当性を目指した治療法や治療原則の記述も可能であろうけれども、そのつどの治療者患者関係の個別的一回性を重視する人間学的立場に立てば、ある一人の治療者とある一人の患者とのあいだで営まれた治療関係は、それ自体絶対的に一回きりの出来事であって、いかなる一般化も許さないということになる。*

＊　これは狭い意味での精神療法だけのことではない。人間学の立場からいうと、ある一人の患者のある状態に対して、ある状況下である向精神薬が有効であったとして、別の状況で同じ患者の同じ状態に同じ薬物を使用して同じ効果が期待できるとはいえないのである。薬物がなんらかの変化を及ぼすであろうところの生体内の化学的ないし生理学的布置それ自体が、生体と環境との相即関係《コヘレンツ》（ヴァイツゼッカー）によって（したがって当然、治療者との人間関係によっても）絶えず変動し続けており、しかも分裂病とはほかならぬこの相即関係そのものの基本原理を危うくする病態なのだから、薬効とその標的症状の一義的対応などという理念は現実から遊離した抽象にすぎない、というのが人間学の基本的な立場である。

分裂病という同じひとつの（少なくとも同じひとつの病名で名指されている）治療対象に対して、さまざまに異なった病態理解と治療理念が存在しうるという、身体医学ではおそらく決して起こりえない事情のために、本書（朝倉書店刊『精神分裂病』）のようなハンドブックに治療の「総論」を書こうとするのは本来不可能な試みだろう。だから以下の記述はいささかも一般性を主張しようとするものではなく、私自身が属している人間学の立場からの概説的な見方を述べただけのものにならざるをえない。

## 二　「治療」概念をめぐる諸問題

分裂病治療においては、「治療」という概念自身が、身体医学の場合のように明確に規定しにくい一面をもっている。分裂病を（この場合には「狂気」あるいは「精神障害」を、といったほうがわかりやすい）「治療する」とはどういうことなのかが、必ずしも自明ではないのである。

医学的治療というものは、何よりもまず患者からの委託に応じて、その生命を救い、その苦痛を除く目的で行われる。その限りにおいて、救いを求めようとする患者側の意図と救いを提供しようとする治療者側の意図とは、原則的に一致するはずである。

しかし、精神科の治療、とりわけ分裂病の治療には、この原則は必ずしもそのまま当てはまりにくい。一時流行した「反精神医学」の「反科学」的・告発的な口調を借りるまでもなく、われわれ自身の日常の経験から明らかであるように、精神科医が治療の委託を受けるのは多くの場合、患者自身からであるよりもむしろ、患者を取りまく家族や職場、最終的には患者と治療者の双方が属している社会体制の側からである。そして患者の側では、彼がその人生において自己の主体性を確保しようとしてきた絶望的ともいえる努力が、これまで彼の自己実現を抑圧してきた（と少なくとも彼が考えている）人たちと、その委託を受けた精神科医によって「治療」の名のもとに無効化されてしまうことに対して、必死の反抗を試みる。これに対して精神科医の側では、正常・異常についての彼の判断基準が彼自身の属している社会体制の常識以外のなにものでもないこと、この基準を採用することによって彼自身が必然的に体制秩序の側に立っていることについてはほとんど留意することなく、治療に対する患者の抵抗を「病識の欠如」の一語で片付けてしまう。このような状況においても、なお「治療」の名に値する治療を行いうるとするならば、それはどのような治療であるべきなのだろうか。

これと密接に関連した第二の問題点は、「対症治療」と「原因治療」の区別である。精神医学の治療においては、この区別が身体医学よりはるかに曖昧である。身体医学でも、外傷や感染症のように原因が一義的に確定しやすい疾患を別にすると、この区別は必ずしも明確であるとはかぎらない。たとえば悪性腫瘍の治療で、外科的に腫瘍を除去することが果たして原因治療なのか対症治療なのかといった問題が絶えず生じうる。しかし、癌細胞の異常増殖を自己免疫機構の破綻に還元し、これをさらに分子生物学レヴェルでの遺伝情報の異常に還元する場合、ここでもなお「医学的治療」の概念の範囲内で原因「治療」ということが考えられるかどうか、「原因」は「原因」だとしても、それが「治療対象」となりうるかどうかは、たいへんに困難な問題となろう。このような原因遡及の「無限後退」の連鎖において、治療学としての医学はどこに「原因治療」の座を設定しうるのであろうか。これと同じ問題が、ほかならぬ分裂病治療の場面でことのほか尖鋭化して姿を現しているということについては、多言を要しないところだろう。

精神科医に治療を委託する主体が患者自身でなく、家族や職場を含む広義の社会である場合、そこでは当然のことながら、何よりもまず社会の常識的規範から逸脱した異常な体験や行動の矯正を目指した治療が求められることになる。ということは、とりあえずはまず対症治療が要請されるということである。そして、妄想、幻覚、錯乱、興奮といった産出的症状の多発する「陽性分裂病」においては、それらの症状の軽減あるいは消失をもって委託された治療が成功したとみなされることには、ほとんど疑問の余地がない。直接的な生命の危険がないだけに、再発の危惧という一点さえ度外視すれば、この種の対症治療は社会からの治療委託にとって、一般の医学における原因治療に匹敵するだけの品位をもちうることになる。事実、最近の四〇年間に次々に開発された向精神薬の大多数は、もっぱらこの目的のためだけに役立っているといってよい。しかも、最初は偶然に発見されたこれらの薬剤の有効性が、やがて動物実験という（それ自身、精神医学には本質的に馴染まない）媒介を経て、分裂病のドーパミン仮説を生み出すことになるとともに、それは理論上でも、ある種の原因治療の地位へと昇格することになった。

しかしいうまでもないことながら、ドーパミン仮説をはじめとする多くの生物学的病因論は、分裂病そのものの原因に関する理論ではなく、単に陽性・産出性症状を主体とする

「分裂病症候群」の発生機序のみに関する理論である。分裂病症候群がときとして分裂病そのものの発現と混同され、その症状因論がときとして病因論のように扱われることがありうるのは、ひとえにこの生命的危険の不在と治療要請者の側での患者の不在という、二重の不在によるものではないのだろうか。もしも分裂病がそれ自体致死的な病であったり、患者自身が激しい苦痛を訴えて治療を求める病であったりしたなら、それに対する精神医学の関わりかたも大きく違ってくることになるだろうと考えざるをえない。

分裂病患者が「病識」をもち、自ら苦痛を訴えて精神科医に救いを求める場合も勿論ある。その大部分は陽性症状のためではない。むしろ、自分というものがみつからない、自分は他人とどこか違っている、自分と他人がごっちゃになって区別がつかない、周りの人とタイミングが合わない、自然な感情が流れない等々の、いわゆる「自我障害」や「自明性の喪失」が、そういった「病訴」の主体をなしていることが圧倒的に多い。これに対して向精神薬は（少なくとも短期的には）ほとんど効果がなく、生物学的なアプローチの手掛かりも見出しにくい。しかもこのような自我障害の基礎構造を形づくっている「自己の自己性の形成不全」と名づけうるような事態は、それを患者自身が内省的に把握して言語的に表出しうると否とにかかわらず、また表層的な陽性症状の有無とも関係なく、すべての分裂病患者に共通して認められる事態であるように思われる。そしてこの事態についての自己経験は、迫害妄想や幻聴による（いわば合理的で了解可能な）苦痛とは違って、自己の実存の非合理な根底に関わる「非可能」(Nichtkönnen) の経験であるだけに、その苦痛は言語を絶して深刻であるに違いない。[2][3]私自身は従来から（ブランケンブルク[1]とともに）、このような基礎的事態が陽性症状によって覆われずに露出している寡症状性の単純型分裂病こそ、分裂病のプロトタイプであると考えている。これはただ単に精神病理学的な理論構成のためだけではなく、このような通常の了解を超えた（ヤスパースのそれとは根本的に別の意味で「了解不能」な）苦痛に照準を合わせなければ、患者自身の要請に応えうるような分裂病治療は始まらないという意識からでもあった。

自己の自己性の形成不全という基礎的事態は、自我障害や自明性の喪失などの体験構造から単に理論的に帰結できるだけの、臨床から遠い哲学的な仮説ではない。それは治療者が患者の内的生活史に丹念に耳を傾けるときに、ことに患者の幼児期以来の対人関係の特徴とか、発症直前の数年間における特徴的な行動様式から明らかにみて取れることだし、何よりもまず治療者との長期にわたる治療関係の中で、後に述べるような「治療感覚」を通じて治療者自身が直接に感じ取ることのできるものである。分裂病者のさまざまな体験障害や行動障害は、精神病理学的にはすべて、この自己性の形成不全という基礎的事態から派生したものとみなすことができる。つまりそれは、生物学的な研究対象としての身体的基礎過程とは別の意味で、精神病理学の射程内で分裂病の「原因」の方向へ一歩近づいたところにあるということができる。だからもし、これに対するなんらかの治療を行うことができるならば、それはすでに純然たる対症治療を超えたところに位置することになるだろうし、患者自身からの（表明的あるいは暗黙の）治療要請に応えうるものともなるだろう。

もちろんここからさらに遡って、この基礎的事態そのものの成立の仕組みを、幼児期における母親や父親との内面的関係の場での自己あるいは主体の形成機序といった力動心理学的な問題として論ずることもできるだろうし、それに対する治療的接近を試みることもできるだろう。このような（精神分析的な）治療法は、理論上は現象学的・人間学的な治療理念よりもさらに一歩原因治療に近づいたもののようにみえるけれども、実際の臨床の場では、当然のことながら過去の幼児期そのものではなく、現在におけるそれの再現前としての転移関係が治療の場となるのであるから、その限りにおいて非精神分析的な精神療法と同列に論じて差し支えないものと思われる。

## 三　分裂病治療の指針としての「治療感覚」

分裂病の精神療法は、治療者がどのような理論（あるいは理論以前の分裂病観）をもち合わせているかによって、その形態はさまざまに違ってくる。しかしこの相違はもっぱら、そこでどのような理論化（言語化）がなされるかにかかわるものであり、治療者と患者とのあいだに交わされる言語以前の人間的関係のレヴェルでは大きな違いはないといってよい。薬物療法が主として陽性症状に向けられるのとは対照的に、精神療法の照準は一般に、患者自身により大きな苦痛を与えている基礎的な「生きかたの構造」に向けられる。したがってそれは当然、薬物療法よりも長期間の治療関係を前提とするし、治療者は患者の表層的な体験の背後にある深層構造を理解するために、患者とのあいだに内面的な関係をもとうとする。私の考えでは、分裂病の精神療法が好ましい結果を収めたときには、その成果はもっぱらこのような長期間の内面的接触ということ自体によってもたらされたものであって、個々の理論や治療技法の果たしうる役割はそれに比べればはるかに小さいものである。

二人のパートナーが協力して一つの目標を追求する作業としては、たとえば音楽の合奏や二重唱、規定のコースを描くペアのダンスなどといったものがあるだろう。そのような場合にはつねに、二人がそれぞれに行う刻々の演奏や演技の行為によって相手との関係を保ちながら、全体として所定の方向を目指す。たとえば合奏の場合、二人は互いに相手の演奏を、音楽全体の動きと関係させながら、次の瞬間の自分の演奏への動機として読む。この「読み」は、決して単なる客観的な対象知覚ではない。これはそもそも「知覚」(Wahrnehmen)の語では語りえない行為であって、つねに音楽全体の進行と自分の側でのそのつどの演奏という、二重の制約との切り離しえない関係の中でのみ可能となるような感受（Vernehmen）なのである。だからもし聴衆が、この演奏に内面的・実践的に関与していない第三者としてこれを傍観していても、そのつどの演奏行為の意味（Sinn）はまったく理解できないだろう（sense, Sinn, sens などの語が「意味」のほかに「方向」と「感覚」をも表しているのは示唆に富む）。行為への全面的な没入のみがこの意味を感受する実践的感覚の前提となる。行為することによってのみ可能になるようなこの種の感覚を、西田幾多郎[5]にならって「行為的直観」と名づけておこう。

　精神療法についても、これと同じことがいえるだろう。ここで治療者と患者が、分裂病の治癒という共通の目標を追いながら、そのつど互いに交換し、「読み」合うものは、さしあたってはそれぞれの言葉による「かたり」であり、さらにはそれぞれの内的・外的な行動、あるいは「ふるまい」であり、結局はそれぞれの「こころ」と呼ばれるものである。坂部[4]によれば、「かたり」は「騙る」の形で、「ふるまい」は「振り（をする）」の形で、いずれもその中に自己隠蔽、模倣再現（ミーメーシス）、演技といった「主体の二重化」の契機を含んでいる。しかもこの「主体の二重化」は、「行為（する人）による行為（する人）の二重化」として「動的な二重化」であり――行為ないし「ふるまい」を表すヨーロッパ各国語（sich verhalten, behave oneself, se comporter）が端的に示しているように――受動的であると同時に能動的な（ギリシャ語でいう「中動相[6]」の）構造をもつ自己再帰的な二重化である。この「行為の自己再帰性」こそ、西田が「行為的直観によって自己のうちに自己を見る」と考えた「自覚」の根底的構造にほかならない。

分裂病者が彼自身、個別症状の背後で「自己の自己性の形成不全」に苦しんでいるという場合、この「自己の自己性」とは、実にこの自己再帰的二重構造をもった自覚の働きのことである。ここでは立ち入って論じる余裕をもたないが、この二重構造は、患者が彼の人生全体を周囲の他者たちと関係しながら生きてゆく全体的局面と、彼が現在の他者関係において「かたり」や「ふるまい」を交換する個別的局面との接点の、つまりそのつどの「いま＝ここ」の二重構造と対応している。人と人とが出会うということは、相互主体的にこの二重構造を生きるということなのである。二重構造的に二重構造を生きるといってもよい。この「生きる」が形を与えられたものが、「かたり」や「ふるまい」である。

だから、治療場面で患者の「かたり」や「ふるまい」を読みながら、それに対して「かたり」と「ふるまい」を返してゆく営みは、もしそれが（えてしてありがちなように）患者の言葉や行動の対象知覚的な観察とか、それに対する理論的解釈とかによって隠蔽されてしまうことさえなければ、それ自体、治療者の自己と患者の自己との「自己再帰的」で「自覚的」な相互関係の場となりうる。ただそのためには、治療者は自らの「かたり」や「ふるまい」という行為そのものを通じて、患者の「かたり」や「ふるまい」の意味と方向を、つまりその Sinn をそのつど感じ取らなくてはならないし、この非対象的な感覚を彼の経験を通じて身につけなくてはならない。この感覚を仮に「治療感覚」（therapeutischer Sinn）と名づけておくならば、この治療感覚に導かれた患者との人間関係のみが、分裂病者自身の治療要請に応えて彼の危機的な自己喪失の訴えに対処しうる唯一の治療手段となるべきものだろう。

ただここで、「治療感覚」とか「治療手段」とかいっても、この「治療」という語の意味がきわめて特殊なものであることに、もう一度注意しておく必要があるだろう。ここで慣例に従って「治療」という語を用いるとしても、それは「対症治療」のように症状の消去を意味するものでもなく、普通の意味での「原因治療」のように原因の根絶を意味するものでもない。むしろ、そもそも「治す」という理念を捨てるところからしか、分裂病の治療は始まらないというべきである。分裂病者を「治療する」ということは、彼と「付き合う」ということとそれほど違わない。最初にも書いたように、精神科医は分裂病者に対する治療の委託を、なによりもまず、彼自身が具現している社会体制一般から受けている。このような委託を引き受けた者でありながら、それにもかかわらず患者自身の（多くの場合に社会からの委託と矛盾する）救助の要請に応えて彼と付き合い続けるということ、ここにも上に述べたのとまったく同じ二重構造が別の形で姿をみせている。この二重構造を担い通すこと、分裂病においてさまざまな形で破綻しているこの二重構造を立て直してやること以外に、分裂病治療という営みはありえないのではなかろうか。

## 四　結語

分裂病の治療論を書くことが難しいのは、単に分裂病が予後不良で治療困難な病気であるからだけではない。悪性腫瘍のような予後不良の疾患でも、上述の原因治療から対症治療までの各段階でそれなりに治療への努力が試みられ、それが治療論としてまとめられるはずである。

分裂病という概念を、典型的な分裂病症状の発現——いいかえればドーパミンその他の生物学的な変化の発生——でもって始まる純臨床的概念に限れば、困難は比較的少ないだろう。しかしその場合でも、精神科医との治療関係において変化する——あるいは変化が目指される——のは、向精神薬と生物学的変化との拮抗関係だけではないはずである。まして、産出症状がひとまず消褪して、治療場面での話題が今後の人生設計や社会復帰、あるいは再発の防止といったことに移ってくるにつれて、もともと「発症」以前からすでにその準備状態となっていた基礎的な人格構造が、つまり患者の自己性ないし主体性の形成不全（別のいい方をすれば、人付き合いの不器用さ）という問題が、大きくクローズアップされてくることになる。そしてこの問題は、治療者がそれを意識すると否とにかかわらず、発症初期の急性状態でも、つねに治療の伏流をなしている。

自己の自己性や主体性、あるいは人付き合いのスキルといったものは、そのままでは治療の目標となりえない。それは筋力や運動能力のようにトレーニングによって向上させうるようなものではないからである。そもそも、自己、自己性、主体性、人付き合いといった言葉でいわれているものは、その当人に——この場合には患者に——固有の「能力」のようなものではない。それはつねに、間主観的な人間関係の中で、この関係の関数としてのみ、みえてくる現象なのである。だから、治療関係の中でそれを何らかの意味で「育て」ようとするにせよ、あるいはそのままでなんとか人生をしのぐ方策を探すにせよ、いずれにしても治療者は、患者とのそのつどの間主観的関係の担い手として、自分自身をそこへ関与させなければこの課題に対処することはできない。毎回の面接において患者にくつろいだ雰囲気を提供するのも、患者に対して経験上のアドヴァイスを与えるのも、すべて治療者のこのような自己関与の形態である。しかしそのような関与は、あくまでもこの世にただ一人きりの単独者である治療者一人ひとりが、同じく単独者である患者一人ひとりの、二度と同じことは起こらない個々の状況に応じてなされるものなのだから、そのノウハウを「治療論」の形で一般化することなど、到底できない相談だろう。

それにもかかわらず、一般論としての分裂病治療論のようなものをもし構想しようとするならば、われわれが「治療」の名のもとに日々行っていて、ときには思いがけない成果をおさめることもあるけれども、ときには悲痛な失敗に終わることもあるような営為を、一度根本的に反省してみることがその第一歩にならねばならないだろう。本論はそのささやかな手掛かりを提供しようとして書かれたものである。

## 文献

(1) Blankenburg, W.: Der Verlust der natürlichen Selbstverständlichkeit. Ein Beitrag zur Psychopathologie symptomarmer Schizophrenien, Enke, Stuttgart (1971)〔木村敏・岡本進・島弘嗣訳『自明性の喪失』みすず書房、一九七八年〕。
(2) 木村敏『分裂病の現象学』弘文堂、一九七五年。
(3) 木村敏『自己・あいだ・時間』弘文堂、一九八一年、ちくま学芸文庫、二〇〇六年。
(4) 坂部恵『ペルソナの詩学——かたり・ふるまい・こころ』岩波書店、一九八九年。
(5) 西田幾多郎「行為的直観」『論理と生命他四篇——西田幾多郎哲学論集II』〔上田閑照編、岩波文庫、一九八八年〕。
(6) 西田幾多郎「自覚について」『自覚について他四篇——西田幾多郎哲学論集III』〔上田閑照編、岩波文庫、一九八九年〕。

『精神分裂病・基礎と臨床』朝倉書店、一九九〇年。

# あとがき

本書は『分裂病の現象学』(弘文堂、一九七五)、『自己・あいだ・時間』(弘文堂、一九八二)、『自分ということ』(第三文明社、一九八三)、『直接性の病理』(弘文堂、一九八六)に続く私の五冊目の論文集である。ここには一九八二年から現在までの九年間に「分裂病と他者」というテーマに関連して発表した一四篇の論文を収録した。一部に原題を改めたり語句に少し手を入れたりしたものもある。また、初出が横組みだったり縦組みだったりで、欧文の人名や術語の表記、括弧や強調記号などが不統一だったため、この点はかなり大幅に直した。その他の点では変更は最小限に止めた。それぞれの初出は各論文の末尾に記しておいたが、変更した原題も含めてここにまとめておくと次の通りである。

一章　「あいだと時間の病理としての分裂病」、『臨床精神病理』三巻一号、星和書店、一九八二年。

二章　「他者の主体性の問題」、村上靖彦編『分裂病の精神病理12』東京大学出版会、一九八三年。

三章　「自己と他者」、岩波講座『精神の科学1――精神の科学とは』岩波書店、一九八三年。

四章　「家族否認症候群」、『臨床精神医学』一四巻四号、国際医書出版、一九八五年。

五章　「精神医学における現象学の意味」、日本現象学会編『現象学年報2』北斗出版、一九八五年。

六章　「直観的現象学と差異の問題――現象学的精神医学の立場から」、村上英治編『現象学からの提言――人間性心理学への道』誠信書房、一九八六年。

七章　「危機と主体」（原題「危機とはなにか」）、『青年心理』六〇号、金子書房、一九八六年。

八章　「離人症における他者」、高橋俊彦編『分裂病の精神病理15』東京大学出版会、一九八六年。

九章　「内省と自己の病理」、河合文化教育研究所「日独シンポジウム・自己――精神医学と哲学の観点から」講演テキスト、一九八六年。

十章　「自己の病理と〈絶対の他〉」、『現代思想』一五巻一二号、青土社、一九八七年。

十一章　「現象学的精神病理学と〝主体の死〟――内因の概念をめぐって」、『精神医学』三〇巻四号、医学書院、一九八八年。

十二章　「境界例における〈直接性の病理〉」、村上靖彦編『境界例の精神病理』弘文堂、一九八八年。
十三章　「離人症と行為的直観」、『精神科治療学』四巻一一号、星和書店、一九八九年。
十四章　「分裂病の治療に関して」（原題「治療・総論」）、木村敏・松下正明・岸本英爾編『精神分裂病・基礎と臨床』朝倉書店、一九九〇年。

本書への再録を承諾して下さった各出版社にお礼を申し上げる。また、今回も弘文堂の重松英樹さんをはじめ、編集部の皆さんのお世話になった。厚く感謝の意を表したい。

一九九〇年八月

木　村　　敏

# 文庫版あとがき

本書は一九九〇年に弘文堂から刊行された論文集『分裂病と他者』を文庫化したものである。収録論文の初出年次は、二〇〇六年にやはり「ちくま学芸文庫」から文庫版が出版された『自己・あいだ・時間』(弘文堂、一九八一年)の収録論文に引き続き、一九八二年から一九九〇年にわたっている。ということは、私は一九八六年に名古屋市立大学から京都大学に移っているので、本書の前半は名古屋で、後半は京都で執筆したことになる。

『自己・あいだ・時間』の「文庫版あとがき」にも書いたことだが、この当時の名古屋は精神病理学が活気に溢れていた。六〇年代末から七〇年代にかけての学園紛争と反精神医学運動のあおりを受けて、全国の大学医学部から精神病理学を勉強したいという若手の医師が名古屋へ集まってきていた。それまで日本の精神病理学を方向づけてきたヤスパースやクルト・シュナイダーなどのアカデミックなドイツ精神病理学を批判的に見直して、患者と治療者双方の主体性どうしの力動的な関係として精神医学を考えて行こうとする気運が当時の名古屋の精神病理学を支配していたのは、私自身の前々からの現存在分析的な関心もさることながら、やはり反精神医学運動の影響によるところが大きかったのだろうと思う。

このことは当然、他者を主体としてどう捉えるかという問いと直結することになる。実は本書の直前に『時間と自己』（一九八二年）を中公新書で書き下ろしたころ、名市大で私が指導していた読書会では、当時まだ邦訳の出ていなかったレヴィナスの『時間と他者』を原文で読んでいた。そしてその出席者の中から、「木村先生には他者論は書けないのではないか」という声が上がっていた。私の自己論があまりにも「自己完結的」で、レヴィナスの追い求めているような「絶対的他者」の異他性など出てきようがないと思われたのである。

本書に収めた他者論の多くは、そのような「内部批判」を真剣に受け止めるかたちで構想したものである。しかし、自己に対峙する他者の主体性を、主知主義的な認識論の立場からでなく主意主義的な行為論の立場から書くという作業には、ひとつの原理的な困難が伴っている。行為論を純粋化しようとすればするほど、行為者としての自己を掘り下げなくてはならなくなって、それはまたしても自己論として完結してしまうことになるからである。

その一例が本書の「序」で「失敗作」と書いた三章の「自己と他者」である。この論文で私は、ソシュールの言語論がいう（そしてラカンが一つの鍵概念としている）シニフィアン（意味するもの、能記）とシニフィエ（意味されたもの、所記）の対概念を、それぞれ私が従来から西田幾多郎を経由して用いていたフッサールのノエマ・ノエシスの対概念と同義におくという、哲学的にはかなり無理な前提に立つ議論を展開した。「意識されたもの」であるノエマを「意味するもの」であるシニフィアンと、「意識する作用」であるノエシスを「意味されたもの」であるシニフィエと読み替えるなどということは、論理的に乱暴だと言わざるをえないだろう。

ただこの「乱暴」にはひとつの理由があった。それはソシュールの言語学が結局のところ「（他者から）与えられる言語記号を理解する」立場に立っていて、「（自分が）言おうとすることを言語的に表現する」立場には立っていないように私には思われた、という理由である。制度的言語であるラングと個人的言語活動であるパロルを区別しても、それだけでは「語られたパロル」と「語るパロル」の区別（メルロ＝ポンティ）には届かないのではないか、自己の言語行為としての「語るパロル」の場面に限っていえば、そこで自己が「言おうとする」所記的な意味（シニフィエ）は言語行為のノエシス面に、そこで「言われた」能記的な言語記号（シニフィアン）は言語行為のノエマ面に、それぞれ対応すると考えられるのではないか、というのが私の着想だった。そこにはもちろん、シニフィアンに絶対的な重要性を認めるラカンの構造主義的な精神分析に対する疑義もはたらいていた。

他者という「語る主体」の言葉を、そのシニフィエの面でノエシス的に捉えて行こうとすれば、その他者のノエシスとそれを捉える自己のノエシスが直接に相接して通底する原理を見出さなくてはならない。本書に収録した論文を執筆しているあいだに書き下ろした『あいだ』（弘文堂、一九八八年、ちくま学芸文庫、二〇〇五年）では、この原理を「メタノエシス」と名づけて、それを個別化以前の生命活動と結びつけて考えておいた。私にとってのいわば「生命論的転回」が、この頃から始まっている。そしてこの動きは、本書に続く『生命のかたち／かたちの生命』（青土社、一九九二年）、『偶然性の精神病理』（岩波書店、一九九四年、岩波現代文庫、二〇〇〇年）へと流れ込むことになる。本書はその意味で、他者論を媒介にして私の自己論が生命論へと展開した「かなめ」の位置にあるということができるだろう。

出版社から、解説を坂部恵さんにお願いしたいという意向を聞かされたとき、私は正直ドキッとした。本書の諸論文で開陳している素人哲学的な考察など、坂部さんのような本格的な哲学者の批判に耐えるものとはとうてい思えなかったからである。しかし、坂部さんとの永年にわたる親しいお付き合いに甘えて、お願いすることにした。これは、拙い本書を飾る最高の栄誉である。

筑摩書房編集部の大山悦子さんには、『あいだ』と『自己・あいだ・時間』に引き続いて三冊目の文庫化を担当していただいた。その綿密なお仕事に深く感謝している。文庫版では、大山さんの意見も参考にして、ごく僅かの字句や表現を改めた。

二〇〇七年六月

木村　敏

# 解説　「あいだ」からの贈り物

坂部　恵

本書の著者木村敏氏が処女作『自覚の精神病理』を公刊されたのは一九七〇年、つづく『人と人との間』は一九七二年。今から数えて三十数年前のことになる。わたくしども木村氏とほぼ同世代の哲学学徒にとって、『自覚の精神病理』とその続編の出現は、虚をつかれるような衝撃でもあり、同時にまた、目を開かれるように新鮮な体験でもあった。

当時、すでに日本の敗戦から二〇年あまりが経過していたとはいえ、戦時中の京都学派の国家主義へのコミットメントの余燼はいまだ消える気配がなく、哲学関係者たちの間では何とはなし西田や和辻に触れることを忌避する空気があった。そこに、木村氏は、西田幾多郎円熟期の「自覚」の分析、「もの来たりて我を照らす」というように、「他者」との出会いの「あいだ」から「自己」が析出する過程の記述や、和辻哲郎の人と人との「あいだ」としての「人間」の概念に、ともすれば実体化された「自我」から出発する西洋の哲学・思想とちがって、離人症や分裂病（現在の呼称は「統合失調症」）の「自己」のありようを解き明かす鍵のひとつがあることを、あざやかに示して見せたのである。「羹に懲りて膾を吹く」類の日本思想アレルギーが以後急速に終息した功績の一端が木村氏の一連のお仕事にあることを証言しておくことは、おなじ時代を生き多くを教えられたものとしての喜ばしい義務である。

木村氏は、その後「自覚」の「場所」、「あいだ」をめぐる問題を一層問い深められ、とりわけハイデッガーの自己と時間との不可分を説く思索を手がかりにして、「アンテ・フェストゥム」や「ポスト・フェストゥム」といった病者の時間構造の特異性を見きわめ、おなじくハイデッガーに拠るブランケンブルクの仕事などと呼応しつつ、ひろく人文諸学に刺激を与えつづけると同時に、国際的な精神病理学者としての地位を確立していかれた。本書とおなじちくま学芸文庫におさめられた『自己・あいだ・時間　現象学的精神病理学』（一九八一）は、この時期の思索の道行きを示す密度の高い論文集であり、おなじく本文庫に収められた『あいだ』（一九八八）も、そこにはじまる思索をふまえ、一般向けの単行本として書き下ろされたものである。

本書すなわち『分裂病と他者』（一九九〇）は、以上の動きを承けて、一九八〇年代に時代思潮の新しい動向に積極的な対応をこころみつつ新たな展開をはかる、木村氏の思索の道行きを如実に示すドキュメントにほかならない。

る。一九七〇年代以降、いわゆる構造主義の潮流が日本にも流入して、「私は一個の他者である」というランボーのよく知られた命題をラカンらがしきりに引用し、「デカルト的自我」の終わりがいわれ、フーコーの「人間のおわり」（ここにいう「人間」は、一八世紀末このかたの超越論的主体くらいの意味だが）宣言がひとしきり話題を呼ぶ、といった哲学・思想界のあたらしい動向がひろく知られるようになった。ラカンの「大文字の他者」、「小文字の他者」をめぐる難解な議論と連動して、レヴィナスの「他者」論（や「差異」論など）がしきりに議論の対象となるのも、ほぼおなじ時期にはじまることである。「現象学的精神病理学と〝主体の死〟」論文は、あきらかにこうした思想界、精神医学界の動向を一方で踏まえながら、しかしかねてから「自我」や「主体」をむしろ自他の「あいだ」からのいわば派生態と見なす観点を強調してきた著者にとってこの動向が一見有利なように見えながら、その実両者の間にはとうてい見過ごすことのできぬへだたりがあることをあきらかにしたものである。

著者自身本書の「序」にも書いておられるとおり、本書に収められた一九八〇年代の論文は、そのほとんどが直接間接にこうした新しい思想動向と批判的に対決し、あるいは適宜改変を加えつつみずからの精神病理学的思索に取り込もうとする渾身の努力の結晶なのである。

以上の考察から、私の前に現れる他者には二つの層あるいは面が区別できるだろう。第一の層は、私にとって客観的に与えられている他者であり、外界のその他の事物と同様に私自身の持続の流れにとってのそのつどの現象＝いまとして構成されている他者である。これに対して第二の層は、私が共通の場所としてのあいだを投げ入れることによってはじめて感じることになる他者の内面、すなわち他者の場所において私自身の存在の根拠と分かち難い仕方で同時的に成立する、内的能産的差異としてのあいだ＝いまである。……以後われわれはこの第一の層を「ノエマ的他者」もしくは「他者のノエマ面」、第二の層を「ノエシス的他者」もしくは「他者のノエシス面」と呼ぼうと思う。
（六九～七〇ページ）

「旅先で、小さな駅に停まった列車の窓からなにげなく一軒の家に目をとめ」て、そこで営まれている生活を思いやるというささやかな体験の分析から導き出されるのが右の考察である。「内的能産的差異としての」あいだ＝いまが対人関係の何らかの軋轢で失調して、ひたすら未来での修復をめざすとき、分裂病の「アンテ・フェストゥム」的時間構造が、過去の罪責への悔恨に占められるとき、鬱病の「ポスト・フェストゥム」的な時間構造が、いまの祝祭に限られるとき、てんかん、躁病（や境界例）の「イントラ・フェストゥム」的時間構造が、それぞれ生じてくる、という成因論的分析は木村氏の読者にはすでに親しいところだろう。（ついでにいえば、本書十二章「境界例における「直接性の病理」」は、詳細な症例記述をもとに木村人間学から境界例の位置づけを明快に説いた力作である。）自己とは、ノエシス的自己とノエマ的自己の差異化、限定の相互的過程として、それ自体「時間」以外の何ものでなく、分裂病を典型とする自己ないし自‐他関係の失調が、未来と過去をはらんで生き生きとしたあいだ＝いまの失調と相即するゆえんである。

ところで、木村氏は構造主義の出発点となったソシュールの能記（シニフィアン）、所記（シニフィエ）の概念をこの「自己」の考察に導入される。

自己がこの自己ならざるものと出会ったとき、両者間の（超越論的・所記的な意味での）あいだの差異構造から能記的自己が生み出されると同時に、経験的・能記的な次元での自他の関係が成立する。自他の関係の成立と能記的自己の成立とは同時的である。（一一七ページ）

「シニフィアンの優位」あるいは「浮動するシニフィアン」などという構造主義者とその

周辺の言説を読みなれたものにとっては、ノエシス＝所記、ノエマ＝能記ということでの引き当ては、一瞬戸惑いをおぼえさせられるものであるかもしれない。しかし、著者がつづく議論のなかで、ラカンが「大文字の他者」を能記の位置においていることを批判され、神経症を主な対象とするラカンの自己論が、ハイデッガーのいう「存在者」と「存在」の「存在論的差異」の（生成の）次元にまでかかわる分裂病者の「自己」の病態の解明にはきわめて不十分であることを指摘されるとき、右の引き当てが議論のストラテジーとして妥当なものであることを容易に納得できるはずである。

ところで、木村氏は、この「存在論的差異」のもととなる「根拠とのかかわり」について、またつぎのようにも述べておられる。

> 「分裂病者」のアンテ・フェストゥム的姿勢であれ、メランコリー者のポスト・フェストゥム的姿勢であれ、一般に主体は世界との関わりにおける自己構成の原理としてヴァイツゼッカーの意味での「先取的《プロレプティッシュ》」な時間様態を生きている。これに対して根拠との関わりそれ自体は、それが自己の構成へと向わないかぎり無時間的であって、つねに永遠の現在において営まれる。（三二六ページ）

してみると、「存在」と「存在者」の「存在論的差異」は、「永遠」と「時間」の「存在論的差異」ということにもなろう。自‐他の「あいだ」の生の永遠への根づきを見届ける木村氏の思索に、東西を問わず中世の哲学的・宗教的思想伝統の豊かな水脈に通う深さをわたくしは見るのだが、ここではこれ以上に立ち入るのを控えておこう。

「独自の時間概念を駆使して展開される精神病理学は、新たな人間学の成立を告げるものであった」と野家啓一が『自己・あいだ・時間　精神病理学的現象学』の文庫版解説で総括する、一九八〇年代の木村氏の思索の営為の最後をかざるこの著作は、前著の副題「現象学的精神病理学」を逆にして、「精神病理学的現象学」ないし「精神病理学的人間学」と呼ばれてしかるべきもの、とわたくしはおもう。

それは、文字どおり、治療を目ざして真摯な長い対話を重ねる治療者と患者の「あいだ」から出来した人文学へのまたとない贈り物だからである。

本書は一九九〇年十一月三十日、弘文堂より刊行された。

ちくま学芸文庫


# 分裂病《ぶんれつびょう》と他者《たしゃ》

二〇〇七年八月十日　第一刷発行
二〇二一年九月十日　第二刷発行

著　者　木村　敏（きむら・びん）
発行者　喜入冬子
発行所　株式会社　筑摩書房
　　　　東京都台東区蔵前二―五―三　〒一一一―八七五五
　　　　電話番号　〇三―五六八七―二六〇一（代表）
装幀者　安野光雅
印刷所　株式会社精興社
製本所　株式会社積信堂





ISBN978-4-480-09089-8 C0110